Hematologia e Hemoterapia Pediátrica
**Desvendando
Casos Clínicos**

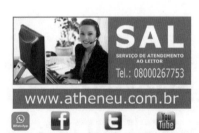

Hematologia e Hemoterapia Pediátrica

Desvendando Casos Clínicos

Sandra Regina Loggetto
Josefina Aparecida Pellegrini Braga

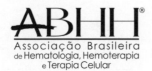

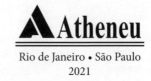

Rio de Janeiro • São Paulo
2021

EDITORA ATHENEU

São Paulo	—	Rua Maria Paula, 123 - 18º andar
		Tel.: (11) 2858-8750
		E-mail: atheneu@atheneu.com.br
Rio de Janeiro	—	Rua Bambina, 74
		Tel.: (21) 3094-1295
		E-mail: atheneu@atheneu.com.br

CAPA: Equipe Atheneu
PRODUÇÃO EDITORIAL: Texto e Arte Serviços Editoriais

CIP-BRASIL. CATALOGAÇÃO NA PUBLICAÇÃO
SINDICATO NACIONAL DOS EDITORES DE LIVROS, RJ

H428

Hematologia e hemoterapia pediátrica: desvendando casos clínicos / [editoras] Sandra Regina Loggetto, Josefina Aparecida Pellegrini Braga. - 1. ed. - Rio de Janeiro : Atheneu, 2021.

388 p. : il. ; 24 cm.

Inclui bibliografia e índice
ISBN 978-65-5586-332-1

1. Hematologia. 2. Hemoterapia. 3. Sangue - Doenças - Tratamento. 4. Sangue - Doenças - Diagnóstico. 5. Crianças - Cuidado e tratamento. 6. Adolescentes - Cuidado e tratamento. I. Loggetto, Sandra Regina. II. Braga, Josefina Aparecida Pellegrini.

| 21-72537 | CDD: 616.15083 |
| | CDU: 616.15-053.2 |

Camila Donis Hartmann - Bibliotecária - CRB-7/6472

12/08/2021   16/08/2021

LOGGETTO, S.R.; BRAGA, J.A.P.
Hematologia e Hemoterapia Pediátrica: Desvendando Casos Clínicos

© EDITORA ATHENEU – Rio de Janeiro, São Paulo, 2021.

Editoras

Sandra Regina Loggetto
Mestre em Pediatria pela Escola Paulista de Medicina da Universidade Federal de São Paulo (EPM/Unifesp). Coordenadora do Departamento de Hematologia Pediátrica do Hospital Infantil Sabará (HIS). Gerente-Médica do Ambulatório de Hemoglobinopatias do Banco de Sangue de São Paulo – Grupo GSH. Coordenadora do Comitê de Hematologia e Hemoterapia Pediátrica da Associação Brasileira de Hematologia, Hemoterapia e Terapia Celular (ABHH).

Josefina Aparecida Pellegrini Braga
Professora Adjunto do Departamento de Pediatria e Chefe do Serviço de Hematologia Pediátrica da Universidade Federal de São Paulo (Unifesp). Mestre em Hematologia e Doutora em Pediatria pela Unifesp. Presidente do Departamento Científico de Hematologia da Sociedade Brasileira de Pediatria (SBP). Membro Ativo do Comitê Científico da Associação Brasileira de Hematologia, Hemoterapia e Terapia Celular (ABHH).

Colaboradores

Ahmad Al-Huniti
Graduado em Medicina pela University of Jordan, Jordânia. Especializado em Pediatria Geral pela West Virginia University e em Hematologia e Oncologia Pediátrica pela University of Iowa, Estados Unidos. *Fellowship* em Hemostasia e Trombose no Hospital for Sick Children (SickKids) da University of Toronto, Canadá. Professor-Assistente de Pediatria da Divisão de Hematologia e Oncologia Pediátrica da Mayo Clinic, Rochester, Estados Unidos.

Alessia Marcon
Médica no Centro de Doenças Raras da Fondazione Istituto di Ricovero e Cura a Carattere Scientifico (IRCCS) Ca' Granda Ospedale Maggiore Policlinico, Milão, Itália. Especialista em Hematologia Clínica e Laboratorial na Escola de Hematologia da Università di Milano, Itália. Residência no Centro de Doenças Raras da Fondazione IRCCS Ca' Granda Ospedale Maggiore Policlinico, Milão, Itália. Graduação em Medicina e Cirurgia pela Escola de Medicina da Università di Milano, Itália.

Allan Chiaratti de Oliveira
Médico Graduado pela Escola Paulista de Medicina da Universidade Federal de São Paulo (EPM/Unifesp). Especialista em Pediatria e Certificado de Atuação na Área de Neonatologia pelas Associação Médica Brasileira (AMB) e Sociedade Brasileira de Pediatria (SBP). Doutor em Ciências pelo Programa de Pós-Graduação em Psicobiologia da Unifesp. Professor Adjunto da Disciplina de Pediatria Neonatal do Departamento de Pediatria da Unifesp.

Ana Lucia Munhoz C. Albuquerque
Graduada em Medicina pela Universidade Federal do Rio de Janeiro (UFRJ). Residência em Pediatria e em Infectologia Pediátrica no Instituto de Puericultura e Pediatria Martagão Gesteira do Centro de Ciências da Saúde (IPPMG) da UFRJ. Pediatra no Ministério da Saúde desde 1996. Infectologista Pediátrica do Serviço de Onco-Hematologia Pediátrica do Hospital Federal da Lagoa (HFL). Títulos de Especialista em Pediatria e na Área de Atuação em Infectologia Pediátrica pela Sociedade Brasileira de Pediatria (SBP).

Ana Maria Martins
Professora Adjunto do Departamento de Pediatria da Universidade Federal de São Paulo (Unifesp). Mestrado e Doutorado na Unifesp. Diretora do Centro de Referência em Erros Inatos do Metabolismo (CREIM) da Unifesp.

André Luís Albiero
Especialista em Hemoterapia pela Associação Brasileira de Hematologia, Hemoterapia e Terapia Celular (ABHH). Mestre e Doutor em Hemoterapia pela Faculdade de Medicina da Universidade de São Paulo (FMUSP). Professor Colaborador-Médico pelo Departamento de Pediatria do Hospital das Clínicas (HC) da FMUSP.

Andrea Angel
Graduação, Residências em Pediatria, em Oncologia Pediátrica e em Hematologia Pediátrica pela Universidade Federal de São Paulo (Unifesp). Médica Assistente do Setor de Hematologia Pediátrica do Departamento de Pediatria da Unifesp. Mestrado em Ciências Aplicadas à Pediatria pela Unifesp.

Anita Frisanco Oliveira
Hematologista Pediatra. Membro do Grupo Cooperativo Brasileiro de Síndrome Mielodisplásica em Pediatria (GCB-SMD-PED) nos Subcomitês de Morfologia e Citometria de Fluxo. Médica Assistente no Hospital de Câncer Infantojuvenil de Barretos.

Antonio Piga
Professor de Pediatria na Università di Torino, Itália. Centro de Referência para Hemoglobinopatias. Redes Europeias de Referência para Doenças Raras ERN – EuroBloodNet. Hospital S. Luigi Gonzaga, Orbassano – Università di Torino, Itália.

Belinda Simões
Doutora em Clínica Médica pela Faculdade de Medicina de Ribeirão Preto da Universidade de São Paulo (FMRP-USP). Professora da FMRP-USP.

Célia Martins Campanaro
Professora Adjunto do Departamento de Pediatria da Faculdade de Medicina de Jundiaí (FMJ). Título de Especialista em Pediatria pela Sociedade Brasileira de Pediatria (SBP), em Hematologia e Hemoterapia pela Associação Brasileira de Hematologia, Hemoterapia e Terapia Celular (ABHH) e Área de Atuação em Hematologia e Hemoterapia Pediátrica pela ABHH/Sociedade Brasileira de Pediatria (SBP)/Associação Médica Brasileira (AMB).

Daniele Martins Celeste
Título de Especialista em Pediatria pela Sociedade Brasileira de Pediatria (SBP). Título de Especialista em Hematologia e Hemoterapia Pediátrica pela Associação Brasileira de Hematologia, Hemoterapia e Terapia Celular (ABHH). Médica Assistente da Hematologia Pediátrica do Instituto da Criança/Instituto de Tratamento do Câncer Infantil (ITACI)/Hospital das Clínicas da Faculdade de Medicina da Universidade de São Paulo (HCFMUSP). Médica Pediatra Hematologista do Hospital Sírio-Libanês (HSL).

Deepika S. Darbari
Professora de Pediatria na Divisão de Hematologia no Children's National Hospital da George Washington University School of Medicine and Health Sciences, Washington, DC, Estados Unidos.

Denise Bousfield da Silva
Mestre em Ciências Médicas pela Universidade Federal de Santa Catarina (UFSC). Professora Adjunto do Departamento de Pediatria da UFSC. Especialista em Pediatria, Cancerologia Pediátrica e Hematologia e Hemoterapia. Coordenadora da Residência Médica em Cancerologia Pediátrica e Hematologia Pediátrica do Hospital Infantil Joana de Gusmão (HIJG), Santa Catarina. Presidente do Departamento Científico de Oncologia da Sociedade Brasileira de Pediatria (SBP). Presidente do Departamento Científico de Onco-Hematologia da Sociedade Catarinense de Pediatria (SCP).

Federico Bonetti
Graduado em Medicina. Especialista em Pediatria e Anestesiologia. Estágios em Lion (França) sobre Tratamento de Neuroblastoma e em Seattle, Estados Unidos, sobre Transplante de Medula Óssea em Pediatria. Trabalha em Unidade de Onco-Hematologia Pediátrica desde 1982. Chefe da Clínica de Cuidados de Pacientes com Talassemia desde 2008. Departamento de Pediatria da Università di Pavia, IRCCS Policlinico San Matteo, Pavia, Itália.

Giovanna Graziadei
Médica no Centro de Doenças Raras da Fondazione Istituto di Ricovero e Cura a Carattere Scientifico (IRCCS) Ca' Granda Ospedale Maggiore Policlinico, Milão, Itália. Especialista em Hematologia Clínica e Laboratorial na Escola de Hematologia da Università di Milano, Itália. Departamento de Medicina Interna da Fondazione IRCCS Ca' Granda Ospedale Maggiore Policlinico, Milão, Itália.

Gisele Loth
Médica Hematologista Pediátrica. Especialista em Transplante de Medula Óssea pela Universidade Federal do Paraná (UFPR). Responsável Técnica pelo Serviço de Transplante de Medula Óssea Pediátrico do Hospital de Clínicas da UFPR. Médica da Unidade de Transplante de Medula Óssea do Hospital Pequeno Príncipe (HPP), Curitiba, Paraná.

Isa Menezes Lyra
Doutora em Medicina e Saúde pela Universidade Federal da Bahia (UFBA). Médica da Fundação de Hematologia e Hemoterapia da Bahia (Hemoba) e UFBA. Professora Titular IV da Universidade Salvador (Unifacs/Laureate International Universities). Secretária do Departamento de Hematologia e Hemoterapia da Sociedade Brasileira de Pediatria (SBP).

Isis Maria Quezado Magalhães
Hematologista e Oncologista Pediatra. Diretora Médica do Hospital da Criança de Brasília (HCB). Mestre e Doutora pela Faculdade de Ciências de Saúde/Universidade de Brasília (FCS/UnB), Área de Biologia Molecular/Leucemias Pediátricas. Treinamento pelo Leukemia Research Fund Centre no Institute of Cancer Research (ICR), Reino Unido. Titulada em Hematologia pela Sociedade Brasileira de Hematologia e Hemoterapia (SBHH). Titulada em Cancerologia, Área de Oncologia Pediátrica pela Sociedade Brasileira de Cancerologia (SBC).

Ivana Paula Ribeiro Leite
Médica Hematologista Pediatra. Graduada pela Universidade Federal da Bahia (UFBA). Especialização em Hematologia Pediátrica na Escola Paulista de Medicina da Universidade Federal de São Paulo (EPM/Unifesp). Título de Especialista em Pediatria na Área de Atuação em Hematologia e Hemoterapia Pediátrica. Mestrado em Patologia Humana na Fundação Oswaldo Cruz (Fiocruz).

Jorge David Aivazoglou Carneiro
Doutor em Ciências pelo Departamento de Pediatria da Faculdade de Medicina da Universidade de São Paulo (FMUSP). Médico Hematologista Pediatra do Instituto da Criança do Hospital das Clínicas (ICr-HC) da FMUSP. Professor Colaborador da Disciplina de Hematologia do Departamento de Clínica Médica e Professor Colaborador da Disciplina de Pediatria Clínica do Departamento de Pediatria da FMUSP.

José Carlos Martins Córdoba
Médico Onco-Hematologista Pediatra da Secretaria de Estado de Saúde do Distrito Federal – Hospital da Criança de Brasília (HCB). Mestrado em Patologia Molecular pela Universidade de Brasília (UnB). Doutorado em Ciências da Saúde pela UnB.

José Orlando Bordin
Professor Titular de Hematologia e Hemoterapia na Escola Paulista de Medicina da Universidade Federal de São Paulo (EPM/Unifesp).

Josefina Aparecida Pellegrini Braga
Professora Adjunto do Departamento de Pediatria e Chefe do Serviço de Hematologia Pediátrica da Universidade Federal de São Paulo (Unifesp). Mestre em Hematologia e Doutora em Pediatria pela Unifesp. Presidente do Departamento Científico de Hematologia da Sociedade Brasileira de Pediatria (SBP). Membro Ativo do Comitê Científico da Associação Brasileira de Hematologia, Hemoterapia e Terapia Celular (ABHH).

Julia Maimone Beatrice
Graduação em Medicina pela Faculdade de Ciências Médicas da Santa Casa de São Paulo (FCMSCSP). Residência Médica em Pediatria e Complementação Especializada em Hematologia Pediátrica pela Faculdade de Medicina da Universidade de São Paulo (FMUSP). Título de Especialista em Pediatria pela Sociedade Brasileira de Pediatria (SBP). Título de Especialista em Pediatria na Área de Atuação em Hematologia e Hemoterapia Pediátrica pela Associação Brasileira de Hematologia, Hemoterapia e Terapia Celular (ABHH) e SBP. Mestranda em Pediatria pela Faculdade de Medicina da Universidade de São Paulo (FMUSP).

Kleber Yotsumoto Fertrin
Professor-Assistente da Divisão de Hematologia da University of Washington, Seattle, WA, Estados Unidos. Médico e Doutor em Fisiopatologia Médica pela Universidade Estadual de Campinas (Unicamp). Pós-Doutorado no National Heart, Lung, and Blood Institute – National Institutes of Health (NHLBI/NIH), Bethesda, MD, Estados Unidos.

Laura Ávila
Médica e Doutora. Professora-Assistente no Hospital for Sick Children (SickKids) da University of Toronto, Canadá. Cientista Clínico do Research Institute do SickKids da University of Toronto, Canadá. Professora-Assistente na Dalla Lana School of Public Health, University of Toronto, Canadá.

Leonardo Rodrigues Brandão
Professor de Pediatria. Diretor do Programa de Trombose no Hospital for Sick Children (SickKids) da University of Toronto, Canadá. Professor no Dalla Lana School of Public Health, University of Toronto, Canadá.

Lisandro Lima Ribeiro
Médico Hematologista Pediátrico Responsável pelo Ambulatório de Anemia de Fanconi do Serviço de Transplante de Medula Óssea do Hospital das Clínicas da Universidade Federal do Paraná (STMO-HC-UFPR). Hematologista do Instituto de Hematologia e Oncologia de Curitiba – Grupo Oncoclínicas do Hospital Pilar, Paraná.

Luiz Fernando Lopes
Mestrado e Doutorado pela Universidade Estadual Campinas (Unicamp). Livre-Docência pela Universidade de São Paulo (USP). Coordenador do Grupo Cooperativo Brasileiro das Síndromes Mielodisplásicas em Pediatria (GCB-SMD-PED). Diretor Médico do Hospital de Câncer Infantojuvenil de Barretos.

Luiz Guilherme Darrigo Junior
Doutor em Pediatria pela Faculdade de Medicina de Ribeirão Preto da Universidade de São Paulo (FMRP-USP). Pós-Doutorado pela Université Paris Descartes, França. Médico Assistente do Serviço de Transplante de Medula Óssea do Hospital das Clínicas (HC) da FMRP-USP.

Magda Maria Sales Carneiro-Sampaio
Professora Titular do Departamento de Pediatria da Faculdade de Medicina da Universidade de São Paulo (FMUSP).

Marco Zecca
Diretor do Departamento de Saúde da Mulher e da Criança. Diretor da Unidade de Onco--Hematologia Pediátrica do Departamento de Pediatria da Università di Pavia, IRCCS Policlinico San Matteo, Pavia, Itália.

Marcos Borato Viana
Professor Titular do Departamento de Pediatria da Universidade Federal de Minas Gerais (UFMG). Professor Emérito da UFMG, Hematologista Pediátrico do Hospital das Clínicas da UFMG. Doutor em Pediatria pela Universidade Federal de São Paulo (Unifesp).

Maria Aparecida Gadiani Ferrarini
Pediatra Especialista em Infectologia Pediátrica. Mestre e Doutora em Ciências pela Universidade Federal de São Paulo (Unifesp). Médica Assistente da Disciplina de Infectologia Pediátrica do Departamento de Pediatria da Unifesp.

Maria Domenica Cappellini
Professora de Medicina Interna da Università di Milano, Itália. Departamento de Medicina e Especialidades Médicas, Fondazione Istituto di Ricovero e Cura a Carattere Scientifico (IRCCS) Ca' Granda Ospedale Maggiore Policlinico, Milão, Itália.

Maria Stella Figueiredo
Professora Titular da Disciplina de Hematologia e Hemoterapia do Departamento de Oncologia Clínica e Experimental da Escola Paulista de Medicina da Universidade Federal de São Paulo (EPM/Unifesp). Chefe do Departamento de Oncologia Clínica e Experimental da EPM/Unifesp.

Mariella Vargas-Gutierrez
Pediatra Intensivista. *Fellow* do Extracorporeal Life Support, Paediatric Critical Care Medicine, The Hospital for Sick Children, University of Toronto, Canadá.

Marilyn Manco-Johnson
Diretora do Centro de Hemofilia e Trombose do Children's Hospital Colorado, Estados Unidos. Professora de Pediatria da University of Colorado Anschutz Medical Campus e Children's Hospital Colorado, Estados Unidos.

Meire Aparecida Tostes Cardoso
Médica da Hematologia e Hemoterapia Pediátrica da Universidade Federal de Minas Gerais (UFMG). Mestre em Ciências da Saúde Aplicadas à Pediatria pela Universidade Federal de São Paulo (Unifesp).

Melanie Jackson
Fellow de Hematologia da Divisão de Hematologia e Oncologia Pediátrica do The Hospital for Sick Children da University of Toronto, Canadá.

Monica dos Santos Cypriano
Graduação em Medicina. Residência em Pediatria e Especialização em Oncologia Pediátrica pela Escola Paulista de Medicina da Universidade Federal de São Paulo (EPM/Unifesp). *Fellowship* em Onco-Hematologia Pediátrica pelo St. Jude Children's Research Hospital, Memphis, TN, Estados Unidos. Mestrado em Pediatria e Ciências Aplicadas à Pediatria. MBA Executivo em Administração de Saúde com Ênfase em Clínicas e Hospitais pela Fundação Getulio Vargas (FGV). Médica Assistencial/Diretora Clínica do Instituto de Oncologia Pediátrica do Grupo de Apoio ao Adolescente e à Criança com Câncer (IOP/GRAACC/Unifesp).

Mônica Pinheiro de Almeida Veríssimo
Graduação em Medicina pela Faculdade de Medicina de Ribeirão Preto da Universidade de São Paulo (FMRP-USP). Título de Especialista na Área de Atuação em Hematologia e Hemoterapia Pediátrica pela Sociedade Brasileira de Pediatria/Associação Brasileira de Hematologia, Hemoterapia e Terapia Celular/Associação Médica Brasileira (SBP/ABHH/AMB). Título de Especialista em Hematologia e Hemoterapia pela AMB/ABHH. Chefe da Agência Transfusional do Centro Infantil Boldrini, Campinas. Coordenadora do Programa de Transfusão Regular e Programa de Talassemia. Membro do Comitê de Hematologia e Hemoterapia Pediátrica da ABHH. Membro do Comitê Nacional da Associação Brasileira de Talassemia (Abrasta).

Monika L. Metzger
Membro dos Departamentos de Oncologia e de Medicina Pediátrica Global e da Escola de Graduação em Ciências Biomédicas no St. Jude Children's Research Hospital, Memphis, TN, Estados Unidos. Diretora do Programa Regional para América Central e do Sul, Departamento de Medicina Pediátrica Global, St. Jude Children's Research Hospital, Memphis, TN, Estados Unidos.

Neysimélia Villela
Médica Coordenadora da Unidade de Transplante de Medula Óssea Infantil do Hospital de Amor de Barretos. Membro do Comitê de Terapêutica do Grupo Cooperativo Brasileiro de Síndrome Mielodisplásica em Pediatria (GCB-SMD-PED).

Paulo do Val Rezende
Médico Hematologista Pediátrico do Hospital das Clínicas da Universidade Federal de Minas Gerais (HC-UFMG). Médico Hematologista da Fundação Hemominas. Doutor em Pediatria pela UFMG.

Priscila Grizante-Lopes
Residência Médica em Pediatria e Especialização em Onco-Hematologia Pediátrica pela Faculdade de Medicina da Universidade de São Paulo (FMUSP). Título de Especialista na Área de Atuação em Hematologia e Hemoterapia Pediátrica pela Associação Brasileira de Hematologia, Hemoterapia e Terapia Celular (ABHH) e em Pediatria pela Sociedade Brasileira de Pediatria e pela Associação Médica Brasileira (SBP/AMB). Especialista em Oxigenação por Membrana Extracorpórea (ECMO) pela Extracorporeal Life Support Organization (ELSO). Mestrado em Pediatria pela FMUSP. Pesquisadora pelo Hospital Infantil Sabará (HIS) e Instituto Pensi de Pesquisa.

Rafael Balceiro
Residência Médica em Pediatria e em Cancerologia Pediátrica pelo Instituto da Criança do Hospital das Clínicas da Faculdade de Medicina da Universidade de São Paulo (ICr-HC-FMUSP). *Fellowship* em Hematologia Oncológica Pediátrica pelo Hospital de Câncer Infantojuvenil de Barretos.

Ruth Guinsburg
Professora Titular da Disciplina de Pediatria Neonatal do Departamento de Pediatria da Escola Paulista de Medicina da Universidade Federal de São Paulo (EPM/Unifesp). Coordenadora da Unidade de Terapia Intensiva Neonatal do Hospital São Paulo da EPM/Unifesp. Coordenadora Científica da Rede Brasileira de Pesquisas Neonatais (RBPN). Coordenadora Geral do Programa de Reanimação Neonatal da Sociedade Brasileira de Pediatria (SBP). Editora-Chefe da *Revista Paulista de Pediatria*.

Samir K. Ballas
Professor Emérito de Medicina e Pediatria na Thomas Jefferson University, Philapelphia, PA, Estados Unidos.

Sandra Regina Loggetto
Mestre em Pediatria pela Escola Paulista de Medicina da Universidade Federal de São Paulo (EPM/Unifesp). Coordenadora do Departamento de Hematologia Pediátrica do Hospital Infantil Sabará (HIS). Gerente-Médica do Ambulatório de Hemoglobinopatias do Banco de Sangue de São Paulo – Grupo GSH. Coordenadora do Comitê de Hematologia e Hemoterapia Pediátrica da Associação Brasileira de Hematologia, Hemoterapia e Terapia Celular (ABHH).

Sandra Obikawa Kyosen
Graduação em Medicina pela Faculdade de Medicina de Catanduva (Fameca). Título de Especialista em Pediatria e Genética Médica pela Associação Médica Brasileira (AMB). *Fellowship* em Terapia Gênica na Tokyo Jikei University School of Medicine, Japão. Mestre em Pediatria e Ciências Aplicadas à Pediatria pela Universidade Federal de São Paulo (Unifesp).

Sônia Maria Pereira Cruz
Professora Doutora da Disciplina de Hematologia e Hemoterapia da Universidade Federal do Maranhão (UFMA).

Soraia Taveira Rouxinol
Presidente do Comitê de Onco-Hematologia Pediátrica da Sociedade de Pediatria do Estado do Rio de Janeiro (Soperj), 2001 a 2003. Membro do Comitê Científico de Onco-Hematologia da Soperj. Chefe do Serviço de Onco-Hematologia Pediátrica do Hospital Federal da Lagoa (HFL), Rio de Janeiro. Responsável pelo Setor de Trombose e Anticoagulação Infantil do Instituto Estadual de Cardiologia do Rio de Janeiro.

Teresa Cristina Cardoso Fonseca
Residência em Hematologia Pediátrica pela Universidade Federal da Bahia (UFBA). Mestrado em Onco-Hematologia Pediátrica pela Universidade Federal do Paraná (UFPR). Professora do Curso de Medicina da Universidade Estadual Santa Cruz (UESC). Médica Responsável pelo Serviço de Onco-Hematologia Pediátrica da Santa Casa de Misericórdia de Itabuna (SCMI). Presidente da Sociedade Brasileira de Oncologia Pediátrica (Sobope) no período 2014-2018.

Dedicatória

Às nossas filhas e cúmplices,
desde pequenas nossas filhas representam nosso orgulho e estímulo para o crescimento pessoal e profissional.
Muito se aprende com as crianças! A curiosidade para novas descobertas nos permitiu buscar o novo formato deste livro.
O questionamento dos adolescentes nos levou a questionar sobre a possibilidade de trazer informações robustas de uma forma mais leve.
E agora, todas adultas, nos sentimos representadas por elas! Explodindo diariamente de orgulho pelas meninas maravilhosas, estudiosas e profissionais que se tornaram!
Essa cumplicidade que se criou entre nós é o que nos faz crescer e acreditar no futuro!
Amamos vocês!

Assim, dedico este livro à minha Assessora de Assuntos Estratégicos, Patrícia Loggetto.
Mamy Sandra

Dedico este livro à Carolina, à Cláudia e à Clarissa, que são a alegria da minha vida.
Mamy Jô

Prefácio

A responsabilidade de prefaciar um livro de caráter científico e educacional na área médica é enorme. A ousadia das Professoras Josefina Aparecida Pellegrini Braga e Sandra Regina Loggetto de proporem e organizarem este livro em uma formatação diversa da grande maioria das obras técnicas e científicas é marcante e desafiadora.

A Hematologia e Hemoterapia Pediátrica são áreas do conhecimento relativamente novas, mas que têm alcançado extraordinário êxito no Brasil e no mundo. Eu tenho acompanhado a forma com que essas especialidades vêm se desenvolvendo no país. Poucos grupos de profissionais de saúde, professores e cientistas trabalham com tanto afinco, dedicação, cooperação e compromisso público como os colegas da Hematologia, Oncologia e Hemoterapia Pediátrica. Todo o meu respeito e admiração a todos esses colegas.

O livro *Hematologia e Hemoterapia Pediátrica: Desvendando Casos Clínicos* traz os conhecimentos dessas especialidades para o "mundo real" com discussões de temas difíceis, controversos, pouco conhecidos e extremamente práticos. As autoras selecionaram discussões de caráter clínico, laboratorial, de pesquisa básica e aplicada, de procedimentos e de mecanismos fisiopatológicos que compõem o dia a dia das especialidades. As discussões são sempre desenvolvidas por profissionais com larga experiência nos temas e sempre fundamentados na ciência e no estado-da-arte. Os capítulos foram escolhidos no sentido de dar a máxima abrangência e estimular o leitor através do inusitado e dos desafios. Temos discussões desde o período neonatal, passando por toda a infância até chegarmos a problemas ligados aos adolescentes. Com relação às doenças, os temas são muito diversificados e de grande interesse médico. O leitor encontrará discussões muito importantes e práticas sobre as anemias, adquiridas ou hereditárias; as leucemias, mieloblástica ou linfoblástica; os distúrbios da hemostasia, doenças plaquetárias, hemofilias, trombofilia; o transplante de medula óssea; as síndromes clínicas raras e de difícil interpretação; as doenças genéticas, como a síndrome de Down e suas interfaces com as especialidades; falências medulares, anemia aplástica e síndrome de Fanconi, entre muitas outras doenças. O texto promove, ainda, discussões sobre procedimentos médicos em situações clínicas de difícil abordagem; investigações laboratoriais complexas, bem como tratamentos em quadros clínicos especiais e desafiadores. Muito atraentes são os capítulos que desafiam o leitor em situações clinicas extremas e/ou raras. Em vários momentos, o leitor se deparará com questões intrigantes e que trará grande curiosidade e interesse. Não são textos apenas técnicos com sustentação da literatura, mas são situações da vida prática do profissional e que desafiam a iniciativa e a criatividade em situações limítrofes e que, nem sempre, são apresentadas em livros e tratados das especialidades.

Chamo a sua atenção aos colaboradores do livro. São professores, pesquisadores, profissionais da saúde do mais alto nível e de grande reconhecimento científico e profissional. As autoras conseguiram reunir colegas das instituições de ensino e pesquisa mais importantes de todo o país e do exterior.

Esta é a primeira edição de um livro raro na especialidade. Será um exemplar de consulta constante aos alunos, aos residentes em medicina e multiprofissional e profissionais da saúde, principalmente, aos médicos hematologistas, oncologistas e hemoterapeutas que exerçam a especialidade com crianças e adolescentes.

Finalmente, gostaria de destacar a liderança e a capacidade das Doutoras Josefina Aparecida Pellegrini Braga e Sandra Regina Loggetto, editoras deste livro. Desde a criação do Comitê de Hematologia Pediátrica da Associação Brasileira de Hematologia, Hemoterapia e Terapia Celular (ABHH), órgão oficial da Associação Médica Brasileira (AMB), elas têm exercido, juntamente com outros colegas da especialidade, importante papel na formação e no ensino de extensão de jovens médicos especialistas, na organização de eventos, no intercâmbio nacional e internacional, na concessão de certificado de área de atuação em Hematologia Pediátrica e de integração com outros comitês da especialidade. Assim, convido a todos a desfrutarem desta obra de caráter técnico, científico e de prática profissional, absolutamente inédito em nosso meio. Certamente, esta primeira edição será seguida de outras com novas questões práticas e desafiadoras. Tenho certeza de que tudo aqui apresentado tem um objetivo principal: atender da melhor maneira possível o nosso paciente, fonte de inspiração e compromisso.

Tenham uma ótima leitura!

Carmino Antonio de Souza

Professor Titular em Hematologia e Hemoterapia pelo Departamento de Clínica Médica da Faculdade de Ciências Médicas da Universidade Estadual de Campinas (Unicamp)

Prefácio

Nas últimas décadas, foi possível testemunhar um extraordinário avanço na Hematologia, na Hemoterapia e na Terapia Celular, particularmente no âmbito da Pediatria, no qual resultados espetaculares puderam ser alcançados.

De modo pioneiro, em artigo publicado no ano de 1948, no *New England Journal of Medicine*, o Professor Sidney Farber relatou uma série de casos de crianças com leucemia linfoide aguda (LLA) que obtiveram pela primeira vez remissões completas da doença com a utilização da aminopterina, a primeira substância antifolato utilizada na prática clínica. De uma doença incurável, à época, chegando atualmente a taxas de cura superiores a 90%. Foram muitos os avanços no tratamento da LLA, por meio de um cada vez mais profundo conhecimento dos mecanismos moleculares, transpostos da bancada aos ensaios clínicos, nesse longo período de prática e aprendizado.

Em um salto para o presente, temos atualmente ferramentas mais modernas para o tratamento dos pacientes onco-hematológicos: drogas-alvo atingindo receptores específicos da célula neoplásica, anticorpos monoclonais desenvolvidos para uma série de condições e também com o uso mais frequente do transplante de células-tronco hematopoiéticas, que vem apresentando resultados cada vez melhores, decorrentes de uma seleção mais adequada de doadores e de uma terapia de suporte mais eficaz e segura.

Um novo avanço, sem dúvida, vai se dar pela utilização mais ampla das células CAR-T. A aplicação clínica pioneira dessa modalidade de terapia celular tornou-se realidade por meio da equipe da University of Pennsylvania e do Children's Hospital of Philadelphia, nos Estados Unidos. O verdadeiro progresso, utilizando as células CAR-T, foi alcançado com a primeira terapia em crianças com LLA. Em 2012, uma menina de 7 anos, com LLA recidivado e refratário, considerada fora de possibilidade terapêutica, tornou-se a primeira criança a receber CART-19. Ela experimentou as graves complicações decorrentes dessa terapia, mas finalmente foi considerada curada, estando em remissão completa até hoje. Atualmente, temos cinco desses constructos de células CAR-T aprovados pelo Food and Drug Administration (FDA) e também aqui no Brasil aguardamos a aprovação por parte da Agência Nacional de Vigilância Sanitária (Anvisa) de dois desses constructos.

Outro cenário de avanços incontestáveis vem ocorrendo no tratamento da anemia falciforme, com a utilização da hidroxiureia e do transplante de células-tronco hematopoiéticas, em casos selecionados e de indicação precisa. O futuro do tratamento e da cura em potencial dessa condição pode passar pelas terapias de edição gênica, como as que utilizam a tecnologia CRISPR. Nesse cenário, podemos também incluir as perspectivas de utilização da terapia gênica na hemofilia e na talassemia. Todos esses avanços trazem junto um grande desafio, quer sejam pelos problemas éticos e regulatórios relacionados com esses tratamentos inovadores, quer seja pelo alto custo dessas novas tecnologias.

Neste livro, as Professoras Doutoras Josefina Aparecida Pellegrini Braga e Sandra Regina Loggetto e os autores convidados apresentam casos clínicos envolvendo pacientes pediátricos com hemopatias malignas ou não. De aspecto prático, utilizando-se da experiência pessoal dos autores e através de uma profunda revisão da literatura, este livro, agora em sua 1ª edição, certamente vai se tornar uma importante referência no cenário da Hematologia, da Hemoterapia e da Terapia Celular em nosso meio.

O gentil convite, que me foi feito pelas autoras e pela Editora Atheneu para prefaciar este livro, permitiu-me recordar o nosso grande mestre, Professor Halley Pacheco de Oliveira. Em 1977, ele publicou pela Editora Atheneu o tratado *Hematologia Clínica*, que se tornou um marco na especialidade e na literatura médica nacional. Mais que um mestre de várias gerações de hematologistas, o Professor Halley foi um grande inspirador e mentor desses jovens, que seguiram a sua linha de devoção à ciência e de profunda dedicação aos pacientes. Ao Professor Halley, a minha homenagem!

Agosto de 2021

Angelo Maiolino

Professor de Hematologia e Docente Permanente do Programa de Pós-Graduação em Clínica Médica da Faculdade de Medicina da Universidade Federal do Rio de Janeiro (UFRJ).

Coordenador da Linha de Pesquisa em Mieloma Múltiplo e Gamopatias Monoclonais do Programa de Pós-Graduação em Clínica Médica da UFRJ.

Coordenador de Hematologia do Américas Oncologia, Rio de Janeiro.

Diretor de Comunicação da Associação Brasileira de Hematologia, Hemoterapia e Terapia Celular (ABHH).

Apresentação

Desde o ano de 2002 a Hematologia e a Hemoterapia Pediátrica têm participado como grupo científico na Hematologia brasileira, inicialmente na Sociedade Brasileira de Hematologia e Hemoterapia (SBHH) e, a partir de 2008, na Associação Brasileira de Hematologia, Hemoterapia e Terapia Celular (ABHH), criada a partir da união da SBHH e do Colégio Brasileiro de Hematologia (CBH).

Em 2010, um grupo de hematologistas e hemoterapeutas pediatras, especialistas em doenças hematológicas benignas e doenças onco-hematológicas, apresentou a proposta da criação do Comitê de Hematologia e Hemoterapia Pediátrica para a ABHH e para o Professor Carmino Antonio de Souza. Em 2012, o Professor Carmino, então Presidente da ABHH, oficializou a criação desse Comitê sob a coordenação da Doutora Sandra Regina Loggetto. Foi um momento histórico para nós – hematologistas e hemoterapeutas pediatras –, uma especialidade jovem dentro da medicina! Foi o momento do reconhecimento do nosso trabalho em equipe ao longo de anos na realização dos programas de Hematologia e Hemoterapia Pediátrica dentro do Congresso Brasileiro de Hematologia, Hemoterapia e Terapia Celular (HEMO) e participando da concessão do Certificado da nossa Área de Atuação.

Com a oficialização do nosso Comitê, pudemos agregar colegas tanto da hematologia pediátrica benigna quanto da onco-hematologia e passamos a interagir com os outros Comitês de Especialidade da ABHH. Contamos também com a *expertise* e ajuda de vários especialistas do Brasil e do exterior para assegurarmos o crescimento da Hematologia e Hemoterapia Pediátrica. Ampliamos o nosso espaço no HEMO com duas salas para temas de hematologia benigna e para onco-hematologia. A partir de 2013, iniciamos os nossos Encontros de Hematologia e Hemoterapia Pediátrica da ABHH, realizados, a partir de então, a cada dois anos. Com todas essas conquistas, ocorreu um crescimento constante da nossa área de atuação, proporcionando aos colegas hematologistas pediátricos aumento progressivo de sua participação na ABHH, frequentando aulas, cursos, congressos, sugerindo suas necessidades em termos de assuntos médicos e manifestando interesse por ter um órgão representativo da especialidade para melhor discussão científica de assuntos pertinentes à nossa área. Educação médica é uma atividade fascinante!

Em 2007 e 2014, foram publicados os livros *Hematologia para o Pediatra* e *Hematologia e Hemoterapia Pediátrica*, respectivamente, com o apoio da Sociedade de Pediatria de São Paulo (SPSP), focando no pediatra e no especialista.

Após esses dois livros, nós duas pensamos que deveria existir uma forma inovadora para a educação dos alunos, residentes, pós-graduandos e hematologistas. Surgiu, então, uma ideia: que tal um livro com base em casos clínicos ilustrados? Afinal, o nosso dia a dia é esse! A ideia deste livro começou em 2018. E o seu projeto, com o total apoio da ABHH, teve início em julho 2019, culminando com a parceria com a Editora Atheneu em dezembro de 2019. Selecionamos patologias hematológicas da rotina de atendimento, além de situações raras ou de difícil manejo. Convidamos professores nacionais e internacionais para compartilhar suas experiências. Considerando o ineditismo do livro e a qualidade dos capítulos escritos, o Doutor Paulo Rzezinski, Diretor-Médico da Editora Atheneu, sugeriu que nós resgatássemos parte da história da Hematologia utilizando ilustrações do livro *Hematologia Clínica* (que podem ser vistas no Encarte em Cores deste livro), do Professor Halley Pacheco de Oliveira, Professor Emérito da Universidade Federal do Rio de Janeiro (UFRJ) e Membro Titular da Academia Nacional de Medicina (ANM), cuja primeira edição foi publicada em 1977 por essa editora.

Trabalhar no nosso livro *Hematologia e Hemoterapia Pediátrica: Desvendando Casos Clínicos* nos trouxe muito aprendizado e orgulho. Queremos que esse aprendizado seja compartilhado com nossos colegas hematologistas pediatras e hematologistas clínicos, bem como com alunos, residentes e pediatras. Que esta leitura seja proveitosa e que nossas crianças e adolescentes sejam beneficiados com os conhecimentos adquiridos!

Sandra Regina Loggetto e Josefina Aparecida Pellegrini Braga

Sumário

Relatos de Casos e Perguntas, 1

1. **Anemia Hemolítica Autoimune de Difícil Controle, 3**
   Josefina Aparecida Pellegrini Braga
   Sandra Regina Loggetto

2. **Dor na Doença Falciforme, 5**
   Deepika S. Darbari
   Samir K. Ballas

3. **Anemia de Fanconi sem Doador Compatível, 7**
   Lisandro Lima Ribeiro

4. **Hemostasia e Anticoagulação na Oxigenação por Membrana Extracorpórea, 9**
   Mariella Vargas-Gutierrez
   Leonardo Rodrigues Brandão

5. **Adolescente com Tosse e Dispneia, 12**
   Monika L. Metzger

6. **Razões para Adesão à Terapia Quelante de Ferro, 14**
   Sandra Regina Loggetto
   Maria Domenica Cappellini

7. **Cianose, Pletora e Tremores de Extremidades no Recém-Nascido, 16**
   Allan Chiaratti de Oliveira
   Ruth Guinsburg

8. **Trombocitopenia Imune Crônica que Sangra, 18**
   Julia Maimone Beatrice

9. **Talassemia Alfa ou Beta?, 20**
   Sandra Regina Loggetto
   Antonio Piga

10. **Achados Incidentais em Exames de Laboratório de Hemostasia, 23**
Daniele Martins Celeste

11. **Imunodeficiência e Citopenia, 25**
Magda Maria Sales Carneiro-Sampaio

12. **Transplante de Células-Tronco Hematopoiéticas na Talassemia, 29**
Federico Bonetti
Marco Zecca

13. **Anemia Microcítica – Quando o Ferro Oral Não Basta?, 32**
Kleber Yotsumoto Fertrin

14. **Plaquetopenia no Recém-Nascido, 35**
Andrea Angel

15. **Falência Medular Adquirida sem Doador Compatível, 37**
Gisele Loth

16. **Refratariedade Plaquetária, 39**
Melanie Jackson
Ahmad Al-Huniti

17. **Quando Investigar Trombofilia?, 42**
Priscila Grizante-Lopes

18. **Dor Lombar e Dificuldade para Deambular, 44**
Teresa Cristina Cardoso Fonseca

19. **Talassemia Intermediária – Ser ou Não Ser Dependente de Transfusão?, 46**
Maria Domenica Cappellini
Alessia Marcon
Giovanna Graziadei

20. **Adenomegalia, Febre, Sudorese e Emagrecimento, 48**
Maria Aparecida Gadiani Ferrarini

21. **Plaquetose, 52**
Meire Aparecida Tostes Cardoso

22. **Anemia Hemolítica Autoimune – Indo além do Teste de Coombs, 55**
Ahmad Al-Huniti
Melanie Jackson

23. Recém-Nascido que Sangra, 58
Marilyn Manco-Johnson

24. Pancitopenia e Regressão Neurológica, 60
Sandra Obikawa Kyosen
Ana Maria Martins

25. Anemia Grave com 1 Mês de Vida, 64
Luiz Guilherme Darrigo Junior

26. Anemia, Enurese e Proteinúria, 66
Sônia Maria Pereira Cruz
Maria Stella Figueiredo

27. Anemia Ferropriva Não Responsiva ao Ferro – Próximos Passos, 68
Célia Martins Campanaro

28. Síndrome de Lise Tumoral, 71
Soraia Taveira Rouxinol

29. Hepatoesplenomegalia – Diagnóstico Diferencial, 74
Denise Bousfield da Silva

30. Infecções de Repetição, Atraso do Desenvolvimento e Neutropenia, 76
José Orlando Bordin
Josefina Aparecida Pellegrini Braga

31. Trombose Arterial em Crianças, 79
Laura Ávila
Leonardo Rodrigues Brandão

32. Transfusão em Oncologia Pediátrica, 81
Denise Bousfield da Silva

33. Adenomegalia Afebril, 83
Monika L. Metzger

34. Policitemia, 85
Andrea Angel

35. Sobrecarga de Ferro na Doença Falciforme: Complicação Cada Vez mais Frequente, 87
Mônica Pinheiro de Almeida Veríssimo

36. **Síndrome Hemofagocítica Primária, 90**
   Magda Maria Sales Carneiro-Sampaio

37. **Plaquetopenia Incidental, 94**
   Daniele Martins Celeste

38. **Transplante de Células-Tronco Hematopoiéticas na Aplasia de Medula Óssea Adquirida, 96**
   Gisele Loth

39. **Leucemia Mieloide Aguda, 98**
   Isis Maria Quezado Magalhães
   José Carlos Martins Córdoba

40. **Sangramento Cirúrgico e TTPA Normal, 101**
   Marilyn Manco-Johnson

41. **Diagnóstico das Falências Medulares, 103**
   Teresa Cristina Cardoso Fonseca

42. **Pancitopenia com Medula Óssea Hipocelular, 105**
   Luiz Fernando Lopes
   Anita Frisanco Oliveira

43. **Como Iniciar e Monitorar Terapia Quelante de Ferro na Talassemia, 107**
   Mônica Pinheiro de Almeida Veríssimo

44. **Alterações Protrombóticas da Anemia Falciforme, 110**
   Priscila Grizante-Lopes

45. **Citopenia, Infecções de Repetição e Linfedema, 113**
   Rafael Balceiro
   Neysimélia Villela

46. **Transplante de Células-Tronco Hematopoiéticas na Doença Falciforme, 115**
   Luiz Guilherme Darrigo Junior
   Belinda Simões

47. **Trombose Venosa, 117**
   Julia Maimone Beatrice

48. Recém-Nascido com Hemofilia, 120

Jorge David Aivazoglou Carneiro
Daniele Martins Celeste

49. Doença Falciforme e Febre, 123

Isa Menezes Lyra
Ivana Paula Ribeiro Leite

50. Anemia Hemolítica Hereditária de Difícil Diagnóstico, 125

Marcos Borato Viana

51. Citopenia, Febre e Esplenomegalia, 128

Monica dos Santos Cypriano

52. Transfusão, Tremores, Febre e Dor Lombar, 130

Mônica Pinheiro de Almeida Veríssimo

53. Anemia por Distúrbio de Membrana, 133

Paulo do Val Rezende
Marcos Borato Viana

54. Dietas Restritivas, 135

Célia Martins Campanaro

55. Priapismo, 138

Isa Menezes Lyra
Ivana Paula Ribeiro Leite

56. Recém-Nascido com Síndrome de Down e Leucocitose, 140

Isis Maria Quezado Magalhães
José Carlos Martins Córdoba

57. Neutropenia Febril no Paciente Oncológico, 142

Ana Lucia Munhoz C. Albuquerque
Soraia Taveira Rouxinol

58. Síndrome de Evans, 144

Meire Aparecida Tostes Cardoso

59. Eczema, Lesão Óssea, Pancitopenia, Hepatoesplenomegalia, 147

Monica dos Santos Cypriano

60. Transfusão de Granulócitos, 149
André Luís Albiero

61. Um Caso de Múltiplas Complicações Imuno-Hematológicas, 152
André Luís Albiero

62. Doença Falciforme, Hidroxiureia e Crise de Dor, 155
Samir K. Ballas
Deepika S. Darbari

Respostas Comentadas, 163

Índice Remissivo, 339

Encarte em Cores, 345

Relatos de Casos e Perguntas

capítulo 1

Anemia Hemolítica Autoimune de Difícil Controle

Josefina Aparecida Pellegrini Braga
Sandra Regina Loggetto

Relato de caso

Menino, 3 meses, há 1 dia com palidez cutaneomucosa intensa, hipoatividade e icterícia. Reside em sítio. Nega febre, viagens e medicamentos. Triagem neonatal normal. Exame físico com palidez, icterícia, fígado a 2 cm do rebordo costal direito e sem baço palpável. Hemoglobina (Hb) 2,0 g/dL, reticulócitos 7,5%, bilirrubina total 3,5 mg/dL, bilirrubina indireta 1,1 mg/dL, transaminases normais, Coombs direto (CD) positivo [anticorpo (Ac) quente IgG], sorologias negativas [HIV, hepatites A, B e C, citomegalovírus, mononucleose, eritrovírus humano (parvovírus B19)]. Diagnóstico de anemia hemolítica autoimune (AHAI), recebeu metilprednisolona intravenosa (MpIV) 30 mg/kg/dia por 3 dias. A Hb subiu (11,7 g/dL) e fez-se redução progressiva da imunossupressão com prednisona. Com 5 meses de vida, a Hb caiu (3,0 g/dL) e foi repetida a dose de MpIV junto com imunoglobulina intravenosa (IgIV) 1 g/kg/dia por 5 dias, com nova recuperação da Hb. Aos 8 meses, a Hb era de 13,2 g/dL, CD ainda positivo, elevação das transaminases [ALT (TGP) 57 UI/L e AST (TGO) 137 UI/L], anictérico, fígado e baço não palpáveis. Novas sorologias para hepatites virais não reagentes. Foram negativas as pesquisas para hepatite autoimune (HAI) tipo I (Ac antinúcleo – ANA e Ac antimúsculo liso – SMA), tipo II (Ac antimicrossoma de fígado e rim tipo 1 – ALKM-1 e Ac anticitosol hepático – anti-LC1) e para cirrose biliar primária (Ac antimitocôndria – AMA). Com 11 meses, evoluiu com insuficiência hepática (ALT 1.831 UI/L, AST 2.477 UI/L), hepatoesplenomegalia, eosinofilia intensa, Hb 5,5 g/dL, 18.000 plaquetas/mm^3, mantendo CD positivo e presença de anticorpos antiplaquetários. Recebeu novo curso de IgIV seguido de corticoterapia via oral (VO). A biópsia hepática mostrou transformação gigantocelular, transformação pseudoacinar e fibrose, diagnosticando HAI de células gigantes. Pela HAI, associou-se azatioprina 2 mg/kg/dia ao corticosteroide VO, com melhora das transaminases e episódios repetidos de queda da Hb. Com 15 meses de vida, a família referiu exposição crônica a deltametrina (inseticida) para combate aos aracnídeos desde o início do quadro. A análise de vários fragmentos de madeira dos móveis da casa mostrou impregnação do inseticida apenas no berço do paciente (único móvel de madeira compensada). A AHAI somente reverteu quando o paciente foi retirado do contato com o berço impregnado. Na Figura 1.1, observa-se a evolução dos níveis de Hb, AST e ALT ao longo do tratamento.

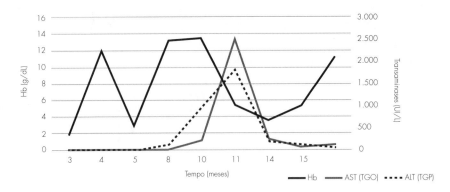

Figura 1.1. *Evolução dos níveis de Hb, AST e ALT ao longo do tratamento.*
ALT (TGP): alanina aminotransferase (transaminase glutâmico pirúvica); AST (TGO): aspartato aminotransferase (transaminase glutâmico oxalacética); Hb: hemoglobina.
Fonte: Elaborada pelas autoras.

Perguntas

1. Qual é o tratamento de primeira linha para a AHAI por IgG?
   A) Rituximabe.
   B) Corticoterapia.
   C) Esplenectomia.
   D) Imunoglobulina intravenosa.

2. Como tratar a AHAI grave por IgG?
   A) Rituximabe + corticoterapia.
   B) Rituximabe + ciclofosfamida.
   C) Corticoterapia + imunoglobulina intravenosa.
   D) Imunoglobulina intravenosa + esplenectomia.

3. Em que idade é mais comum a associação entre HAI de células gigantes e AHAI?
   A) Período neonatal.
   B) 1 a 24 meses.
   C) 24 a 72 meses.
   D) Adolescentes.

4. Qual é o tratamento da HAI de células gigantes associada à AHAI?
   A) Azatioprina.
   B) Rituximabe.
   C) Transplante hepático.
   D) Imunoglobulina intravenosa.

Respostas Comentadas na página 165.

capítulo **2**

Dor na Doença Falciforme

Deepika S. Darbari
Samir K. Ballas

Relato de caso

Menina, 12 anos, doença falciforme homozigótica (Hb SS), apresenta dor no peito após participar de uma competição de natação na piscina local. Antecedente de internação por dor aguda 1 a 2 vezes por ano. A frequência da dor era muito maior, mas melhorou de maneira significativa após o início da hidroxiureia aos 4 anos. Tem boa adesão à hidroxiureia e usa para dor oxicodona oral 3 a 4 vezes por ano por 1 a 2 dias. Hoje, ela desenvolveu dor após nadar, que não desapareceu após três doses de oxicodona, resultando em visita ao pronto-socorro. Exame físico sem febre, peso de 35 kg, frequência cardíaca 99 bpm, frequência respiratória de 20 ipm, pressão arterial 106/66 mmHg e oximetria de pulso 100% em ar ambiente. A dor é em pontada, nota 8/10 de gravidade e não melhorou com seu tratamento habitual em casa (oxicodona, paracetamol, ibuprofeno e compressas térmicas locais). Nega tosse, congestão, febre, vômito, diarreia, falta de ar ou outros sintomas. Pais referiam ingesta oral baixa devido à dor.

O tratamento da dor foi iniciado no pronto-socorro de acordo com o protocolo de dor, que incluía morfina intravenosa (IV) e hidratação de manutenção IV. Ela recebeu três doses de morfina e uma dose de cetorolaco IV, sem melhora na classificação da dor, resultando em internação para tratamento adicional. Os exames na admissão mostraram leucócitos 9.500/mm^3, hemoglobina 9,8 g/dL, volume corpuscular médio 115 fL, plaquetas 399.000/mm^3, contagem absoluta de reticulócitos 154.800/mm^3, bilirrubina total 1,7 mg/dL e creatinina 0,46 mg/dL. Ela iniciou analgesia controlada pelo paciente (*patient-controlled analgesia*, PCA) com morfina, hidratação de manutenção IV e cetorolaco IV, além de compressas térmicas para maior conforto. O fisioterapeuta a atendia diariamente pela manhã e a ajudava a deambular. O controle da dor continuou. Ela permaneceu afebril e a saturação de oxigênio se mantinha acima de 90%. No terceiro dia de internação, relatou que a dor melhorou, quando então começou a tomar oxicodona oral a cada 4 horas e, ao mesmo tempo, a morfina foi administrada conforme a necessidade. No dia seguinte, a dor estava bem controlada com oxicodona oral e a paciente não precisou de morfina IV durante a noite. Ela recebeu alta com oxicodona oral e ibuprofeno, com retorno ambulatorial com o seu hematologista em 1 a 2 semanas.

Perguntas

1. Ao lidar com a dor aguda relacionada com a doença falciforme, é importante:

    A) Seguir o protocolo padronizado.

    B) Internar todos os pacientes com dor aguda.

    C) Evitar opioides intravenosos, pois isso tornará o paciente viciado.

    D) Não usar o histórico de dor do paciente na tomada de decisão clínica.

2. Para o tratamento da dor aguda não complicada da doença falciforme, todas as estratégias a seguir podem ser usadas rotineiramente, EXCETO:

    A) Opioides.

    B) Corticosteroides.

    C) Anti-inflamatórios não esteroides.

    D) Fluidos para manter o estado euvolêmico.

3. Qual(is) das seguintes terapias NÃO é(são) recomendada(s) para episódios de dor aguda não complicada na doença falciforme?

    A) Oxigênio.

    B) Medicamentos placebo.

    C) Transfusão de glóbulos vermelhos.

    D) Todas as alternativas anteriores.

4. Mulher de 17 anos com doença falciforme foi internada 8 vezes nos últimos 12 meses para tratamento da dor aguda. Qual opção a seguir é parte importante do tratamento da doença falciforme?

    A) Avaliação das comorbidades.

    B) Avaliação psicossocial e aconselhamento.

    C) Garantir a adesão de terapia modificadora da doença, como a hidroxiureia.

    D) Todas as alternativas anteriores.

Respostas Comentadas na página 167.

capítulo **3**

Anemia de Fanconi sem Doador Compatível

Lisandro Lima Ribeiro

Relato de caso

Menina, 8 anos e 6 meses, apresentando palidez cutaneomucosa desde os 6 meses de vida. Usou sulfato ferroso de maneira intermitente até os 8 anos, quando foi encaminhada ao hematologista. Pais primos de primeiro grau. Apresentou pé torto congênito ao nascer. Na avaliação clínica, estava eutrófica, presença de três manchas café com leite no tronco e hipotrofia de região tenar da mão direita. O hemograma (HMG) atual evidenciou hemoglobina (Hb) 9,8 g/dL, volume corpuscular médio 96 fL, leucócitos 4.670/mm³ com 560 neutrófilos/mm³ e plaquetas 196.000/mm³. Provas de ferro normais, investigação para hemólise negativa. Presença de Hb fetal (HbF) de 7%. Mielograma com hipocelularidade nas três séries e presença de diseritropoiese moderada. A biópsia de medula óssea apresentava celularidade diminuída (30% a 50% de celularidade) com padrão heterogêneo de apresentação. Cariótipo de medula óssea 46,XX (20 metáfases analisadas). Em virtude da bicitopenia no HMG e da hipocelularidade medular, foi solicitado teste de quebras cromossômicas com diepoxibutano (DEB teste), confirmando a presença de número aumentado de quebras cromossômicas compatível com diagnóstico de anemia de Fanconi. A classificação da gravidade da falência de medula óssea para a anemia de Fanconi está na Tabela 3.1.

Tabela 3.1. Classificação de gravidade da falência de medula óssea para a anemia de Fanconi

	Classificação		
	Leve	Moderada	Grave
Contagem absoluta de neutrófilos/mm³	< 1.500	< 1.000	< 500
Contagem de plaquetas/mm³	150.000 a 50.000	< 50.000	< 30.000
Hemoglobina (g/dL)	≥ 8	< 8	< 8

Fonte: Adaptada de Sroka et al., 2020.[1]

A paciente permaneceu estável e independente de transfusão sanguínea por 1 ano, mas após esse período houve queda progressiva da Hb, atingindo 5,7 g/dL e com necessidade de transfusão de um concentrado de hemácias. Como a paciente não tinha doador aparentado ou não aparentado compatíveis para a realização de um transplante de células-tronco hematopoiéticas (TCTH), foi iniciado tratamento com andrógeno (oximetolona 0,5 mg/kg/dia). Apresentou boa resposta a esse tratamento com elevação de Hb. No entanto, evoluiu com eventos adversos da medicação, como voz grave, aumento de clitóris, acne e pilificação. Após 2 anos do tratamento, voltou a apresentar anemia (Hb 6,8 g/dL) e evoluiu para neutropenia grave. Durante o tratamento com andrógeno, foi encontrado doador não aparentado totalmente compatível e realizado o TCTH. Atualmente, a paciente encontra-se 6 anos pós-transplante com enxertia de 100% de células do doador e muito bem clinicamente.

Perguntas

1. Qual é a idade mediana da primeira manifestação hematológica da anemia de Fanconi?
   A) Seis meses.
   B) Dois anos.
   C) Seis anos.
   D) Oito anos.

2. Qual é o exame que promove o diagnóstico da anemia de Fanconi?
   A) Biópsia de medula óssea.
   B) Cariótipo de medula óssea.
   C) Eletroforese de hemoglobina.
   D) Teste de fragilidade cromossômica.

3. Qual é a primeira opção terapêutica para a aplasia medular na anemia de Fanconi?
   A) Andrógenos.
   B) Tratamento suportivo transfusional.
   C) Transplante de células-tronco hematopoiéticas.
   D) Fator de crescimento de colônia de granulócitos.

4. Assinale a alternativa CORRETA com relação ao monitoramento da função medular para pacientes com anemia de Fanconi sem indicação de TCTH.
   A) Falência de medula óssea leve, citogenética normal e HMG estável: HMG a cada 3 a 4 meses e avaliação anual de medula óssea.
   B) Falência de medula óssea grave e citogenética clonal: HMG a cada 3 meses e avaliação anual de medula óssea.
   C) Avaliar a medula óssea a cada 3 meses, quando a citogenética é normal.
   D) Realizar HMG e avaliação de medula óssea trimestral.

Respostas Comentadas e Referências bibliográficas na página 169.

HEMATOLOGIA E HEMOTERAPIA PEDIÁTRICA

capítulo 4

Hemostasia e Anticoagulação na Oxigenação por Membrana Extracorpórea

Mariella Vargas-Gutierrez
Leonardo Rodrigues Brandão

Relato de caso

Recém-nascido (RN) a termo, 17 dias de vida, nascido com 3 kg, parto cesariana por sofrimento fetal (aspiração de mecônio) que exigiu entubação logo após o nascimento. Ao chegar à unidade de terapia intensiva (UTI) neonatal, apresentou acidose grave e hipertensão pulmonar que exigiu ventilação oscilatória de alta frequência (VOAF) e óxido nítrico inalatório (NOi). Apesar das altas configurações de VOAF [9 hertz, amplitude 45 cmH$_2$O, pressão média das vias respiratórias (MAP) 22 cmH$_2$O, FiO$_2$ 100% e NOi 20 ppm], o RN desenvolveu disfunção biventricular, para a qual foi tomada a decisão de canulação arteriovenosa eletiva para oxigenação por membrana extracorpórea (ECMO) como ponte para recuperação, usando bomba Rotaflow, oxigenador Quadrox-iD e circuito revestido com heparina (Figura 4.1).

Durante a evolução, o RN desenvolveu sepse e lesão renal aguda anúrica que exigiu terapia de substituição renal contínua. Além disso, apresentou enterocolite necrosante estágio I e insuficiência hepática progressiva com hiperbilirrubinemia e aumento de transaminases complicadas com sangramento gastrintestinal. O RN precisou de duas trocas de circuito de ECMO e a anticoagulação foi problemática. A anticoagulação inicial com heparina não fracionada (HNF) sistêmica foi iniciada na dose de 20 UI/kg/h. Os alvos do monitoramento laboratorial de anticoagulação incluíam níveis de anti-Xa entre 0,35 e 0,7 UI/mL (para HNF) e tempo de coagulação ativado (TCA) entre 180 e 220 segundos. Dados a hiperbilirrubinemia e o baixo nível de anti-Xa atingido (0,2 UI/mL), a infusão de HNF foi aumentada progressivamente até 50 UI/kg/h, enquanto o TCA permaneceu dentro da faixa esperada. No dia 12 de ECMO, os fluxos foram diminuídos, conforme o recrutamento com ventilação atingindo 5 a 6 mL/kg de volume corrente com oxigenação e ventilação adequadas, para o qual, no dia 16, tomou-se a decisão de realizar a decanulação unilateral da ECMO.

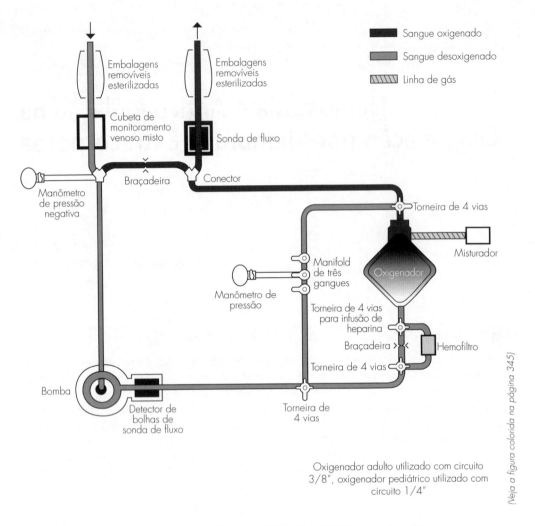

Figura 4.1. *Circuito de ECMO do Hospital for Sick Children (SickKids), Toronto, Canadá.*
Fonte: Elaborada pelos autores.

Perguntas

1. Qual é o método padrão-ouro para monitorar a anticoagulação na ECMO?
    A) Tempo de coagulação ativado (TCA) e tromboelastografia (TEG).
    B) Tempo de tromboplastina parcial ativada (TTPA) e TCA.
    C) TCA e anti-Xa.
    D) Anti-Xa e TTPA.
    E) Nenhuma das anteriores.

2. No caso clínico apresentado, apesar de aumentar a dose de heparina não fracionada, o TCA e o anti-Xa não aumentaram. Qual é a próxima conduta?

A) Medir o TTPA.

B) Dosar o nível de antitrombina.

C) Mudar para outro anticoagulante.

D) Continuar aumentando a dose de heparina até que haja uma mudança.

3. Quais são as possíveis complicações da ECMO?

A) Hemólise.

B) Trombocitopenia.

C) Hiperbilirrubinemia.

D) Todas as anteriores.

4. Durante a ECMO, o circuito apresentou aumento repentino nas pressões de membrana pré e pós-gradiente. O que isso pode refletir e qual seria a melhor ação?

A) Torção de uma cânula; verificar as cânulas.

B) Nada urgente, apenas observar por enquanto.

C) Sangramento; necessidade de transfundir plaquetas.

D) Trombose no oxigenador; necessidade de mudar o oxigenador.

5. Quais estratégias devem ser consideradas no manejo de paciente em ECMO e sangramento intenso contínuo?

A) Antifibrinolíticos.

B) Parada da anticoagulação.

C) Transfusão de hemocomponentes.

D) Combinação de todas as anteriores.

Respostas Comentadas na página 172.

capítulo 5

Adolescente com Tosse e Dispneia

Monika L. Metzger

Relato de caso

Menino, 16 anos, com tosse e congestão há 2 semanas, foi avaliado no pronto-socorro (PS) e iniciou tratamento com sulfametoxazol-trimetoprima para infecção respiratória superior presumida. Após alguns dias, apresentou inchaço no rosto e falta de ar. A mãe pensou em reação ao antibiótico e levou-o de volta ao PS, onde fez uma radiografia de tórax e recebeu metilprednisolona intravenosa e 3 dias de prednisona via oral para suposta doença reativa das vias respiratórias. Inicialmente, houve melhora dos sintomas, mas, alguns dias depois de terminar o corticosteroide, os sintomas pioraram, com falta de ar, chiado no peito, fadiga, suores noturnos e perda de peso de 7 kg. Foi avaliado pelo seu médico e solicitada outra radiografia de tórax, que mostrou uma grande massa mediastinal com desvio das vias respiratórias. A tomografia computadorizada de tórax revelou massa mediastinal importante comprimindo cerca de 50% da traqueia, bem como parte do brônquio do lobo superior direito e ambos os brônquios do tronco principal; também foram observados vários nódulos pulmonares bilaterais e nada abaixo do diafragma. Na chegada ao hospital terciário, apresentava leucócitos 13.900/mm^3 com 92% de neutrófilos segmentados e sem blastos, hemoglobina 11,5 g/dL e plaquetas 278.000/mm^3. Os eletrólitos estavam normais, bem como creatinina (0,69 mg/dL), ureia (11 mg/dL) e ácido úrico (5,2 mg/dL). A desidrogenase láctica era 1.253 UI/L (normal: 94 a 260 UI/L) e a proteína C-reativa estava ligeiramente elevada (2,2 mg/dL).

A biópsia da massa mediastinal do paciente confirmou o diagnóstico de linfoma de grandes células B primário do mediastino (LGCBPM). Biópsias de medula óssea e análise de líquido cefalorraquidiano foram negativas para a doença. A tomografia computadorizada por emissão de pósitrons (PET-CT) confirmou doença mediastinal sem quaisquer outros locais de envolvimento.

Perguntas

1. Dada a rápida progressão da doença, qual linfoma não Hodgkin (LNH) é a causa MENOS provável dessa apresentação?
   A) Linfoma de células do manto (LCM).
   B) Linfoma linfoblástico de células T (LL-T).
   C) Linfoma difuso de grandes células B (LDGCB).
   D) Linfoma anaplásico de células grandes (LAGC).
   E) Linfoma de grandes células B primário do mediastino (LGCBPM).

2. Qual é o estágio da doença do paciente?
   A) Estágio I.
   B) Estágio II.
   C) Estágio III.
   D) Estágio IV.

3. A qual outro diagnóstico o LNH pediátrico pode estar associado?
   A) Tuberculose.
   B) Diabetes juvenil.
   C) Doença falciforme.
   D) Doença cardíaca congênita.
   E) Imunodeficiência comum variável.

4. Qual fator prognóstico NÃO é usado em protocolos de LNH pediátrico de células B maduras para estratificar o grupo de risco?
   A) Estadiamento.
   B) Resposta no dia 7.
   C) Desidrogenase láctica.
   D) Contagem de glóbulos brancos.
   E) Envolvimento do sistema nervoso central/medula óssea.

5. A adição do rituximabe em crianças com LNH avançado tem demonstrado uma vantagem substancial na sobrevida com uma tolerância aceitável.
   A) Verdadeiro.
   B) Falso.

Respostas Comentadas na página 175.

6
capítulo

Razões para Adesão à Terapia Quelante de Ferro

Sandra Regina Loggetto
Maria Domenica Cappellini

Relato de caso

Itália, 1978, meu filho de 3 anos tem betatalassemia maior (β-tal) e recebe transfusões de concentrado de hemácias (CH) a cada 3 semanas. Ele está ótimo! As transfusões aumentaram a sobrevida das crianças com β-tal, mas elas continuam a morrer na adolescência ou como adultos jovens. Por que elas estão morrendo?

Perguntas

1. Qual é a principal causa de óbito em adolescentes e adultos jovens com β-tal em transfusão regular de CH, mas sem terapia quelante de ferro?

   A) Anemia.

   B) Infecção.

   C) Doença hepática.

   D) Sobrecarga cardíaca de ferro.

2. O que se pode afirmar com relação à sobrecarga cardíaca de ferro na β-tal?

   A) A hipertensão pulmonar é a principal consequência da sobrecarga de ferro.

   B) A ferritina sérica ≥ 5.000 ng/mL prediz o desenvolvimento de doença cardíaca.

   C) O depósito de ferro no miócito não é reversível, independentemente da intensificação da terapia quelante.

   D) Adultos com β-tal e sobrecarga cardíaca de ferro no passado têm maior risco de doenças cardiovasculares.

3. O que se pode afirmar com relação à sobrecarga hepática de ferro na β-tal?

A) O diagnóstico é feito com a biópsia hepática e a ferritina sérica.

B) Sobrecarga hepática de ferro moderada já foi descrita em crianças com 2 anos.

C) O ferro não ligado à transferrina provoca obstrução biliar, colecistite e hipertensão portal.

D) A terapia quelante de ferro só deve ser intensificada se houver sobrecarga cardíaca associada.

4. O que se pode afirmar com relação às alterações endocrinológicas secundárias à sobrecarga de ferro na β-tal?

A) A siderose no pâncreas não tem relação com outros órgãos.

B) A principal causa de infertilidade em mulheres é o hipotireoidismo.

C) A avalição endocrinológica deve ser iniciada aos 15 anos de idade.

D) Crianças com 2 anos de vida apresentam maior risco de intolerância à glicose.

Itália, 2021, tenho 22 anos e β-tal. Recebo transfusões de CH a cada 3 semanas. Estou na universidade, sou uma desportista e adoro viajar! Eu controlo meu tratamento com RM T2*, anualmente, desde os 10 anos de idade, tenho boa adesão à terapia quelante de ferro – definida de acordo com os resultados da RM T2* – e tenho sobrecarga hepática de ferro leve (3 mg/g de peso seco), sem depósito de ferro no coração e no pâncreas.

Essa universitária representa o paciente que aderiu ao tratamento de acordo com os contínuos avanços da talassemia. A sobrevida melhorou ao longo dos anos com transfusões crônicas de CH, quelantes de ferro que podem ser usados como monoterapia ou em combinação e melhor controle da sobrecarga de ferro nos órgãos com a medida do ferro tecidual por RM T2*.

A expectativa de vida média de uma pessoa com β-tal era de 17 anos em 1970, 27 anos em 1980 e 37 anos em 1990. Em 2008, com a terapia quelante de ferro e a RM T2* para individualizar a quelação de ferro desde 1999, estimou-se que mais de 80% dos pacientes viveriam mais de 40 anos, uma vez que a taxa de mortalidade por sobrecarga de ferro foi reduzida em 71%.[2]

A melhora no tratamento da talassemia e as perspectivas futuras estão resumidas em uma revisão recente no *NEJM*.[12]

Respostas Comentadas e Referências bibliográficas na página 177.

capítulo 7

Cianose, Pletora e Tremores de Extremidades no Recém-Nascido

Allan Chiaratti de Oliveira
Ruth Guinsburg

Relato de caso

Recém-nascido (RN), filho de casal jovem não consanguíneo. Antecedente obstétrico de uma gestação anterior sem intercorrências, a termo, parto vaginal, peso ao nascer adequado para a idade gestacional. Gestação atual complicada com diabetes gestacional insulino-necessitada e polidrâmnio. Indicado parto cirúrgico fora de trabalho de parto, bolsa íntegra, 39 semanas, em virtude de descontrole glicêmico materno. RN macrossômico, boa vitalidade ao nascer, submetido a clampeamento tardio do cordão umbilical aos 3 minutos de vida. Boletim de Apgar de 8 e 10, no 1° e no 5° minuto, respectivamente. Colocado em contato pele a pele, recebeu aleitamento materno na 1ª hora de vida e foi liberado para alojamento conjunto. Com 6 horas de vida, a família solicita avaliação do RN por queixa de dificuldade para mamar e tremores. Ao exame físico, RN em regular estado geral, taquipneico, hipoativo, pletórico, acrocianótico, apresentando tremores de extremidades. Realizada avaliação da glicemia capilar com resultado de 20 mg/dL. Na unidade de terapia intensiva (UTI) neonatal, investigação complementar realizada entre 6 e 18 horas de vida resultou em radiografia de tórax sem alteração no parênquima pulmonar, com discreta cardiomegalia; ecocardiograma com hipertrofia septal não restritiva e persistência da circulação fetal, com forame oval e canal arterial patentes, com fluxos normais e estimativa da pressão sistólica da artéria pulmonar de 40 mmHg (referência < 35 mmHg); hemograma sem sugestão de infecção, com hemoglobina (Hb) de 23 g/dL, hematócrito (Ht) de 75% e plaquetas de 103.000/mm³. RN evoluiu com necessidade de infusão intravenosa de glicose por 3 dias para estabilização da glicemia. Houve melhora da pletora, da atividade, da mamada e dos tremores no 2° dia de vida. O paciente apresentou icterícia neonatal tardia, com indicação de fototerapia por 4 dias. Houve perda fisiológica de peso no período de internação. O RN recebeu alta hospitalar com 6 dias de vida, em aleitamento materno exclusivo, sem outras complicações.

Perguntas

1. Que diagnóstico neonatal primário pode justificar a evolução clínica do RN do caso clínico durante a internação hospitalar?
   A) Sepse neonatal.
   B) Asfixia perinatal.
   C) Tocotraumatismo.
   D) Policitemia neonatal.

2. Qual é o fator de risco identificado na história obstétrica que poderia se associar ao diagnóstico neonatal primário?
   A) Polidrâmnio.
   B) Multiparidade.
   C) Diabetes gestacional.
   D) Parto cirúrgico fora de trabalho de parto.

3. Como a policitemia determina as manifestações clínicas evidenciadas pelo RN?
   A) A maior massa eritrocitária aumenta a viscosidade sanguínea, resultando nas manifestações sistêmicas, e aumenta a produção de bilirrubina, promovendo icterícia.
   B) A maior massa eritrocitária aumenta a produção de bilirrubina, que tem efeito tóxico sobre diferentes órgãos e sistemas, resultando nas manifestações clínicas da policitemia.
   C) A maior massa eritrocitária aumenta o volume sanguíneo, resultando na insuficiência cardíaca de alto débito, responsável pelas manifestações clínicas da policitemia.
   D) A maior hemoglobina corpuscular média promove enrijecimento da membrana eritrocitária, maior produção de bilirrubina, que é uma molécula com efeitos pró-oxidantes que explicam as manifestações clínicas da policitemia.

4. Como as condutas instituídas podem ter impactado na evolução do RN e quais são as opções terapêuticas disponíveis?
   A) A hiper-hidratação promove maior excreção de bilirrubina por via renal, reduzindo seus efeitos tóxicos sobre os diferentes órgãos e sistemas. Agentes antioxidantes e diuréticos poderiam contribuir para uma melhora mais rápida e a redução do tempo de internação do RN.
   B) A infusão de glicose aumenta a oferta calórica do RN, elevando a capacidade de conjugação da bilirrubina pelo hepatócito. O tratamento alternativo seria a exsanguineotransfusão total, sempre que a infusão de glicose associada à fototerapia fosse insuficiente para controlar a hiperbilirrubinemia indireta.
   C) A hiper-hidratação melhora o débito cardíaco e a perfusão tecidual, melhorando a capacidade de conjugação hepática da bilirrubina. O uso de drogas vasoativas poderia contribuir para uma recuperação hemodinâmica mais rápida, mas não se associou a menor tempo de internação dos RN policitêmicos.
   D) A infusão de glicose corrige a glicemia do RN e aumenta sua oferta hídrica, reduzindo a viscosidade do sangue e melhorando os sintomas decorrentes. A fototerapia é o tratamento convencional para a hiperbilirrubinemia indireta neonatal. O tratamento alternativo à hiper-hidratação seria a exsanguineotransfusão parcial.

Respostas Comentadas na página 182.

capítulo 8

Trombocitopenia Imune Crônica que Sangra

Julia Maimone Beatrice

Relato de caso

Menino, 3 anos, com diagnóstico de trombocitopenia imune (PTI) desde 1 ano e 3 meses de idade. Previamente hígido, história de hematomas pelo corpo, epistaxe e gengivorragia de pequena quantidade cerca de 4 semanas após resfriado comum e 2 semanas após vacina de varicela. À entrada, apresentava plaquetopenia isolada [hemoglobina 11,5 g/dL, leucócitos 7.500/mm^3, plaquetas 4.000/mm^3], ausência de sintomas constitucionais e outras alterações ao exame físico. Recebeu imunoglobulina intravenosa (IgIV) 1 g/kg/dia por 2 dias, alta hospitalar com plaquetas 61.000/mm^3. Porém, após 15 dias, evoluiu novamente com manifestações hemorrágicas. Recebeu novo ciclo de IgIV sem incremento na contagem plaquetária. Realizou-se, então, pulsoterapia com metilprednisolona intravenosa (MpIV) 30 mg/kg/dia por 3 dias e alta com plaquetas 244.000/mm^3 e prednisolona 2 mg/kg/dia.

Após 3 semanas de corticosteroide oral, foi iniciada regressão da medicação com nova recaída na contagem plaquetária e gengivorragia persistente. Hemograma com plaquetas 3.000/mm^3. Realizada pulsoterapia com prednisolona oral 4 mg/kg/dia por 4 dias, com redução posterior da dose. Nova falha terapêutica na tentativa de regressão do corticosteroide, com necessidade de repetidos aumentos de dose e pulsoterapia com metilprednisolona durante o primeiro ano de diagnóstico.

Após 1 ano de história, mantendo plaquetopenia com manifestações hemorrágicas (principalmente gengivorragia), optou-se por associar azatioprina 2 mg/kg/dia na tentativa de evitar o uso do corticosteroide, também sem resposta sustentada após 3 meses. Como não poderiam ser indicados agonistas de receptor de trombopoetina ou esplenectomia pela baixa idade, foi iniciado rituximabe. O paciente recebeu quatro doses de 375 mg/m^2 semanais com resposta após a 4ª dose, mantendo plaquetas > 100.000/mm^3 até o presente momento de seguimento.

Perguntas

1. Quanto ao tempo de evolução da PTI, qual é a classificação no caso apresentado?
   A) Aguda.
   B) Recém-diagnosticada.
   C) Persistente.
   D) Crônica.

2. Qual é a conduta para a criança com PTI crônica sem manifestações hemorrágicas graves ou prejuízo na qualidade de vida?
   A) Observação.
   B) Corticoterapia.
   C) Esplenectomia.
   D) Imunoglobulina intravenosa.

3. Para a criança com PTI crônica, sem resposta sustentada à imunoglobulina e à corticoterapia e manifestações hemorrágicas ou prejuízo na qualidade de vida, quais são as primeiras opções terapêuticas a considerar?
   A) Observação.
   B) Esplenectomia.
   C) Rituximabe ou agonistas de receptor de trombopoetina.
   D) Azatioprina ou ciclofosfamida.

4. Quando não há resposta às opções terapêuticas descritas na pergunta 3, incluindo a esplenectomia, quais opções podem ser consideradas?
   A) Azatioprina 1 a 2 mg/kg/dia.
   B) Ciclosporina 5 a 6 mg/kg/dia.
   C) Ciclofosfamida 0,3 a 1 g/m².
   D) Todas as alternativas anteriores.

5. Diante de criança com PTI crônica, o que se deve investigar?
   A) Falência medular.
   B) Imunodeficiências.
   C) Doenças autoimunes.
   D) Todas as alternativas anteriores.

Respostas Comentadas na página 184.

capítulo 9

Talassemia Alfa ou Beta?

Sandra Regina Loggetto
Antonio Piga

Relato de caso

Menino, 4 anos, foi encaminhado ao hematologista pediátrico por anemia e esplenomegalia. Palidez desde os 14 meses de idade, não recebeu ferro profilático. Família de origem italiana, a mãe tem betatalassemia (β-tal) menor e seu pai tem HbA$_2$ (2,1%) e HbF (0,9%) normais. A criança foi diagnosticada com anemia ferropriva e recebeu ferro via oral diariamente por 6 meses.

Aos 21 meses, na presença de quadro respiratório viral, o hemograma revelou anemia, a qual foi considerada secundária ao processo infeccioso, além de ter sido feito o diagnóstico de β-tal menor. Manteve palidez, sempre atribuída a β-tal menor. A partir dos 3 anos, a velocidade de crescimento diminuiu. Aos 4 anos, a palidez piorou e o exame físico mostrou icterícia +/4+, baço palpável (4 cm do rebordo costal esquerdo) e peso e altura abaixo do 3° percentil. Considerando a anemia mais intensa que o esperado para β-tal menor, icterícia, crescimento prejudicado e esplenomegalia, a análise da sequência do gene da β-globina (*HBB*) foi realizada e mostrou uma única mutação β^0-tal em heterozigose [HBB: c.92+1G > A: IVS-I-1 (G→A)], não justificando os sintomas do paciente. A análise da variação do número de cópias dos *clusters* de genes de alfaglobina e betaglobina por amplificação de sonda dependente de ligação múltipla (*multiplex ligation-dependent probe amplification*, MLPA) mostrou heterozigose para uma triplicação do gene da α-globina (αα$\alpha^{anti3.7}$), resultando em cinco genes de alfaglobina (αα/ααα). Portanto, o paciente apresenta mutação do gene da betaglobina e co-herança da triplicação do gene da alfaglobina, cujo genótipo é β/β^0, αα/ααα. Os resultados dos exames são apresentados na Tabela 9.1.

Tabela 9.1. Evolução dos exames laboratoriais

	Valores de referência	14 meses	21 meses	4 anos
Eritrócitos	$4,1$ a $5,3 \times 10^6/mm^3$	4,5	5,5	6,0
Hemoglobina	11,0 a 13,5 g/dL	8,2	9,9	8,8
Hematócrito	33 a 40%	24	29	26
VCM	72 a 84 fL	61	59	55
HCM	24 a 30 pg	19	20	17
RDW	11 a 14%	20	14	12
HbA_1	> 95%	92,5	91,5	91,1
HbA_2	1,5 a 3,7%	3,5	5,5	6,0
Hb fetal	0 a 2%	4,0	3,0	2,9
Ferro sérico	50 a 120 mcg/dL	25	55	60
IST	20% a 50%	14	23	25
Ferritina sérica	10 a 150 ng/mL	7	100	40

Hb: hemoglobina; HCM: hemoglobina corpuscular média; IST: índice de saturação da transferrina; RDW: red cell distribution width (amplitude de distribuição dos glóbulos vermelhos); VCM: volume corpuscular médio.
Fonte: Elaborada pelos autores.

Perguntas

1. Por que a primeira eletroforese de hemoglobina do paciente não permitiu o diagnóstico da betatalassemia?

   A) Pela idade muito jovem.
   B) Provável erro laboratorial.
   C) Pela ferropenia associada.
   D) Pela associação com a alfatalassemia.

2. Quais são os possíveis genótipos da betatalassemia intermediária?

   A) β/β^0; β/β^+; β/β^{++}, co-herança com triplicação/quadruplicação de alfagenes.
   B) β^0/β^{++}; β^+/β^{++}; β^{++}/β^{++}.
   C) β^0/β^0; β^0/β^+; β^+/β^+, co-herança com α-tal.
   D) Todas as alternativas anteriores.

3. Quais são os possíveis fenótipos/genótipos da alfatalassemia?

   A) Portador silencioso: $\alpha\alpha/\alpha$-.
   B) Traço alfa-talassemia: $\alpha\alpha/--$; $\alpha-/\alpha-$.
   C) Doença da HbH: $\alpha-/--$.

D) Alfatalassemia (hidropsia fetal): --/--.

E) Todas as alternativas anteriores.

4. Quais são os exames que devem ser realizados diante de paciente heterozigoto para β-tal, mas com fenótipo de β-tal intermediária?

   A) Exoma completo e amplificação de sonda dependente de ligação múltipla (MPLA).

   B) Sequenciamento genético e MPLA.

   C) Hemograma e eletroforese de hemoglobina.

   D) Hemograma, eletroforese de hemoglobina e ferro sérico.

Respostas Comentadas na página 187.

Achados Incidentais em Exames de Laboratório de Hemostasia

Daniele Martins Celeste

Relato de caso

Menina, 6 anos, em seguimento com otorrinolaringologista em decorrência de amigdalites de repetição, respiração bucal e roncos noturnos. Portadora de rinite alérgica. O especialista otimizou as medidas para atopia e solicitou exames séricos para futura e provável programação de adenoamigdalectomia. Os exames evidenciaram hemoglobina (Hb) 12,5 g/dL, leucócitos 7.710/mm^3, plaquetas 198.000/mm^3, tempo de protrombina (TP) 14,2 segundos (10,1 a 12,8), relação normatizada internacional (RNI) 1,3 (0,9 a 1,1), relação do tempo de tromboplastina parcial ativado (TTPA) 1,12 (0,8 a 1,28) e tempo de trombina (TT) 19 segundos (15,8 a 24,9). Em virtude do TP alterado, a paciente foi encaminhada para o hematologista.

A criança não apresentava história pessoal ou familiar de sangramento. Chamava a atenção o fato de apresentar dificuldade de se alimentar pelo olfato prejudicado. A dieta era pobre em vegetais de coloração verde-escura. O exame físico era normal. Então, o hematologista, antes de solicitar novos exames e atentando-se para evitar qualquer variação pré-analítica, optou por repor vitamina K, via oral, por 3 dias antes da coleta. Após essa terapêutica, houve correção do TP.

Em 6 meses de terapêutica medicamentosa otimizada para a atopia, apesar da melhora do quadro alérgico, houve quatro amigdalites bacterianas confirmadas. A criança começou a cair na curva de peso e sua qualidade de sono ficou bastante comprometida. O otorrinolaringologista decidiu pela adenoamigdalectomia e solicitou novos exames pré-operatórios: Hb 11,1 g/dL, leucócitos 8.020/mm^3, plaquetas 287.000/mm^3, TP 10 segundos, RNI 0,9, TTPA relação 1,6 e TT 24 segundos.

A criança seguia sem sangramentos, e o hematologista solicitou que o TTPA fosse repetido, dessa vez com o teste de mistura. O novo exame demonstrou TTPA novamente prolongado (relação 1,68) e o teste de mistura a 50% não corrigiu o tempo alterado (TTPA após a mistura 1,62). Foram solicitados anticorpos antifosfolípides: anticardiolipina não reagente e anticoagulante lúpico presente. Assim, foi liberada para cirurgia apenas com orientações gerais e sem necessidade de cuidados dirigidos a coagulopatias. O procedimento cirúrgico ocorreu sem intercorrências.

Alguns meses depois, sem infecções de repetição, com melhora do paladar e do sono, além do quadro alérgico controlado, a criança coletou novos exames de controle, que evidenciaram tempos de coagulação dentro do valor da normalidade e anticorpos antifosfolípides não reagentes.

Perguntas

1. Sobre TP, TTPA e TT, assinale a alternativa CORRETA:
   A) Não apresentam diferenças entre as faixas etárias.
   B) Os exames devem ser rotineiramente coletados de cateter.
   C) Representam de maneira completa todo o mecanismo de hemostasia.
   D) Sua interpretação deve levar em consideração a clínica e história pessoal e familiar dos pacientes, visto que muitas alterações podem ser secundárias a variáveis pré-analíticas e ocasionar intervenções inadequadas.

2. Sobre o TP prolongado, é CORRETO afirmar que:
   A) Apenas recém-nascidos podem desenvolver deficiência de vitamina K.
   B) Deficiências leves de fator VII podem alterar o TP e, ainda assim, a criança não apresentar sangramentos.
   C) A deficiência de vitamina K é responsável pela doença hemorrágica do recém-nascido, mas sua reposição não é indicada de rotina.
   D) Com a finalidade de evitar a variabilidade do TP devido aos reagentes empregados, o RNI é utilizado no monitoramento da terapia anticoagulante com heparina.

3. Sobre o teste de mistura, assinale a alternativa CORRETA:
   A) O plasma do paciente é associado ao plasma normal na proporção 2:1.
   B) Na faixa etária pediátrica, a presença dos inibidores raramente está relacionada com infecções.
   C) Quando o teste de mistura não corrige o tempo de coagulação alterado, indica-se pesquisar os fatores de coagulação.
   D) Quando o paciente não apresenta clínica de sangramento e o teste de mistura não corrige o TTPA, a pesquisa de inibidores inespecíficos, como o anticoagulante lúpico e a anticardiolipina, deve ser realizada.

4. Considerando a definição de "incidental" como algo não previsto ou inesperado, qual das alternativas representa uma possível causa de achado incidental relacionado com o prolongamento do TP e do TTPA?
   A) Hepatopatia.
   B) Afibrinogenemia.
   C) Deficiência de fator V.
   D) Deficiência grave de fator VII.

Respostas Comentadas na página 191.

Imunodeficiência e Citopenia

Magda Maria Sales Carneiro-Sampaio

Reconhecendo-se cada vez mais que a elevada suscetibilidade às infecções, embora seja a maior característica, não representa o único tipo de manifestação clínica das imunodeficiências primárias, estas, recentemente, passaram a ser denominadas "erros inatos da imunidade" (EII). Trata-se de um termo mais abrangente para designar um grupo de doenças que, em 2019, já contava com 430 defeitos diferentes, quase todos de caráter monogênico. Além da suscetibilidade às infecções, manifestações autoimunes, inflamatórias, linfoproliferativas, alérgicas e de caráter neoplásico são cada vez mais identificadas como parte do fenótipo dos inúmeros EII.

As citopenias são frequentes nos EII, decorrentes tanto de alterações no processo de diferenciação dos linfócitos e neutrófilos quanto de agressões autoimunes ou de outra natureza e, neste caso, resultando, sobretudo, em plaquetopenias e anemias, e mais raramente em neutropenias e linfocitopenias.

Relato de caso

Menino, 4 meses, encaminhado ao hospital de referência por diarreia persistente e dificuldade de ganhar peso desde os 2 meses. Duas internações anteriores para reidratação e, na última, um pediatra observou uma ulceração no local da aplicação da vacina BCG.

A diarreia começou durante o aleitamento materno exclusivo, com aumento do número de evacuações líquidas. O aleitamento materno foi suspenso, sem alteração da diarreia. Ao final do 1º mês de vida, tinha 3.920 g e 53 cm, sorria e acompanhava com o olhar. Uma ferida no local da BCG formou-se 2 a 3 semanas após a vacina. Pré-natal adequado (mãe HIV negativa), parto vaginal com 38 semanas sem intercorrências. Pais jovens, saudáveis (29 anos), irmã de 32 meses saudável. Negam consanguinidade e doença semelhante na família.

Na admissão, a criança estava em mau estado geral, desnutrida, desidratada grau I/II, descorada, hipotônica, sem dismorfismos faciais, peso 3.370 g, monilíase oral (tratada várias vezes com nistatina, com recidivas), úlcera profunda de 1 cm no maior diâmetro com fundo de aspecto purulento na face externa do braço direito. Fígado palpável a 2 cm do rebordo costal direito, de consistência normal, sem outras alterações ao exame físico.

Exames complementares: hemoglobina 10,5 g/dL, hematócrito 32%, leucócitos 6.700/mm³ (81% neutrófilos, 15% linfócitos, 3% monócitos, 1% eosinófilos), plaquetas 385.000/mm³. Estudo das subpopulações de linfócitos por citometria de fluxo: T total (CD3+) 21/mm³ (2.100 a 6.200), T auxiliador (CD3+CD4+) 13/mm³ (1.300 a 3.400), T citotóxico (CD3+CD8+) 13/mm³ (620 a 2.000), B (CD19+) 780/mm³ (720 a 2.600), *natural killer* – NK (CD16+CD56+) 190/mm³ (180 a 920). IgG 242 mg/dL (268 a 898), IgM 17 mg/dL (26,4 a 146), IgA indetectável (5,8 a 85,8), títulos de iso-hemaglutininas (anti-B) indetectáveis. *Mycobacterium bovis* foi isolado da ferida associada ao bacilo de Calmette-Guérin (BCG). Várias hemoculturas negativas.

As infecções oportunistas, como a BCGíte (micobactéria atenuada) e a moníliase de repetição, com a acentuada linfocitopenia de células T e a hipogamaglobulinemia, permitem diagnosticar uma imunodeficiência combinada grave (SCID, *severe combined immunodeficiency*), com um fenótipo linfocitário T-B+NK+. Iniciou-se antibiótico de largo espectro, junto com antifúngico e antimicobacterianos (isoniazida + rifampicina + etambutol) e sulfametoxazol-trimetoprima em dose terapêutica. Fez-se terapia de reposição com imunoglobulina intravenosa na dose inicial de 400 mg/kg. Paciente encaminhado para transplante alogênico de medula óssea (TMO).

O estudo genético do painel multigenes com os 16 genes listados na Tabela 11.1, que são os mais frequentes na SCID, identificou a mutação 375G > A (p.Cys118Tyr) no éxon 3 do gene *IL7R* (gene que codifica a cadeia alfa do receptor para IL-7 nos linfócitos T), causando a substituição de um aminoácido cisteína por uma tirosina no códon 118. Esta variante, também conhecida como p.C118Y, é considerada patogênica, sendo descrita em vários casos de pacientes com SCID e famílias com casos de SCID. As análises por bioinformática confirmam que essa mutação pode causar danos na estrutura e na função da proteína. Embora os pais negassem consanguinidade, a criança tinha a mutação C118Y em homozigose e ambos são portadores de um alelo mutado. Essa mutação foi descrita particularmente em pacientes oriundos da Península Ibérica e da América Latina, sugerindo um efeito de fundador.

A criança teve pneumonia bilateral com *Pneumocystis jirovecii* isolado em secreção traqueal e evoluiu para o óbito antes da realização do TMO.

Tabela 11.1. Principais causas genéticas da imunodeficiência combinada grave

Gene mutado	Tipo de herança	Fenótipo dos linfócitos	Mecanismo defeituoso
IL2RG	Ligada ao cromossoma X	T- B+ NK-	Sinalização para IL-2, IL-4, IL-7, IL-9, IL-15 e IL-21
JAK3	AR	T- B+ NK-	Igual ao de *IL2RG*
RAG1	AR	T- B- NK+	Formação dos receptores de linfócitos T e B
RAG2	AR	T- B- NK+	Igual ao de *RAG1*
DLCR1C	AR	T- B- NK+	Igual ao de *RAG1*
PRKDC	AR	T- B- NK+	Igual ao de *RAG1*

(Continua)

Tabela 11.1. Principais causas genéticas da imunodeficiência combinada grave *(Continuação)*

Gene mutado	Tipo de herança	Fenótipo dos linfócitos	Mecanismo defeituoso
LIG4	AR	T- B- NK+	Igual ao de *RAG1*
NHEJ1	AR	T- B- NK+	Igual ao de *RAG1*
IL7R	**AR**	**T- B+ NK+**	**Sinalização para IL-7**
PTPRC	AR	T- B+ NK+	Sinalização do receptor e ativação dos linfócitos T
CD3D	AR	T- B+ NK+	Sinalização do receptor do linfócito T
CD3E	AR	T- B+ NK+	Igual ao de *CD3D*
CD247	AR	T- B+ NK+	Igual ao de *CD3D*
CORO1A	AR	T- B+ NK+	Igual ao de *CD3D*
*AK2**	AR	T- B- NK-	Maturação das células hematopoiéticas
ADA	AR	T- B- NK-	Sobrevivência dos linfócitos

AR: autossômica recessiva; IL: interleucina.
* Defeito associado à disgenesia reticular, em que os pacientes acometidos, além da linfocitopenia, apresentam neutropenia
Fonte: Adaptada de Chinn e Orange, 2019.

Perguntas

1. Com relação aos sinais de alerta para SCID, qual das alternativas é a INCORRETA?

   A) Retardo na queda do coto umbilical.

   B) Ausência de imagem tímica na radiografia de tórax.

   C) Linfocitopenia persistente e imunoglobulinas séricas baixas.

   D) Os números de linfócitos NK podem ser normais ou baixos para a idade.

2. Com relação às manifestações infecciosas da SCID, qual das alternativas é a INCORRETA?

   A) As pneumonias por *Pneumocystis jirovecii* são frequentes.

   B) Há grande suscetibilidade para germes patogênicos e germes oportunistas.

   C) As infecções graves pela micobactéria atenuada (BCG) constituem sério risco para os afetados.

   D) Ocorre resistência a bactérias encapsuladas, como *Streptococcus pneumoniae*, cuja principal defesa é representada por anticorpos opsonizantes.

3. Com relação aos defeitos genéticos associados à SCID, qual é a alternativa INCORRETA?

   A) Níveis muito reduzidos de círculos de excisão do receptor de célula T (TREC, *T-cell receptor excision circles*) na triagem neonatal são observados em todas as formas genéticas de SCID.

   B) Atualmente, as técnicas baseadas no sequenciamento de nova geração são as mais úteis no diagnóstico de doenças monogênicas, como a SCID.

C) A SCID é decorrente de mutação gênica, sendo a forma ligada ao cromossoma X (mutação do gene *IL2RG*) o tipo mais frequente.

D) A vantagem do uso de painéis multigenes em relação ao exoma completo está na possibilidade de sequenciar um número maior de genes.

4. Com relação à abordagem terapêutica de um lactente com SCID, qual é a alternativa INCORRETA?

A) A SCID não é considerada uma emergência pediátrica.

B) A profilaxia do *Pneumocystis jirovecii* é muito relevante.

C) Derivados de sangue representam risco para lactentes com SCID e devem sempre ser irradiados para a eliminação de linfócitos viáveis.

D) A reconstituição imunológica por meio do TMO deve ser realizada mesmo que ainda não se disponha da caracterização da mutação gênica.

Respostas Comentadas na página 193.

capítulo 12

Transplante de Células-Tronco Hematopoiéticas na Talassemia

Federico Bonetti
Marco Zecca

Relato de caso

Menino, 12 anos, talassemia maior dependente de transfusão (TDT), foi avaliado aos 7 meses por palidez cutânea e astenia. Hemograma com anemia microcítica leve e análise molecular confirmando o diagnóstico de betatalassemia (IVSI-1 e IVSI-110). Aos 20 meses, com hemoglobina (Hb) 7,2 g/dL, iniciou programa de transfusão de hemácias, recebendo uma unidade de concentrado de hemácias (CH) a cada 3-4 semanas. Quelação de ferro com desferroxamina subcutânea (SC). Aos 3 anos, chegou ao nosso centro para avaliação de transplante alogênico de células-tronco hematopoiéticas (TCTH). Na ausência de doador familiar com antígeno de histocompatibilidade (HLA) compatível, foi iniciada a busca de um doador de medula óssea não relacionado compatível nos registros internacionais de doadores voluntários. A adesão à terapia quelante de ferro era baixa, mantendo ferritina sérica entre 2.000 e 3.000 ng/mL. A sobrecarga de ferro no fígado (LIC, *liver iron concentration*) por SQUID (*superconducting quantum interference device* – dispositivo supercondutor de interferência quântica) era moderada (variação entre 14 e 9,6 mgFe/g de peso seco [ps] de fígado em diferentes avaliações ao longo do tempo; normal < 2 mgFe/g ps). Aos 6 anos de idade, a desferroxamina SC foi substituída por deferasirox via oral (VO).

Após 10 anos do início da busca de doadores não relacionados, encontrou-se um doador HLA totalmente compatível, e o paciente foi admitido em nosso hospital para a avaliação pré-transplante. A ferritina continuava elevada em torno de 3.000 ng/mL, houve piora da LIC (16,2 mgFe/g ps de fígado; sobrecarga grave) e a ressonância magnética (RM) cardíaca mostrou coração sem sobrecarga de ferro (T2* 40 ms; normal ≥ 20 ms).

Para evitar possível toxicidade hepática associada ao regime de condicionamento pré-transplante e para reduzir o risco de doença veno-oclusiva (VOD, *veno-occlusive disease*) pós-transplante associada à sobrecarga de ferro hepática grave, o paciente recebeu terapia quelante de ferro intensiva com desferroxamina (40 mg/kg/dia, SC, 10 a 12 horas/dia) combinada à deferiprona (90 mg/kg/dia, VO, divididos em 3 doses). Essa terapia combinada teve como objetivo o melhor efeito quelante possível, usando o sinergismo entre esses dois quelantes. Após 1 mês, o paciente evoluiu com reações cutâneas diárias graves secundárias a desferroxamina SC, necessitando interrompê-la. Assim, manteve terapia quelante com deferiprona VO e, após 8 meses, apresentou leve redução da LIC (14,3 mgFe/g ps de fígado). Após 10 meses de deferiprona, teve febre alta e neutropenia grave, foi internado para antibióticos de amplo espectro e 10 dias de fator estimulador de colônias de granulócitos (G-CSF) até a normalização dos neutrófilos.

Para evitar complicações maiores após o transplante secundárias à sobrecarga de ferro hepática, optamos por uma estratégia incomum de quelação de ferro: a associação de desferroxamina intravenosa (IV) 30 mg/kg/dia em infusão contínua de 24 horas, 5 dias/semana (internação de segunda a sexta-feira) e deferasirox (nova formulação em comprimidos, 20 mg/kg/dia). Após 5 meses dessa terapia combinada, observou-se boa redução da LIC (9,5 mgFe/g ps de fígado), considerando-se o paciente elegível para TCTH alogênico. A desferroxamina foi descontinuada, manteve-se o deferasirox e a ferritina estava em 1.500 ng/mL.

O regime de condicionamento pré-TCTH incluiu tiotepa 10 mg/kg, divididos em duas doses no dia −7; treossulfano 14 mg/m²/dia por 3 dias consecutivos (dias −6 ao −4); fludarabina 40 mg/m²/dia por 4 dias consecutivos (dias −6 ao −3); e globulina antilinfócito T de coelho 10 mg/kg/dia por 3 dias consecutivos (dias −5 ao −3). As células-tronco hematopoiéticas da medula óssea do doador HLA compatível foram infundidas no dia 0. A dose de células-tronco CD34+ infundidas foi de $2,51 \times 10^6$/kg.

A profilaxia da doença do enxerto contra o hospedeiro (DECH) consistiu em ciclosporina A 2 mg/kg/dia IV a partir do dia −2, em combinação com metotrexato (15 mg/m²/dia no dia +1 e 10 mg/m²/dia nos dias +3, +6 e +11). A dose de ciclosporina foi ajustada para manter seu nível plasmático entre 150 e 250 ng/mL. Após 1 mês, a ciclosporina A foi passada para VO, com redução a partir de 9 meses e suspensão completa 12 meses após o TCTH.

Durante o período pós-transplante inicial, o paciente recebeu profilaxia antiviral e antifúngica com aciclovir e fluconazol, respectivamente. Recebeu suporte hemoterápico com 13 unidades de CH e 14 unidades de plaquetas. Teve mucosite oral (grau II pela Organização Mundial da Saúde), no dia +5, necessitando de analgesia com morfina. Durante o episódio neutropênico, apresentou febre tratada com antibióticos empíricos de amplo espectro. Evoluiu com enterocolite por *Clostridium difficile*, com dor abdominal e diarreia, tratada com vancomicina VO e metronidazol VO por 10 dias. Recebeu G-CSF do dia +15 até a pega dos granulócitos no dia +22. Ele teve DECH aguda manifestada com doença cutânea e intestinal leve (grau II), tratada com esteroide sistêmico por 23 dias. Pós-transplante, quimerismo de 100% do doador foi alcançado no dia +25. Recebeu alta hospitalar no dia +59, em boas condições clínicas, sem evidências de DECH aguda ou outras complicações.

Durante as visitas semanais de acompanhamento no ambulatório, ele foi monitorado para reativações virais, enxertia e DECH. O quimerismo foi avaliado mensalmente e sempre foi 100% doador até 2 anos pós-TCTH. Para diminuir a sobrecarga de ferro, ainda presente após o transplante devido à mobilização dos depósitos de ferro do compartimento medular após o regime de condicionamento e às transfusões de CH no período pré-enxerto, iniciamos um programa mensal de flebotomia após 5 meses do TCTH, com duração de 7 meses, atingindo nível de ferritina abaixo de 1.000 ng/mL.

No momento deste relato, o paciente está com 2 anos após o TCTH, em boas condições clínicas, sem qualquer complicação de órgãos ou evidência de DECH crônica. Ele não está recebendo medicamento e o consideramos curado de sua doença genética subjacente.

Perguntas

1. Qual é a estratégia de tratamento ideal ao diagnóstico de talassemia maior?
   A) Hidroxiureia.
   B) Esplenectomia.
   C) Iniciar programa regular de transfusão de hemácias.
   D) Tratamento com quelantes de ferro, quando ocorrer sobrecarga cardíaca de ferro.

2. Por que crianças com TDT devem ser consideradas candidatas ao TCTH?
   A) Para evitar toxicidade hepática.
   B) Para curar uma doença genética.
   C) Para atrasar o tempo de transfusão.
   D) Para reduzir a expansão da medula óssea.

3. Em quais pacientes com TDT deve ser realizado o TCTH?
   A) Apenas em pacientes com um irmão doador HLA compatível.
   B) Em pacientes com baixa adesão à terapia de quelação de ferro.
   C) Em pacientes com a menor sobrecarga de ferro e melhor função orgânica.
   D) Em qualquer idade, uma vez que crianças e adultos têm o mesmo resultado.

4. Qual é o esquema preparatório ideal para o TCTH alogênico em pacientes com TDT?
   A) Bussulfano intravenoso.
   B) Bussulfano e ciclofosfamida.
   C) Tiotepa, treossulfano, fludarabina e globulina antilinfócito T.
   D) Regime sob medida considerando idade, classe de risco e tipo de doador.

Respostas Comentadas na página 196.

Anemia Microcítica – Quando o Ferro Oral Não Basta?

Kleber Yotsumoto Fertrin

Relato de caso

Menino, 6 anos, diagnóstico de anemia aos 2 anos de idade, assintomático. Recebeu sulfato ferroso e orientação nutricional para reduzir a ingesta de leite. Segundo a mãe, um hemograma (HMG) confirmou "anemia por falta de ferro". Ao final de 4 meses de tratamento, apresentou pouca melhora. História familiar sem casos de anemia ou deficiência de ferro, mas notável por família paterna de origem italiana e família materna de origem mista africana e portuguesa. A família foi orientada de que o diagnóstico provável era "traço talassêmico" e que deveriam realizar exames específicos após os 5 anos de idade. Ao passar a frequentar o jardim de infância, foi notada palidez, motivando a consulta atual. Exame físico com palidez moderada, sem hepatoesplenomegalia, sem alterações de unhas ou cabelos, mucosa oral normal sem petéquias ou telangiectasias, sem queilite angular ou outros sinais sugestivos de desnutrição, com peso e altura no percentil 60. HMG com glóbulos vermelhos $3,87 \times 10^6/mm^3$, hemoglobina (Hb) 8,1 g/dL, hematócrito 24%, volume corpuscular médio (VCM) 62 fL, hemoglobina corpuscular média (HCM) 21 pg, reticulócitos 1,5% (absoluto $58.000/mm^3$), ferro sérico 13 mcg/dL (referência 20 a 151), capacidade total de ligação ao ferro (CTLF ou TIBC, *total iron binding capacity*) 325 mcg/dL, saturação da transferrina 4% e ferritina 23 ng/mL. Diante dos achados de anemia hipoproliferativa com baixa saturação de transferrina, foi feita hipótese diagnóstica de anemia ferropriva. O paciente recebeu novamente sulfato ferroso oral. Após 6 semanas, obteve melhora muito discreta, com Hb 8,4 g/dL, ferritina 46 ng/mL e saturação da transferrina 7%. A criança tomou corretamente a medicação, o que levou à investigação de perdas sanguíneas crônicas. Negava histórico de sangramentos. Coagulograma normal, protoparasitológico e sangue oculto nas fezes negativos. Cintilografia para mucosa gástrica ectópica excluiu presença de divertículo de Meckel. Foi considerada, então, a possibilidade de síndrome de má-absorção. O paciente fez teste de absorção de ferro oral, com dosagens de ferro sérico e saturação da transferrina em jejum e 90 minutos após a ingesta de uma dose de sulfato ferroso. O teste de absorção mostrou variação desprezível do ferro sérico (de 12 para 14 mcg/dL), confirmando deficiência na absorção de ferro oral. Avaliação nutricional mostrou níveis normais de zinco, cobre, chumbo, vitamina C, vitaminas do complexo B (incluindo B_1, B_6, B_{12}) e folato. Teste para autoanticorpos para doença celíaca foi negativo; endoscopia digestiva alta normal, com teste para *Helicobacter pylori* negativo; e biópsia duodenal sem alteração, negativa para doença inflamatória intestinal. Diante da incapacidade de absorver ferro oral, o paciente foi tratado com cinco doses de sacarato de hidróxido de ferro III intravenoso. Após o tratamento, o HMG mostrou melhora parcial, com Hb 10,2 g/dL, VCM 69 fL, HCM 29 pg, ferritina normal 156 ng/mL e saturação da transferrina 12%. Diante da resolução apenas parcial da anemia, com ferritina normal, outros diagnósticos diferenciais foram considerados. A possibilidade de inflamação crônica oculta foi descartada pela presença de proteína C-reativa normal, abaixo de 0,2 mg/dL. Talassemia beta foi excluída por uma eletroforese de hemoglobina normal, com HbA_2 de 3,2% e Hb fetal abaixo de 1%. Pesquisa das deleções genéticas mais comuns na população associadas com talassemia alfa foi negativa. Foi aventada, então, a possibilidade de anemia sideroblástica congênita como explicação para a anemia microcítica persistente, tendo sido realizados aspirado e biópsia de medula óssea. Não foram encontradas atipias na medula óssea; a coloração para ferro foi positiva nos macrófagos, demonstrando presença de estoques de ferro, e ausência de sideroblastos em anel. Uma amostra de DNA de leucócitos foi enviada para avaliação com um painel de NGS (*next generation sequencing* – sequenciamento de próxima geração) para anemias hereditárias na tentativa de examinar causas raras de anemia. A análise foi positiva para dupla heterozigose de mutações no gene *TMPRSS6*: uma mutação *missense* p.W590R e uma mutação *nonsense* K752*, confirmando o diagnóstico de anemia ferropriva refratária a ferro (IRIDA, *iron-refractory iron deficiency anemia*).

Perguntas

1. Qual é o valor de ferritina recomendado para definir deficiência de ferro em indivíduos acima de 5 anos de idade sem comorbidades?

   A) Abaixo de 70 ng/mL.

   B) Abaixo de 30 ng/mL.

   C) Abaixo de 20 ng/mL.

   D) Abaixo de 15 ng/mL.

2. Quando considerar que um paciente tem anemia refratária a suplementação oral de ferro?

   A) Não atinge Hb acima de 11 g/dL após 4 a 6 semanas de tratamento adequado.

   B) Não atinge ferritina acima de 30 ng/mL após 4 a 6 semanas de tratamento adequado.

   C) Não apresenta aumento de Hb em pelo menos 1 g/dL após 4 a 6 semanas de tratamento adequado.

   D) Não apresenta aumento de ferritina em pelo menos 20 ng/mL após 4 a 6 semanas de tratamento adequado.

3. Em um paciente com anemia microcítica sem resposta a ferro oral, qual informação clínica é mais sugestiva de IRIDA?

   A) Parentes de primeiro grau com deficiência de ferro.

   B) VCM entre 60 e 75 fL e eletroforese de hemoglobina normal.

C) Mãe com microcitose e primo de primeiro grau com anemia grave.

D) Saturação de transferrina abaixo de 10% e ferritina normal ou baixa.

4. Qual é a melhor estratégia de tratamento para um paciente com IRIDA?

A) Transfusão para casos graves (hemoglobina < 7 g/dL).

B) Ferro oral em alta dose; se falha terapêutica, transfusão.

C) Ferro intravenoso, se falha terapêutica, associar eritropoietina.

D) Ferro oral com ácido ascórbico; se falha terapêutica, ferro intravenoso.

Respostas Comentadas na página 199.

capítulo **14**

Plaquetopenia no Recém-Nascido

Andrea Angel

Relato de caso

Menina, 3 meses e 4 dias (idade corrigida: 1 mês e 10 dias). Dados maternos: mãe com diagnóstico de lúpus eritematoso sistêmico e descompensação clínica 14 dias antes do parto cesariana, que foi realizado na urgência. Durante a gestação, fez uso de hidroxicloroquina, prednisona, imunoglobulina humana intravenosa, pulsoterapia com metilprednisolona e imunoglobulina anti-D (28ª semana gestacional). A paciente nasceu com 32 semanas de idade gestacional, pequena para a idade gestacional e muito baixo peso (1.245 g). No 1º dia de vida, foi prescrita a imunoglobulina humana intravenosa na dose de 0,5 g/kg/dia em 4 dias (devido ao volume), totalizando 2 g/kg. A evolução hematológica da paciente está demonstrada nas Tabelas 14.1 e 14.2.

Tabela 14.1. Evolução hematológica

Exame	Ao nascimento	1º dia de vida	2 meses de vida
Hemoglobina (Hb)	14,3 g/dL	14,9 g/dL	10,6 g/dL
Hematócrito (Htc)	42,4%	41,6%	32%
Leucócitos	10.510/mm³	6.330/mm³	5.430/mm³
Bastões	3% (315)	3% (190)	0%
Neutrófilos	54% (5.675)	56% (3.545)	13% (706)
Eosinófilos	0%	3% (190)	2,7% (147)
Linfócitos	39% (4.099)	32% (2.026)	74% (4.018)
Monócitos	4% (420)	1% (63)	10,1% (548)

Fonte: Elaborada pela autora.

HEMATOLOGIA E HEMOTERAPIA PEDIÁTRICA | 35

Tabela 14.2. Evolução hematológica das plaquetas

Plaquetas (/mm³)					
Nascimento	3° dia	9° dia	27° dia	1 mês	2 meses
17.000	14.000	141.000	60.000	203.000	295.000

Fonte: Elaborada pela autora.

Perguntas

1. Qual é a provável causa de trombocitopenia na recém-nascida do caso em questão?

   A) Agressão medular em virtude das medicações utilizadas pela mãe durante a gestação.

   B) Destruição de plaquetas pela ação de autoanticorpos.

   C) Supressão medular.

   D) Prematuridade.

2. Cite um fator de risco de gravidade para um recém-nascido de mãe com lúpus eritematoso sistêmico e trombocitopenia imune.

   A) História de esplenectomia materna.

   B) Administração de corticosteroide para a mãe durante a gestação.

   C) Plaquetopenia materna < 50.000/mm³ no momento do parto.

   D) Parto normal.

3. Paciente do sexo masculino, 2 meses, com história de infecção do coto umbilical nos primeiros dias de vida e lesões eczematosas que não melhoram com a hidratação da pele. Ao exame físico, sem adenomegalias e/ou visceromegalias. Hemograma: Hb: 10,8 g/dL; leucócitos 7.000/mm³ (3.060 neutrófilos/mm³); plaquetas 23.000/mm³. Qual exame seria mais bem indicado no primeiro atendimento no ambulatório?

   A) Esfregaço periférico.

   B) Mielograma.

   C) Pesquisa molecular.

   D) Cariótipo.

Respostas Comentadas na página 202.

capítulo **15**

Falência Medular Adquirida sem Doador Compatível

Gisele Loth

Relato de caso

Menina, 3 anos, negra, filha única, previamente hígida, iniciou com quadro de astenia e palidez progressivas, além de equimoses espontâneas, com evolução de 2 semanas. Mãe nega emagrecimento, exposição a agentes tóxicos, vacinações recentes ou uso de medicações. Foi levada à emergência por quadro de febre e gengivorragia. Ao exame físico, a paciente apresentava-se pálida, com mucosas hipocoradas, petéquias em palato e sufusões hemorrágicas em mucosa jugal, equimoses e petéquias cutâneas esparsas. Não apresentava estigma genético nem visceromegalias. Hemograma: hemoglobina 6,2 g/dL, hematócrito 18,1%, volume corpuscular médio 83 fL, leucócitos 1.600/mm³, neutrófilos 381/mm³, linfócitos 1.200/mm³, eosinófilos 19/mm³, plaquetas 4.000/mm³, reticulócitos 0,31%. Sorologias para dengue, citomegalovírus, vírus Epstein-Barr, eritrovírus B19, hepatites B e C não reagentes. Funções hepática e renal normais. Mielograma intensamente hipocelular, sem blastos ou características displásicas. Biópsia de medula óssea composta exclusivamente por tecido adiposo.

Perguntas

1. São exames essenciais na investigação de quadro de anemia aplástica em crianças, EXCETO:

    A) Fragilidade osmótica.

    B) Comprimento telomérico.

    C) Citogenética de medula óssea.

    D) Teste de instabilidade cromossômica.

    E) Imunofenotipagem para hemoglobinúria paroxística noturna.

2. A classificação de gravidade da anemia aplástica adquirida baseia-se em:

A) Contagem de neutrófilos, contagem de linfócitos e valor da hemoglobina.

B) Contagem de plaquetas, contagem de neutrófilos e gravidade dos quadros infecciosos.

C) Necessidade de transfusões de hemocomponentes e resposta à corticoterapia.

D) Valor da hemoglobina, contagem de plaquetas e celularidade da medula óssea no mielograma.

E) Contagem de plaquetas, contagem de reticulócitos, celularidade da medula óssea na biópsia e contagem de neutrófilos.

3. Qual é considerado o tratamento de primeira escolha para essa paciente após realizado o diagnóstico de anemia aplástica grave?

A) Terapia com andrógenos.

B) Transplante aparentado de medula óssea.

C) Transplante haploidêntico de medula óssea.

D) Imunossupressão com ciclosporina e timoglobulina.

E) Fator estimulador de colônias de granulócitos e eritropoetina.

Respostas Comentadas na página 205.

capítulo **16**

Refratariedade Plaquetária

Melanie Jackson
Ahmad Al-Huniti

Relato de caso

Menino, 10 anos de idade, previamente hígido, 2 semanas após um acampamento procurou um pronto-socorro com 2 dias de febre alta, dores generalizadas pelo corpo, cefaleia, anorexia e dificuldade respiratória progressiva. Estava com febre (38,9°C), taquicardia, taquipneia com dificuldade respiratória moderada, hipóxia (saturação de oxigênio de 85% a 90% em ar ambiente), entrada de ar reduzida nos dois pulmões com crepitações inspiratórias dispersas, tempo de enchimento capilar atrasado e letargia. Os exames revelaram anemia leve normocítica, leucocitose ($17.800/mm^3$) com neutrofilia ($12.300/mm^3$) e plaquetas normais ($180.000/mm^3$). A relação normatizada internacional (RNI) era de 1,2 e o tempo de tromboplastina parcial ativada (TTPA) 32 segundos. A proteína C-reativa estava elevada (22,1 mg/dL) e as funções hepática e renal normais. A radiografia de tórax revelou infiltrados bilaterais consistentes com broncopneumonia. Internado para antibiótico intravenoso de amplo espectro (ceftriaxona) e oxigênio. Houve piora da dificuldade respiratória e aumento da necessidade de oxigênio ao longo de 24 horas, recebendo oxigenoterapia com cânula nasal de alto fluxo e, posteriormente, entubação e ventilação mecânica. A pressão arterial caiu progressivamente e evoluiu com disfunção renal, alargamento da RNI (1,8) e do TTPA (42 segundos), aumento dos leucócitos ($22.000/mm^3$) e dos neutrófilos ($16.000/mm^3$), queda das plaquetas ($97.000/mm^3$) e da hemoglobina (8,9 g/dL). Transferido para a unidade de terapia intensiva (UTI), na qual o paciente evoluiu com piora da disfunção de múltiplos órgãos e grave dificuldade de ventilação. Portanto, foi indicada oxigenação por membrana extracorpórea veno-arterial (ECMO). Hemocultura positiva para *Nocardia asteroides* após cerca de 18 horas e aspirado do tubo endotraqueal colonizado por essa bactéria. Ficou em ECMO por 22 dias, com heparina terapêutica de acordo com o protocolo-padrão. Teve sangramento importante durante o tratamento, especificamente em torno dos locais de canulação, hemorragia pulmonar e hematúria macroscópica, necessitando de várias transfusões de hemocomponentes (glóbulos vermelhos, plasma fresco congelado e plaquetas) e ácido tranexâmico intravenoso.

No terceiro dia de ECMO, as plaquetas chegaram a menos de 30.000/mm³. Recebeu transfusão de plaquetas, porém com incremento plaquetário muito pobre. Hemogramas foram realizados 30 a 60 minutos após as transfusões de plaquetas e observou-se que, persistentemente, a contagem de plaquetas aumentava menos de 10.000/mm³, algumas vezes até mesmo reduzindo seu valor. Foram utilizadas plaquetas ABO compatíveis coletadas de aférese de doador único para tentar melhorar a resposta plaquetária, sem sucesso. O teste imunológico não foi realizado devido ao alto nível de suspeita para outras causas de trombocitopenia. Considerando as complicações hemorrágicas e o baixo incremento plaquetário, decidiu-se pela transfusão de plaquetas 10 mL/kg/hora, mantendo uma contagem de plaquetas entre 70.000 e 80.000/mm³. Os sintomas de sangramento melhoraram progressivamente, com exceção da hemorragia pulmonar. Devido à persistência da hemorragia pulmonar, manteve-se a infusão de plaquetas.

Permaneceu várias semanas na UTI, com piora do quadro respiratório. Realizou várias broncoscopias e tomografias computadorizadas, que revelaram tecido pulmonar necrótico e pouca chance de recuperação da função pulmonar.

Após várias reuniões multidisciplinares e familiares, a decisão foi decanular o paciente da circulação da ECMO e, subsequentemente, sua função respiratória não se recuperou. O paciente evoluiu para óbito por insuficiência respiratória secundária a pneumonia por *Nocardia* e sepse.

Perguntas

1. Qual das seguintes opções é causa de refratariedade plaquetária?

    A) Febre.

    B) Sepse.

    C) Esplenomegalia.

    D) Aloimunização resultando em anticorpos antiplaquetas.

    E) Todas as alternativas anteriores estão corretas.

2. Qual das alternativas a seguir está INCORRETA sobre a ocorrência de refratariedade à transfusão de plaquetas?

    A) Causas não imunes de refratariedade plaquetária são mais comuns que causas imunes.

    B) A refratariedade plaquetária é mais frequente em pacientes com neoplasias hematológicas.

    C) A refratariedade plaquetária é uma complicação comum em pacientes que recebem transfusões regulares de plaquetas.

    D) Os antígenos plaquetários humanos são mais associados à aloimunização (causando refratariedade plaquetária) que os antígenos leucocitários humanos (HLA).

    E) A refratariedade à transfusão de plaquetas é definida como a falha repetida em alcançar incremento plaquetário satisfatório após as transfusões de plaquetas de doadores randômicos.

3. Qual das alternativas a seguir é VERDADEIRA com relação à refratariedade plaquetária?

A) Esteroides são usados para reduzir a refratariedade plaquetária imunomediada.

B) A leucorredução de hemocomponentes não tem efeito sobre a incidência da refratariedade plaquetária.

C) Plaquetas doadas mais antigas devem ser usadas primeiro para maximizar a vida útil das plaquetas após a transfusão.

D) As plaquetas ABO compatíveis entre o doador e o receptor devem excluir a possibilidade de refratariedade plaquetária imunomediada.

E) A refratariedade à transfusão de plaquetas causa um custo financeiro significativo para o sistema de saúde, bem como aumento da morbidade e da mortalidade.

4. Com relação ao manejo da refratariedade à transfusão de plaquetas, é possível AFIRMAR que:

A) A triagem para anticorpos anti-HLA é recomendada quando não se suspeita de causas não imunes.

B) Para avaliar a resposta, o incremento de plaquetas deve ser medido dentro de 10 a 60 minutos após a transfusão de plaquetas.

C) Plaquetas de doador único de aférese ABO compatível devem ser inicialmente usadas se houver suspeita de refratariedade plaquetária.

D) As respostas às transfusões de plaquetas HLA compatíveis precisam ser cuidadosamente monitoradas para garantir uma resposta contínua.

E) Todas as alternativas anteriores estão corretas.

Respostas Comentadas na página 208.

capítulo 17

Quando Investigar Trombofilia?

Priscila Grizante-Lopes

Relato de caso

Menina, 8 anos, com paresia de membros inferiores por lesão cervical ao nascimento. Apresentou quadro de dor em hipocôndrio e membro inferior esquerdos há 1 semana, com piora há 2 dias, evoluindo com edema e hiperemia do membro. Refere infecção urinária tratada com amoxicilina há cerca de 20 dias. Nega trauma local, medicamentos de uso contínuo, internações e trombose anterior. Pai com história de trombose venosa profunda de membro inferior direito, avó materna teve embolia pulmonar no puerpério e mãe com trombose venosa profunda em membro inferior direito durante a gestação. Ao exame físico, apresentava abdome sem alterações, dor à mobilização do quadril e do membro inferior esquerdo, empastamento, edema e hiperemia desde a raiz da coxa até o pé. Ultrassonografia venosa com Doppler de membro inferior esquerdo mostrou sinais de trombose de veia femoral comum, superficial e profunda, com demais segmentos venosos com fluxo preservado. Ultrassonografia venosa com Doppler abdominal revelou sinais de trombose da veia ilíaca externa e veia ilíaca comum esquerda. Hemoglobina 12,5 g/dL, leucócitos 12.250/mm^3, plaquetas 252.000/mm^3, ureia 16 mg/dL, creatinina 0,4 mg/dL, tempo de protrombina 14,6 segundos, tempo de tromboplastina parcial ativado 38 segundos, transaminase glutâmico-oxalacética 27 UI/L, transaminase glutâmico-pirúvica 45 UI/L, proteína C-reativa 12 mg/dL (aumentada), D-dímero 3,25 mcg/mL (normal < 0,5), fibrinogênio 562 mg/dL (normal 200 a 400), urina I sem alterações e urocultura negativa. Iniciada enoxaparina 1 mg/kg/dose subcutânea (SC) de 12/12 horas, com controle de anti-Xa 0,6 UI/mL (esperado entre 0,5 e 1,0), sendo programado tratamento por 3 meses. A paciente evoluiu com melhora progressiva dos sinais e sintomas no membro acometido. Angiotomografia de abdome e membro inferior esquerdo após 3 meses de seguimento estava sem sinais de trombose. Após a suspensão da anticoagulação terapêutica, feita pesquisa para trombofilia: proteína C 75% (70% a 130%), proteína S 77% (64% a 150%), antitrombina 78% (75% a 120%), mutação do gene da protrombina ausente, fator V de Leiden com mutação detectada em homozigose, anticoagulante lúpico presente, anticorpos anticardiolipina e anti-beta-2 glicoproteína 1 com IgM e IgG não reagentes. Optou-se por reintrodução de anticoagulação profilática com enoxaparina por tempo indeterminado, porém a paciente perdeu o seguimento hematológico devido à mudança de cidade. Após 8 meses, retornou ao serviço com recorrência da trombose em veia femoral comum esquerda. Apresentava anticorpos antifosfolípides não reagentes. Prescrito enoxaparina 1 mg/kg/dose SC de 12/12 horas por mais 3 meses, com resolução total da trombose. Devido à mutação em homozigose do fator V de Leiden, redução da mobilidade, história familiar de trombose e trombose recorrente, optou-se por manter anticoagulação profilática com enoxaparina 0,5 mg/kg/dose SC de 12/12 horas, por tempo indeterminado.

Perguntas

1. Em que situação é recomendado pesquisar trombofilia hereditária?
   A) Trombose relacionada com o cateter.
   B) Trombose provocada com fatores de risco identificados.
   C) Trombose idiopática com história familiar positiva para trombose.
   D) Pacientes assintomáticos, sem história familiar de trombose e que necessitem utilizar anticoncepcionais hormonais.

2. Quando indicado, em qual momento devem ser coletados os exames para pesquisa de trombofilia?
   A) Em qualquer momento.
   B) Ao diagnóstico de trombose.
   C) Após o tratamento e a suspensão do uso do anticoagulante.
   D) Durante o tratamento da trombose com heparinas ou antagonistas de vitamina K.

3. Quais são os critérios para diagnóstico da síndrome do anticorpo antifosfolípide?
   A) Anticorpos antifosfolípides reagentes.
   B) Trombose vascular + anticorpos antifosfolípides reagentes.
   C) Trombose vascular e/ou morbidade gestacional + anticorpos antifosfolípides reagentes em duas ocasiões com intervalo mínimo de 4 semanas.
   D) Trombose vascular e/ou morbidade gestacional + anticorpos antifosfolípides reagentes em duas ocasiões com intervalo mínimo de 12 semanas.

4. As vantagens de realizar a pesquisa de trombofilias hereditárias nas crianças são, EXCETO:
   A) Aumentar a dose do anticoagulante para um tratamento mais efetivo.
   B) Diagnosticar e tratar precocemente os casos de púrpura *fulminans* neonatal.
   C) Identificar os pacientes com alto risco de recorrência de trombose que podem se beneficiar da anticoagulação profilática por tempo prolongado.
   D) Identificar pacientes que podem se beneficiar da tromboprofilaxia em situações com alto risco de trombose, como cirurgias, imobilizações ou trauma.

Respostas Comentadas na página 211.

capítulo 18

Dor Lombar e Dificuldade para Deambular

Teresa Cristina Cardoso Fonseca

Relato de caso

Menina, 14 anos, queixando-se de dor lombar há 2 meses com piora progressiva. Após 45 dias, passou a ter dificuldade de andar, urinar e apresentou obstipação intestinal. No exame físico estava muito irritada e com fácies de dor. Exame neurológico com fraqueza muscular simétrica, reflexo do tendão diminuído bilateralmente e perda sensorial nas duas pernas.

A ressonância magnética mostrou lesão expansiva em corpo vertebral nos elementos do arco posterior de L4, com extensa infiltração do canal raquiano e dos forames de L3-L4 e L4-L5 à direita e dos planos músculo-adiposos deste lado, determinando importante compressão e deslocamento do saco dural para a esquerda. Foi submetida à hemilaminectomia de L3-L4 e L4-L5. Anatomopatológico com imuno-histoquímica revelou proliferação fusocelular de baixo grau (miogenina positivo, actina de músculo liso positivo, desmina focalmente positivo), concluindo pelo diagnóstico de sarcoma de baixo grau. A avaliação genética foi negativa para *ABL1, AKT3, AXL, BRAF, ERG, ETV1, ETV4, ETV5, EGFR, ERB2, FGFR1, FGFR2, FGFR3, MET, NTRK1, NTRK2, NTRK3, PDGFRA, PPARG, RAF1, RET* e *ROS1*. Paciente evoluiu sem recuperação das alterações neurológicas e iniciada quimioterapia para sarcoma.

Perguntas

1. Quais são os sinais e sintomas que mostram que a paciente tem a possibilidade de apresentar compressão medular?

    A) Dores nas costas.

    B) Retenção urinária.

    C) Retenção de fezes.

    D) Todas as alternativas anteriores.

2. Quais são as principais causas da síndrome de compressão medular em oncologia pediátrica?
   A) Linfoma e leucemia.
   B) Meduloblastoma e glioma.
   C) Sarcoma e neuroblastoma.
   D) Tumor de células germinativas e tumor de Wilms.

3. Diante do caso apresentado, qual seria a medicação de urgência a ser utilizada?
   A) Ciclosporina.
   B) Dexametasona.
   C) Imunoglobulina intravenosa.
   D) Ciclofosfamida em dose alta.

4. Qual é o exame ideal para a avaliação desse caso?
   A) Radiografia de coluna.
   B) Cintilografia óssea.
   C) Exame completo do líquido cefalorraquidiano.
   D) Ressonância magnética da coluna.

5. Diante do quadro apresentado, quando deverá ser iniciada a terapia de descompressão medular?
   A) O tratamento de descompressão deverá ocorrer o mais rapidamente possível.
   B) O tratamento cirúrgico só está indicado quando a quimioterapia não tiver efeito.
   C) O tratamento só será iniciado imediatamente nos pacientes com alteração respiratória.
   D) Se usar a dexametasona, não há necessidade de realizar imediatamente o tratamento de descompressão.

Respostas Comentadas na página 214.

capítulo 19

Talassemia Intermediária – Ser ou Não Ser Dependente de Transfusão?

Maria Domenica Cappellini
Alessia Marcon
Giovanna Graziadei

Relato de caso

Mulher, 32 anos, esplenectomizada, ocasionalmente transfundida, com talassemia não dependente de transfusão (IVSI-6/CD39) diagnosticada aos 5 anos de idade. Refere dor intensa localizada no meio da coxa direita irradiando para o joelho há 3 dias, intensificando-se gradualmente. Piora com a deambulação e melhora ao se deitar. A dor não respondia ao paracetamol. Nega qualquer trauma na área, febre ou calafrios, porém relatou sensação de calor no membro inferior direito. Nega dispneia, tosse ou dor no peito. Esplenectomia aos 8 anos de idade. Há 5 anos teve uma gravidez bem tolerada e com parto natural, evoluindo com trombose venosa profunda ileofemoral esquerda pós-parto tratada com heparina de baixo peso molecular. Perfil genético para trombofilia negativo e sem história familiar para trombose. Teve aborto espontâneo anterior no início do 2° trimestre de gestação. Em uso de suplementação com ácido fólico. Exame físico com eritema difuso na coxa direita, quente e sensível à palpação. Sinal de Homans negativo, tempo de enchimento capilar normal e nenhum edema foi observado. Hemoglobina 7,6 g/dL e contagem de plaquetas de 1.071.000/mm^3. A ultrassonografia duplex revelou recanalização parcial da veia femoral comum direita e da veia femoral superficial direita com trombose de ramos das veias safenas longas bilateralmente. Iniciou tratamento com heparina de baixo peso molecular e foi orientada a iniciar transfusão de concentrado de hemácias a cada 3 semanas e ácido acetilsalicílico (aspirina infantil).

Perguntas

1. Quais são os principais fatores que contribuem para o fenótipo da talassemia não dependente de transfusão (TNDT)?

   A) Mutações da talassemia beta leves.

   B) Talassemia beta e co-herança de mutações alfa.

C) Talassemia beta e co-herança de cadeias de globina gama crescentes.

D) Todas as alternativas anteriores.

2. Quando a terapia quelante de ferro deve ser iniciada em pacientes com TNDT?

A) Concentração de ferro no fígado < 4 mgFe/g de peso seco.

B) Níveis de ferritina sérica > 800 ng/mL.

C) T2* cardíaco > 20 ms.

D) Idade > 10 anos.

3. Na TNDT, o risco trombótico é maior em:

A) Pacientes com sobrecarga de ferro grave.

B) Pacientes com menos de 20 anos.

C) Pacientes esplenectomizados.

D) Mulheres.

Respostas Comentadas na página 216.

capítulo 20

Adenomegalia, Febre, Sudorese e Emagrecimento

Maria Aparecida Gadiani Ferrarini

Relato de caso

Menino, 8 anos e 11 meses de idade, pardo, procedente de Itapevi (SP), queixa de febre alta diária e vespertina, tremores e sudorese intensa há 7 meses, aumento gradativo de linfonodos e palidez cutânea. Emagrecimento de 5 kg em 2 meses. Epistaxe e hematêmese esporádicos. Portador de asma e rinite alérgica e teve varicela aos 3 anos. Morava em região de mata, contato com cachorro e periquito, viajou para Bahia (Valente) há 2 anos e sítio em Sorocaba há 4 meses.

Após 2 meses do início do quadro, foi internado por hematêmese em outro serviço para investigação: hemoglobina 4,8 g/dL, hematócrito 14,1%, leucócitos 23.790/mm^3 (neutrófilos 8.570/mm^3, linfócitos 3.330/mm^3, eosinófilos 11.900/mm^3), plaquetas 349.000/mm^3, sorologias para citomegalovírus IgG reagente e IgM não reagente, eritrovírus/toxoplasmose/toxocaríase/HIV/hepatites A, B e C/vírus Epstein-Barr/sífilis e doença de Chagas não reagentes. Recebeu transfusão de concentrado de hemácias. As tomografias computadorizadas revelaram: crânio normal; cervical com múltiplas linfonodomegalias em grupos cervicais esquerdos, o maior com 2,9 × 1,9 cm; tórax com múltiplas linfonodomegalias mediastinais, subcarinal e peri-hilares bilateral de até 1,9 × 1,3 cm e múltiplas linfonodomegalias axilares bilaterais; abdome com inúmeros linfonodos retroperitoneais e mesentéricos de tamanhos aumentados, sendo maiores os periaórticos e ileocólicos, fígado e baço com dimensões aumentadas, com contorno e densidade normais.

Foi encaminhado a hospital oncológico, onde realizou mielograma com hipoplasia eritrocítica, linfocitária e monocítica, hipoplasia granulocítica com acentuada eosinofilia (50%), hiperplasia megacariocítica e ausência de células anômalas ou parasitas. Biópsia de medula óssea: séries eritroide e mieloide com morfologia e maturação preservadas. Biópsia de linfonodo submandibular: pequenos linfócitos em meio de tecido conjuntivo denso. Ressonância magnética de corpo inteiro: volumosas linfonodomegalias nas regiões cervicais bilaterais, maiores à esquerda, supra e infraclaviculares, axilares, mediastinais, região para-aórtica bilateral, raiz do mesentério e região inguinal bilateral, hepatoesplenomegalia e alteração de sinal da medula óssea difusa. Após terem descartado causas oncológicas, o paciente foi encaminhado para a imunologia pediátrica, onde realizou eletroforese de proteínas: proteínas totais 10,29 g/dL (6,5 a 8,1), albumina 2,52 g/dL (3,9 a 5,3), alfa-1-globulinas 0,35 g/dL (0,1 a 0,3), alfa-2-globulinas 1,46 g/dL (0,5 a 1,0), betaglobulinas 0,97 g/dL (0,6 a 1,0), gamaglobulinas 4,99 g/dL (0,6 a 1,6), imunoglobulina (Ig) A 263 mg/dL (normal), IgG 4.937 mg/dL (aumentada), IgM 90 mg/dL (normal), vitamina B_{12} 648 ng/L (normal > 300), ferritina 157 ng/mL (normal) e triptase 6 mcg/L (normal < 11).

Após 7 meses do início do quadro, ainda sem diagnóstico, o paciente foi encaminhado para avaliação da infectologia pediátrica e encontrava-se em bom estado geral, descorado ++/4+, afebril, anictérico. Linfonodos aumentados (2 a 4 cm), fibroelásticos, móveis e dolorosos em regiões cervicais anterior e posterior, submandibulares, axilares, intercostais, supraclaviculares, infraclaviculares, escapular esquerdo e inguinais (Figura 20.1). Índice de massa corporal 14,81 (Z-score entre –1 e 0). Orofaringe com sangramento ativo. Rinoscopia: lesão granulomatosa em narina esquerda. Ausculta pulmonar normal, coração com bulhas rítmicas e sopro sistólico 2+/6+, frequência cardíaca 110 bpm. Abdome indolor, com várias nodulações palpáveis em região periumbilical ("saco de batatas"), fígado a 4 cm do rebordo costal direito e baço a 2 cm do rebordo costal esquerdo. Sem sinais meníngeos.

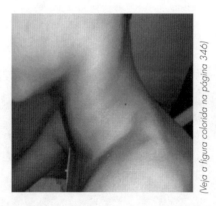

(Veja a figura colorida na página 346)

Figura 20.1. *Adenomegalias submandibulares e cervicais anteriores e posteriores.*
Fonte: Acervo da autora.

Foi internado na infectologia pediátrica porque mantinha o padrão clínico, anemia e eosinofilia. Hemocultura para fungos negativa; sorologia para paracoccidioidomicose (imunodifusão dupla – IDD) reagente 1:64 e nova biópsia de linfonodos com a pesquisa positiva para leveduras sugestivo de *Paracoccidioides brasiliensis*. Bacilo álcool-acidorresistente (BAAR) negativo. O anatomopatológico do gânglio mostrou processo inflamatório crônico granulomatoso, com extensas áreas de necrose e maciça quantidade de estruturas fúngicas de morfologia compatível com *Paracoccidioides* sp; colorações PAS e GROCOTT positivas realçaram os microrganismos fúngicos; BAAR negativo (Figuras 20.2 e 20.3).

Iniciou-se o tratamento com sulfametoxazol e trimetoprima (8 mg/kg/dia da trimetoprima). O paciente evoluiu com febre diária até o 10º dia do tratamento, seguido de melhora. Recebeu alta após 15 dias com a mesma medicação, completando 1 ano e 3 meses de tratamento, com involução total dos gânglios e da lesão granulomatosa nasal e normalização dos parâmetros hematológicos. As duas últimas sorologias realizadas, com intervalo de 6 meses entre elas, apresentaram os títulos de 1/4 e 1/2 com, respectivamente, 9 e 15 meses de tratamento. Após esse resultado, foi perdido o seguimento do paciente.

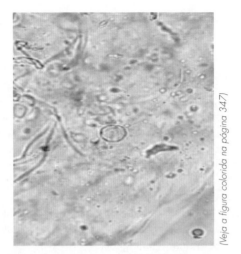

Figura 20.2. *Exame a fresco com pesquisa e cultura positivas para leveduras sugestivo de Paracoccidioides sp, em hidróxido de potássio (KOH).*
Fonte: Imagem cedida pelo Laboratório Central, Hospital São Paulo/Unifesp.

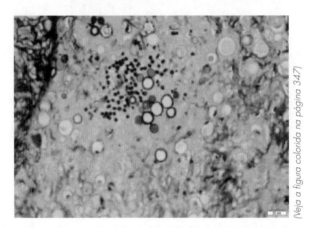

Figura 20.3. *Cultivo de Paracoccidioides sp corado pelo Grocott, mostrando células leveduriformes com múltiplos brotamentos que dão o aspecto em "roda de leme".*
Fonte: Imagem cedida pelo Departamento de Patologia da Unifesp.

Perguntas

1. Quanto ao caso clínico apresentado, assinale a alternativa CORRETA:

    A) Apresenta alta patogenicidade.

    B) Está relacionado com quadros de imunodepressão.

    C) Está relacionado com contato com pombos e outras aves.

    D) Trata-se da micose sistêmica mais prevalente no Brasil.

2. A apresentação clínica e laboratorial nos casos sintomáticos dessa patologia na faixa pediátrica é comumente caracterizada por:

A) Febre esporádica, adenomegalias, hepatoesplenomegalia, anemia, eosinofilia, plaquetose e hipogamaglobulinemia.

B) Febre prolongada, adenomegalias generalizadas, hepatoesplenomegalia, anemia, eosinofilia, hipoalbuminemia e hipergamaglobulinemia.

C) Febre esporádica, lesões fibróticas pulmonares, lesões cutâneas, adenomegalias, hepatoesplenomegalia, anemia e plaquetopenia.

D) Febre prolongada, lesões orais, adenomegalias, quadros pulmonares, alterações ósseas, anemia, linfocitopenia e hipergamaglobulinemia.

3. O diagnóstico e o tratamento das formas não graves da paracoccidioidomicose se baseiam em:

A) Identificação do fungo e tratamento com anfotericina B por 5 dias.

B) Identificação do fungo, itraconazol ou sulfametoxazol/trimetoprima.

C) Sorologia específica positiva e sulfametoxazol/trimetoprima por 12 meses.

D) Quadro clínico e alterações laboratoriais compatíveis, itraconazol por 18 meses.

Respostas Comentadas na página 220.

capítulo 21

Plaquetose

Meire Aparecida Tostes Cardoso

Relato de caso

Menino encaminhado à hematologia pediátrica em 2014, com 5 anos de idade, devido à plaquetose observada em hemograma de rotina. Nega queixas associadas à época. Sem história familiar de doenças hematológicas, tromboses e imunodeficiências. Filho único. Exame físico normal. Exames laboratoriais conforme a Tabela 21.1, estudo dos genes *THPO* (*thrombopoietin*) e *MPL* (*MPL proto-oncogene, thrombopoietin receptor*) não realizado por indisponibilidade. Segue em acompanhamento e permanece assintomático, mantendo exame físico normal e sem necessidade de intervenção terapêutica.

Tabela 21.1. Exames laboratoriais do paciente

Exames	5 anos	11 anos
Hb (g/dL)/Ht (%)	11,8/37	12,2/38
VCM (fL)/HCM (pg)/RDW (%)	80/28/11,7	81/29/13,5
Leucócitos (/mm³) [neutrófilos, eosinófilos, basófilos, linfócitos, monócitos (%)]	8.110 [36, 4, 3, 49, 8]	8.800 [54, 7, 1, 32, 6]
Plaquetas (/mm³) (média plaquetas 800.000/mm³)	890.000	804.000
Eletroforese de hemoglobina	NR	A1 97%; A2 2%; F 2,8%

(Continua)

Tabela 21.1. Exames laboratoriais do paciente (Continuação)

Exames	5 anos	11 anos
Ferro sérico (mcg/dL)	80 (normal)	92 (normal)
Ferritina (ng/mL)	18 (normal)	38 (normal)
Desidrogenase láctica (UI/L)	600 (normal)	NA
Proteína C-reativa (mg/dL)	< 5,00 (normal)	NA
AP (%)/TTPA (segundos)	120/29 (normais)	NA
AST-TGO/ALT-TGP (UI/L)	24/22 (normais)	NR
Gama glutamiltransferase/FA (UI/L)	16/195 (normais)	NR
Ureia/creatinina (mg/dL)	26/0,5 (normais)	22/0,4 (normais)
Aspirado de medula óssea	Normocelular com hiperplasia megacariocítica com morfologia preservada	NR
Biópsia de medula óssea 2015	Normocelular com hiperplasia megacariocítica com topografia e maturação preservadas, fibrose grau 1 com trama reticulínica solta	
2017	Normocelular com hiperplasia megacariocítica com topografia e maturação preservadas, fibrose grau 0 com fibras reticulínicas lineares e isoladas	NR
Cariótipo de medula óssea (2014, 2015, 2017)	46 XY	NR
JAK2/V617F (2014, 2015, 2017)	Ausente	NR
BCR-ABL1 (2014, 2015, 2017)	Ausente	NR

ALT-TGP: alanina aminotransferase – transaminase glutâmico pirúvica; AP: atividade da protrombina; AST-TGO: aspartato aminotransferase – transaminase glutâmico oxalacética; FA: fosfatase alcalina; Hb: hemoglobina; HCM: hemoglobina corpuscular média; Ht: hematócrito; NA: não se aplica; NR: não realizado; RDW: red cell distribution width (amplitude de distribuição dos glóbulos vermelhos); TTPA: tempo de tromboplastina parcial ativada; VCM: volume corpuscular médio.
Fonte: Elaborada pela autora.

Perguntas

1. Quando considerar que a criança apresenta plaquetose?

   A) Hemograma com contagem de plaquetas > 400.000/mm³.

   B) Hemograma com contagem de plaquetas > 450.000/mm³.

   C) Dois hemogramas com contagem de plaquetas > 500.000/mm³.

   D) Hemogramas seriados com contagem de plaquetas > 450.000/mm³.

2. Entre as causas descritas a seguir, quais são mais frequentemente relacionadas com plaquetose na infância?

   A) Hereditária/familiar.

   B) Trombocitemia essencial.

   C) Medicamentosa (corticosteroide, adrenérgicos, entre outros).

   D) Reacional (infecções, neoplásica, medicamentosa, entre outras causas).

3. Como conduzir a criança com plaquetose?

   A) História clínica, hemograma e aspirado de medula óssea.

   B) História clínica, provas inflamatórias e biópsia de medula óssea.

   C) Revisão do esfregaço de sangue periférico, provas inflamatórias e biópsia de medula óssea.

   D) História clínica, hemograma/esfregaço de sangue periférico, provas inflamatórias e bioquímica do ferro.

4. Qual é o tratamento da plaquetose reacional na criança?

   A) Tratar a doença de base.

   B) Conduta expectante, sempre.

   C) Ácido acetilsalicílico e hidroxiureia para prevenção de trombose.

   D) Tratar a doença de base, ácido acetilsalicílico e hidroxiureia.

Respostas Comentadas na página 221.

capítulo **22**

Anemia Hemolítica Autoimune – Indo além do Teste de Coombs

Ahmad Al-Huniti
Melanie Jackson

Relato de caso

Menino, 13 anos, previamente hígido, com palidez, icterícia e fadiga há 5 dias. Sem febre, urina escura ou outros sinais ou sintomas de doença recente e sem histórico de icterícia. Hemoglobina (Hb) 6,1 g/dL, plaquetas 215.000/mm³, leucócitos 8.300/mm³, contagem absoluta de reticulócitos 641.000/mm³, reticulócitos 29%, desidrogenase láctica (DHL) 712 UI/L, bilirrubina total 2,6 mg/dL, haptoglobina < 8 mg/dL (36 a 195), teste de antiglobulina direto (TAD) negativo. O esfregaço periférico mostrou esferócitos em número moderado e policromasia moderada. A investigação infecciosa básica resultou negativa para citomegalovírus, mononucleose e malária. Eletroforese de Hb, glicose-6-fosfato desidrogenase, fragilidade osmótica e ligação de eosina-5-maleimida eram normais. A urina não tinha hemoglobinúria. A doença de Wilson foi excluída com base na ausência de anéis de Kayser-Fleischer (anéis escuros pelo depósito de cobre ao redor da íris do olho) e nos níveis normais de ceruloplasmina sérica, cobre sérico e excreção urinária de cobre. Os marcadores de doenças autoimunes, como imunoglobulinas séricas, complemento, anticorpos antinucleares, anti-DNA de fita dupla, anticoagulante lúpico e resposta à imunização (*Streptococcus pneumoniae* e tétano) foram todos normais. O exame físico mostrou palidez e icterícia significativas, sem hepatoesplenomegalia. A realização do TAD estendido ("super-Coombs", teste poliespecífico contendo IgA, IgM e IgG) foi positivo para anticorpos anti-IgA. Foi iniciada prednisolona 2 mg/kg/dia, normalizando a Hb dentro de 4 semanas de tratamento. Nas 10 semanas subsequentes, foi feito desmame com prednisolona (redução de dose semanal de 10% a 20%), mantendo os marcadores de hemólise controlados, incluindo Hb e "TAD estendido" negativo. O paciente permanece bem, com Hb normal e sem evidências clínicas ou laboratoriais de hemólise após 3 anos do diagnóstico.

O diagnóstico diferencial da anemia hemolítica autoimune (AHAI) TAD-negativo está na Figura 22.1.

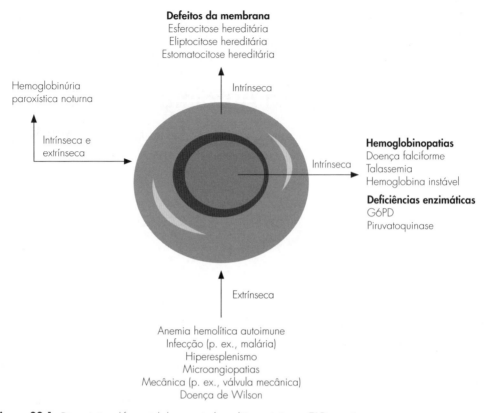

Figura 22.1. *Diagnóstico diferencial da anemia hemolítica autoimune TAD-negativo.*
Fonte: Elaborada pelos autores.

Perguntas

1. Qual é a explicação para a AHAI TAD-negativo?
   A) Autoanticorpos quentes IgA ou IgM.
   B) Hemólise mediada por linfócitos *natural killer*.
   C) Baixo nível de IgG (abaixo do limite detectável) ligado ao glóbulo vermelho.
   D) IgG de baixa afinidade, que se desvincula facilmente da membrana do glóbulo vermelho.
   E) Todas as alternativas anteriores.

2. Qual é o tratamento de primeira linha para AHAI TAD-negativo?
   A) Rituximabe.
   B) Glicocorticoides.
   C) Imunoglobulina intravenosa.
   D) Imunoglobulina intravenosa + rituximabe.

3. Quais das seguintes doenças devem ser investigadas como causa secundária da AHAI?

A) Lúpus eritematoso sistêmico.

B) Imunodeficiência comum variável.

C) Doença linfoproliferativa autoimune.

D) Todas as alternativas anteriores.

4. Qual das doenças abaixo apresenta um risco aumentado de linfoma e sepse pós-esplenectomia?

A) Hepatite autoimune.

B) Síndrome de Evans.

C) Lúpus eritematoso sistêmico.

D) Doença linfoproliferativa autoimune.

Respostas Comentadas na página 225.

capítulo 23

Recém-Nascido que Sangra

Marilyn Manco-Johnson

Relato de caso

Menino, nascido a termo, mãe de 21 anos G1P0, gestação e parto sem complicações. Apgar 8 e 10. Ao nascimento, o recém-nascido (RN) tinha um grande *caput succedaneum* (grande coleção de fluido difuso no subcutâneo do couro cabeludo não relacionado com as linhas de sutura do crânio) que aumentou progressivamente ao longo das primeiras horas de nascimento. O RN tinha alguns hematomas nos ombros. Peso 2,8 kg, comprimento 49,5 cm. Não foi possível obter o perímetro cefálico preciso devido ao edema do couro cabeludo. O reflexo vermelho do olho era normal, sem evidência de hemorragia retiniana. O exame neurológico era normal. A história familiar era negativa para distúrbios hemorrágicos. A mãe não fez uso de anticoagulantes ou antiplaquetários durante a gravidez e sua dieta era normal, estando bem nutrida.

Com 6 horas de vida, tinha hemoglobina 7,0 g/dL, hematócrito 22%, leucócitos 15.000/mm³, plaquetas 240.000/mm³, tempo de tromboplastina parcial ativado (TTPA) 90 segundos (22,3 a 35,7), tempo de protrombina (TP) 15 segundos (15,8 a 24,9) e relação normatizada internacional (RNI) 1,3 (0,9 a 1,25). Tomografia computadorizada evidenciou pequeno hematoma subdural posterior direito, sem sangramento intraparenquimatoso.

Perguntas

1. Qual é o diagnóstico mais provável para o recém-nascido do caso relatado?

   A) Hemofilia A.

   B) Trombastenia de Glanzmann.

   C) Deficiência congênita de fibrinogênio.

   D) Trauma no parto pelo prolongamento fisiológico do TTPA.

   E) Deficiência de vitamina K (doença hemorrágica do recém-nascido).

2. O que foi incomum na apresentação desse recém-nascido?

   A) Os TP/RNI estavam normais.

   B) A apresentação foi ao nascimento.

   C) A história da família sem casos de hemofilia.

   D) O bebê sangrou metade de seu volume de sangue em seu couro cabeludo.

   E) Nada foi incomum.

3. Quais são as considerações mais importantes sobre o tratamento desse recém-nascido?

   A) Acesso venoso.

   B) Desenvolvimento de inibidor.

   C) Evitar grandes volumes de infusão.

   D) Segurança viral do produto de tratamento.

   E) As alternativas B e D estão corretas.

4. Como essa criança deve ser tratada?

   A) Emicizumabe.

   B) Crioprecipitado.

   C) Fator VIII (FVIII) recombinante.

   D) Monitoramento cuidadoso.

   E) FVIII derivado do plasma.

5. As limitações do uso de profilaxia com produtos de FVIII de meia-vida padrão durante a infância incluem todos, EXCETO:

   A) Risco de hepatite por produtos de FVIII recombinante.

   B) A meia-vida curta do FVIII requer infusões em dias alternados.

   C) Risco de formação de inibidores com dificuldade de indução de imunotolerância em bebês.

   D) Necessidade frequente de acesso por cateter totalmente implantável e consequentes complicações infecciosas e mecânicas desse tipo de acesso venoso.

Respostas Comentadas na página 228.

Pancitopenia e Regressão Neurológica

Sandra Obikawa Kyosen
Ana Maria Martins

Relato de caso

Menina, 6 meses, levada ao serviço de urgência por apresentar perda de aquisições neurológicas com piora na última semana. Paciente é filha de casal não consanguíneo, mãe com hipertireoidismo em tratamento e apresentou diabetes gestacional controlada com insulina. Nasceu pré-termo (idade gestacional de 36 semanas e 4 dias), peso adequado para a idade gestacional, não apresentou intercorrências no período neonatal e teve alta com 48 horas. A aquisição dos marcos do desenvolvimento neuropsicomotor (DNPM) foi adequada até os 4 meses, quando começou a apresentar recusa alimentar com piora progressiva, perda da capacidade de agarrar objetos, perda do sustento cefálico, diminuição da movimentação de membros e perda do sorriso social. No momento da internação, estava com hipotonia generalizada, sonolenta, sem sustento do segmento cefálico, sendo passada sonda nasoenteral após realização de videodeglutograma, que diagnosticou disfagia grave. O fundo de olho revelou palidez de papila bilateral (2+/4+), ressonância de crânio com mielinização adequada para idade, sem outras alterações clinicamente significativas. O hemograma apresentava pancitopenia (Tabela 24.1) com discreta macrocitose, poiquilocitose e presença de esquizócitos. O mielograma revelou sinais de megaloblastose. Fez tratamento para anemia carencial com 100 mcg/dia de cianocobalamina intramuscular (IM) por sete dias, com melhora dos parâmetros hematológicos (Tabela 24.1), resolução da disfagia e recuperação do sustento do segmento cefálico 14 dias após início da cianocobalamina. Pelo quadro clínico de involução do DNPM em associação à anemia megaloblástica, foi levantada a suspeita de erro inato do metabolismo (EIM). Exames coletados antes da introdução da cianocobalamina para investigação específica revelaram dosagem sérica de vitamina B_{12} e de ácido fólico normais, homocisteína total sérica elevada e dosagem de ácidos orgânicos na urina com elevação dos ácidos metilmalônico, 3-hidroxi-propiônico e 3-hidroxi-isovalérico (Tabela 24.2), compatíveis com o diagnóstico de defeito do metabolismo intracelular da cobalamina (CBL). A paciente teve alta hospitalar após 15 dias de internação, com prescrição de cianocobalamina 1.000 mcg, IM semanal, que é o tratamento específico para os defeitos do metabolismo intracelular da CBL. Houve recuperação total dos marcos do DNPM e normalização dos parâmetros laboratoriais, conforme demonstrado na Tabela 24.2.

Tabela 24.1. Exames hematológicos ao diagnóstico e durante a internação

Exame (valor de referência)	Dias de internação							
	Diagnóstico	D3(*)	D4(*)	D6(*)	D9(*)	D11	D13	D14
Eritrócitos (3,7 a 6 milhões/mm³)	1,82	2,65	2,58	2,40	2,39	2,52	2,42	2,66
Hemoglobina (10,5 a 13,5 g/dL)	5,5	7,8	7,6	7,3	7,2	7,6	7,0	7,7
Hematócrito (33 a 40 %)	15,9	23,7	23,0	21,7	21,9	22,0	20,7	23,0
VCM (74,0 a 89,0 fL)	87,4	89,4	89,1	90,4	91,6	87,3	85,5	86,5
RDW (até 14,5 %)	22,0	17,9	17,4	17,3	16,3	16,7	17,1	18,0
HCM (25 a 35 pg)	30,2	29,4	29,5	30,4	30,1	30,2	28,9	28,9
CHCM (30 a 36 g/dL)	34,6	32,9	33,0	33,6	32,9	34,5	33,8	33,5
Eritroblastos (/100 leucócitos)	0	0	0	0	0	8	0	0
Leucócitos (6.000 a 11.000/mm³)	2.120	3.080	3.450	4.010	3.510	7.770	4.460	8.679
Plaquetas (150.000 a 450.000/mm³)	20.000	26.000	22.000	24.000	22.000	42.000	71.000	134.000

(*) Cianocobalamina 100 mcg/dia intra-muscular durante 7 dias.
HCM: hemoglobina corpuscular média; RDW: red cell distribution width (amplitude de distribuição dos glóbulos vermelhos); VCM: volume corpuscular médio.
Fonte: Elaborada pelas autoras.

Tabela 24.2. Exames específicos para erros inatos do metabolismo ao diagnóstico e após a alta

Exame (valor de referência)	Amostra biológica	Diagnóstico	Tempo após alta hospitalar(*)		
			3 meses	6 meses	12 meses
Homocisteína total (5 a 15 mcmol/L)	Soro	175,74	6,176	3,535	NR
Vitamina B$_{12}$ (180 a 9.149 pg/mL)	Soro	533	NR	1.246	NR
Ácido fólico (5,9 a 24,8 ng/mL)	Soro	17,33	NR	NR	NR
Metionina por espectrometria de massas em tandem (normal)	Gotas de sangue seco em papel-filtro	Diminuída	NR	Normal	Normal
Ácido metilmalônico (< 0,5 mcmol/L)	Soro	210	NR	Normal	NR
Ácido metilmalônico (< 3,6 mmol/mol de creatinina)	Urina	6.315	NR	NR	Normal
Ácido 3-hidroxi-propiônico (1 a 36 mmol/mol de creatinina)	Urina	159	NR	Normal	Normal
Ácido 3-hidroxi-isovalérico (10 a 64 mmol/mol de creatinina)	Urina	210	NR	Normal	Normal

(*) Usando dose semanal de 1.000 mcg de cianocobalamina intramuscular.
NR: não realizado.
Fonte: Elaborada pelas autoras.

Perguntas

1. Alterações hematológicas são achados comuns em pacientes com EIM, podendo ser associadas à doença de base ou secundárias à ingestão insuficiente de nutrientes. Entre as alterações hematológicas apresentadas a seguir, qual é causada por EIM?

    A) Citopenias.

    B) Anemia macrocítica.

    C) Linfócitos vacuolizados.

    D) Todas as anteriores

2. Os defeitos do metabolismo intracelular da cobalamina devem ser pensados naqueles casos de anemia macrocítica com níveis normais de vitamina B_{12}, trombocitopenia e/ou neutropenia em pacientes de qual faixa etária?

A) Recém-nascidos e lactentes.

B) Pré-escolares.

C) Adolescentes e adultos.

D) Todas as anteriores.

3. Qual situação clínica também causa comprometimento neurológico, anemia macrocítica, aumento do ácido metilmalônico e aumento da homocisteína?

A) Síndrome de Reye-*like*.

B) Deficiência da vitamina B_{12}.

C) Acidemia metilmalônica (MUT^0).

D) Acidemia metilmalônica benigna.

4. Quais são a dose e a via de administração da cobalamina assim que é estabelecido o diagnóstico de defeito do metabolismo intracelular da CBL?

A) 100 mcg/dia por via oral.

B) 100 mcg/dia por via parenteral.

C) 1.000 mcg/dia por via oral.

D) 1.000 mcg/dia por via parenteral.

5. Qual é a dose de manutenção da cobalamina nos pacientes com defeitos do metabolismo intracelular da cobalamina que já estão estáveis clínica e metabolicamente?

A) Dose individualizada.

B) 1.000 mcg/semana por via oral.

C) 1.000 mcg/semana por via parenteral.

D) 1.000 mcg/mês por via parenteral.

Respostas Comentadas na página 231.

capítulo 25

Anemia Grave com 1 Mês de Vida

Luiz Guilherme Darrigo Junior

Relato de caso

Menina, 1 mês de vida, consulta de rotina com história de palidez e adinamia desde o nascimento. Embora esteja sendo amamentada adequadamente, o pediatra observa retardo na evolução ponderoestatural. Nasceu com 37 semanas, parto vaginal sem intercorrência. Pais não consanguíneos. Sem histórico de icterícia neonatal. Irmão mais velho nascido há 6 anos, também apresentou anemia ao nascimento, sendo tratado com múltiplas transfusões por suspeita de doença falciforme. Porém, devido à dificuldade de acesso aos hemoderivados e à persistência de "anemia forte", evoluiu para o óbito aos 2 anos de idade. Ao exame físico, apresentava-se pouco responsiva, pálida, anictérica, acianótica, afebril, taquicárdica e sopro pansistólico. Ausência de alterações dismórficas. Restante do exame físico normal.

Exames laboratoriais e de imagem

Hemograma com hemoglobina (Hb) 2,8 g/dL, hematócrito 9,2%, volume corpuscular médio 112,2 fL, leucócitos 3.200/mm³, plaquetas 246.000/mm³ e reticulócitos 0,2%. Hb fetal aumentada. Dosagem de ácido fólico e vitamina B_{12} normais, bem como a cinética do ferro. Bilirrubina total 0,5 mg/dL. Pesquisa de sangue oculto nas fezes negativa. Sorologias para citomegalovírus, vírus da imunodeficiência humana, rubéola, vírus Epstein-Barr, toxoplasmose, vírus herpes simples 1 e 2 e eritrovírus B19 foram todas não reagentes. Ultrassonografia de abdome e pelve normais. Avaliação da medula óssea mostrava celularidade normal com razão M:E (mieloide-eritroide) de 60:1. Os precursores eritroides estavam reduzidos drasticamente, com as outras linhas celulares normais, sendo compatível com hipoplasia pura da série vermelha. Avaliação citogenética não mostrou alterações compatíveis com instabilidade cromossômica e a medida de comprimento telomérico estava normal. Exame de sequenciamento genético (NGS, *next generation sequencing* – sequenciamento de próxima geração) foi realizado, tendo como resultado presença de mutação patogênica em *RPS19*, sugerindo o diagnóstico de anemia de Blackfan-Diamond (ABD).

Perguntas

1. Qual(is) exame(s) a seguir NÃO estão alterados na ABD?

   A) Bilirrubinas.

   B) Hemoglobina.

   C) Hemoglobina fetal.

   D) Adenosina desaminase eritrocitária.

2. Qual é o principal gene mutado na anemia de Blackfan-Diamond?

   A) *RPS7.*

   B) *RPS19.*

   C) *RPL5.*

   D) *RPL11.*

3. Qual seria a primeira opção terapêutica para a criança do caso clínico descrito?

   A) Corticoterapia.

   B) Metoclopramida.

   C) Transfusão sanguínea.

   D) Transplante de medula óssea.

4. Com relação ao transplante de células-tronco hematopoiéticas, qual é a melhor opção de doador e fonte de células-tronco para pacientes com ABD?

   A) Doador aparentado e medula óssea.

   B) Doador não aparentado e medula óssea.

   C) Doador aparentado e sangue periférico.

   D) Doador não aparentado e sangue de cordão umbilical.

Respostas Comentadas na página 233.

capítulo 26

Anemia, Enurese e Proteinúria

Sônia Maria Pereira Cruz
Maria Stella Figueiredo

Relato de caso

Menino, 11 anos, encontrava-se assintomático quando se submeteu à avaliação periódica. História pregressa: portador de anemia falciforme em acompanhamento regular em unidade de referência. Evolui com cerca de três crises dolorosas por ano e relata episódios de enurese noturna. Medicação em uso: ácido fólico. Nega uso de hidroxiureia por opção dos seus genitores. Nunca transfundiu. Fez profilaxia com penicilina benzatina até os 5 anos de idade, cartão vacinal em dia, de acordo com as recomendações da Sociedade Brasileira de Pediatria. História familiar: filho único, pais sem comorbidades. Ao exame clínico, apresentava palidez cutaneomucosa acentuada, icterícia ++/4+, pressão arterial de 96 × 44 mmHg, fígado a 2 cm do rebordo costal direito e baço não percutível. Exames laboratoriais: hemoglobina 7,9 g/dL, hematócrito 23%, leucócitos 13.200/mm^3, plaquetas 390.000/mm^3, reticulócitos 9,1%, creatinina sérica 0,2 mg/dL, desidrogenase láctica 765 UI/L, aspartato aminotransferase 62 UI/L, alanina aminotransferase 18 UI/L, bilirrubina total 2,0 mg/dL, bilirrubina indireta 1,4 mg/dL, gama-glutamiltransferase 18 UI/L e fosfatase alcalina 126 UI/L. Sorologias para hepatites B e C e HIV não reagentes. Sumário de urina: traços de proteína, densidade urinária 1.008.

Perguntas

1. Qual é o teste laboratorial que deve ser utilizado para a avaliação inicial de hipostenúria?

   A) Urocultura.

   B) Hemograma.

   C) Sumário de urina.

   D) Ultrassonografia de vias urinárias.

2. Qual é o teste laboratorial que deve ser utilizado para quantificação de albuminúria?

    A) Albumina sérica.

    B) Microalbuminúria.

    C) Sumário de urina.

    D) Relação albumina/creatinina.

3. Qual é a relação entre albuminúria e aparecimento de doença renal crônica (DRC) na anemia falciforme?

    A) Todo paciente com macroalbuminúria desenvolverá DRC.

    B) Pacientes com microalbuminúria raramente evoluem para DRC.

    C) A presença de albuminúria sugere a possibilidade de evolução para DRC.

    D) O aparecimento de DRC não tem relação com a excreção urinária de albumina.

Respostas Comentadas na página 237.

capítulo 27

Anemia Ferropriva Não Responsiva ao Ferro – Próximos Passos

Célia Martins Campanaro

Relato de caso

Menino, 2 anos e 1 mês, pardo, assintomático. O pediatra diagnosticou anemia ferropriva aos 10 meses, tratada com 4 mg de ferro elementar/kg/dia durante 4 meses, com aumento da hemoglobina (Hb) em 2 g/dL. Nesse momento, aumentou-se a dose para 6 mg de ferro elementar/kg/dia por 3 meses, dessa vez com discreta melhora. O tratamento com dose terapêutica de ferro foi mantido até 2 anos de idade e, apesar da boa adesão ao tratamento, não houve melhora da anemia, quando foi encaminhado ao hematologista pediatra. Alimentação adequada para a idade. Antecedentes pessoais: parto normal a termo, peso e estatura adequados, sem intercorrências. Antecedentes familiares: mãe e irmão com diagnóstico de anemia ferropriva também de difícil resposta ao ferro via oral. Ao exame físico: bom estado geral, descorado ++/4+, anictérico, eupneico, afebril, boa perfusão periférica, sem outras alterações. Peso de 11.200 g e estatura de 86 cm. Os resultados dos exames laboratoriais estão na Tabela 27.1.

O paciente foi acompanhado em regime de hospital-dia por equipe multiprofissional durante 5 dias, 12 horas por dia, a fim de observar a aceitação de medicamentos, dieta e vínculo mãe-filho. Não foram identificadas falhas ou dificuldades nesses quesitos. Optou-se por administrar sacarato de hidróxido férrico intravenoso com dose baseada em peso e Hb. Após quatro infusões de ferro intravenoso, o paciente apresentou melhora da Hb (10,2 g/dL), ferro sérico de 20 mcg/dL, saturação da transferrina de 6% e ferritina 200 ng/mL. Foi realizada pesquisa genética de mutação TMPRSS6 no paciente e nos pais, confirmando a hipótese diagnóstica de IRIDA (*iron-refractory iron-deficiency anemia*, anemia por deficiência de ferro refratária ao ferro).

Tabela 27.1. Exames laboratoriais segundo a idade

Exames/ idade (meses)	Hb g/dL	Ht %	VCM fL	RDW %	Ferritina ng/mL (normal 15 a 140)	Ferro mcg/dL (normal 50 a 120)	CTLF mcg/dL (normal 250 a 425)	Saturação da transferrina % (normal 20 a 50)
10	6,1	18	55	19	4	12	350	3
14	8,1	24	56	17	12	24	240	7
19	8,5	27	59	18	16	20	250	6
24	8,4	25	58	19	17	22	248	6

CTLF: capacidade total de ligação do ferro; Hb: hemoglobina; Ht: hematócrito; RDW: red cell distribution width (amplitude de distribuição dos glóbulos vermelhos); VCM: volume corpuscular médio.
Fonte: Elaborada pela autora.

Perguntas

1. Qual é o período considerado para classificar uma anemia por deficiência de ferro como refratária?

   A) 90 dias.

   B) 4 a 6 semanas.

   C) 6 meses.

   D) 12 a 15 semanas.

2. Quais são as causas mais prevalentes de falha terapêutica em crianças e adolescentes não responsivos à terapia com ferro via oral?

   A) Causa-base não controlada, distúrbios alimentares.

   B) *Helicobacter pylori*, anemia de doença crônica.

   C) Doença celíaca, gastrite autoimune.

   D) Todas as anteriores.

3. Assinale a alternativa que inclui três causas de anemia hipocrômica e microcítica.

   A) Hipotransferrinemia, anemia sideroblástica congênita, IRIDA.

   B) Síndromes talassêmicas, doença falciforme, deficiência de glicose-6-fosfato desidrogenase.

   C) Anemia de Blackfan-Diamond, anemia aplástica, síndrome mielodisplásica.

   D) Mutação no transportador de metal divalente 1, hemoglobinopatias, eliptocitose.

4. Quais são as alterações laboratoriais que reforçam a hipótese de IRIDA em pacientes com anemia por deficiência de ferro refratária à terapia?

   A) Ferro sérico normal, saturação da transferrina alta, hepcidina alta.

   B) Saturação da transferrina reduzida, maioria dos casos com ferritina normal e altos níveis de hepcidina.

   C) Capacidade total de ligação do ferro, saturação de transferrina e ferro sérico reduzidos, ferritina alta.

   D) Transferrina elevada, saturação da transferrina reduzida, ferritina baixa e hepcidina normal.

5. Quais são as alternativas terapêuticas em pacientes que não respondem ao tratamento-padrão para deficiência de ferro? (As doses de ferro oral estão baseadas em mg de ferro elementar.)

   A) Ferro oral 10 mg/kg/dia por 2 meses e dose de manutenção de 2 mg/kg/dia.

   B) Ferro oral 7 mg/kg/dia por 3 a 6 meses e manter dose profilática de 4 mg/kg/dia.

   C) Ferro intravenoso com base no peso e nas reservas de ferro, monitoradas e repetidas quando necessário.

   D) Ferro intravenoso com base no valor da hemoglobina e nas reservas de ferro, com manutenção contínua de 2 mg/kg/dia de ferro oral.

Respostas Comentadas na página 239.

capítulo 28

Síndrome de Lise Tumoral

Soraia Taveira Rouxinol

Relato de caso

Menino, 13 anos, negro, há 1 semana apresentando equimoses, quadro agudo de febre, dor abdominal e sangramento gengival, tendo sido levado à emergência. Ao exame clínico: equimoses, petéquias e hepatoesplenomegalia. O hemograma inicial apresentou 77.000 leucócitos/mm³ com 90% de blastos e 13.000 plaquetas/mm³ (Tabela 28.1). Com a suspeita diagnóstica de leucemia aguda, foi encaminhado à hematologia pediátrica. Foram realizados ecocardiograma (normal), imagens para diagnóstico de massas, mielograma para análise morfológica, imunofenotipagem, biologia molecular e citogenética. O diagnóstico final foi de leucemia linfoide aguda T, sem alterações citogenéticas ou moleculares. A punção lombar inicial foi normal e novos exames mostraram ácido úrico (AU) no limite superior da normalidade antes mesmo do início do tratamento (5 mg/dL – referência até 6,5 mg/dL) e demais eletrólitos normais (Tabela 28.1). Iniciado Protocolo BFM-AEIOP 2013 com corticoterapia com 50% da dose total de 60 mg/m²/dia indicada pelo protocolo, transfusão de plaquetas, colocação de cateter central de inserção periférica (PICC, *peripherally inserted central catheter*), hidratação com 3 L/m²/dia de solução salina isotônica sem potássio e com alopurinol. Controle rígido de diurese (mantendo 100 mL/m²/hora). Balanço hídrico (BH) de 12/12 horas e, se BH positivo em 400 mL/m²/12 horas, administração de furosemida 0,5 mg/m². Exames laboratoriais a cada 6 horas. Após 24 horas de tratamento, houve importante aumento do AU (12 mg/dL) e de creatinina (1,5 mg/dL). Suspenso alopurinol e administrado rasburicase (urato oxidase) na dose de 0,2 mg/m²/dia. No controle subsequente, houve redução do AU para 2 mg/dL e da creatinina para 0,8 mg/dL; porém, o paciente iniciou grave quadro de cianose. Feita suspeita de deficiência de glicose-6-fosfato desidrogenase (G6PD) com meta-hemoglobinemia (MtHg). Os pacientes com deficiência de G6PD, ao receberem rasburicase, podem desenvolver MtHg. O sangue arterial coletado para gasometria estava com coloração marrom, saturação de oxigênio baixa e pressão parcial de oxigênio (PaO_2) normal. Saturação de oxigênio periférica por oxímetro de pulso baixa. MtHg de 50% (normal: 1 a 2%). O paciente não respondeu ao tratamento com azul de metileno, sendo transferido para a unidade de terapia intensiva, onde foi realizada exsanguineotransfusão com melhora do quadro e retorno para continuar o tratamento na enfermaria com MtHg de 2%.

Tabela 28.1. Exames laboratoriais na admissão e na evolução do paciente

	1º exame	2º exame	3º exame	4º exame
Leucócitos (/mm³)	77.000 90% blastos	52.000	12.000	5.000
Plaquetas (/mm³)	13.000	50.000	38.000	25.000
Hemoglobina (g/dL)	8,5	8,0	7,0	6,0
DHL (UI/L)	3.650	4.200	4.800	2.100
Ácido úrico (mg/dL)	5	12	—	2
Potássio (mEq/L)	4,5	5,5	—	3,4
Cálcio (mmol/L)/fósforo (mmol/L)	9,0/4,0	8,0/5,5	—	9,2/4,2
Ureia (mg/dL)/creatinina (mg/dL)	25/0,8	32/1,5	—	23/0,8
Conduta	Diagnóstico	Corticosteroide/ alopurinol	Rasburicase	Pós-rasburicase

DHL: desidrogenase láctica.
Fonte: Elaborada pela autora.

Perguntas

1. Qual é a conduta profilática, além da hidratação venosa 3 L/m²/dia, para evitar a síndrome de lise tumoral (SLT) no paciente de baixo risco para desenvolver a SLT?

   A) Alopurinol e alcalinização.

   B) Alcalinização e rasburicase.

   C) Controle de diurese, balanço hídrico e bioquímica.

   D) Alopurinol, rasburicase e controle clínico e laboratorial.

2. Qual é o melhor tratamento da SLT com ácido úrico acima da normalidade ou em pacientes de alto e médio risco para SLT?

   A) Hiper-hidratação (3 L/m²/dia), rasburicase e controles.

   B) Alopurinol, rasburicase e controles clínico e laboratorial.

   C) Hiper-hidratação (3 L/m²/dia), rasburicase e alcalinização.

   D) Hiper-hidratação (3 L/m²/dia), alopurinol, rasburicase e controles.

3. É INCORRETO afirmar que:

   A) Nível de potássio > 7 mmol/L é uma emergência médica e indica diálise imediata.

   B) Manter controle de diurese, clínico, de eletrólitos e de ácido úrico é mandatório para a profilaxia de SLT.

C) O maior sintoma da hiperfosfatemia ocorre por via indireta com diminuição do cálcio, que, em qualquer nível, deve ser corrigido.

D) Com o aumento do fósforo 24 a 48 horas após o início do tratamento, o uso de hidróxido de alumínio (50 a 150 mg/kg/dia), apesar de pouco efetivo, pode ser tentado.

4. Qual é o tratamento para a síndrome de lise tumoral clínica ou não controlada?

A) Hemodiálise até a recuperação da função renal.

B) Diálise peritoneal inicial até a recuperação da função renal.

C) Aplicação de doses seriadas de rasburicase com intervalos de até 12 horas até a recuperação da função renal.

D) Terapia com glicose e insulina, já que a hemodiálise é contraindicada em pacientes oncológicos no início do tratamento.

Respostas Comentadas na página 241.

Hepatoesplenomegalia – Diagnóstico Diferencial

Denise Bousfield da Silva

Relato de caso

Menino, 5 anos, pardo, foi encaminhado para o Serviço de Onco-hematologia para investigação diagnóstica com história de emagrecimento, prostração, palidez, distensão abdominal e febre diária persistente há 30 dias. Esteve internado em sua cidade de origem com diagnóstico de sepse, sendo medicado com cefuroxima, e, posteriormente, com cefepima, sem melhora clínica. Relato de viagem para Minas Gerais há 6 meses para visitar familiares por 30 dias. Sem doença hematológica prévia ou outras comorbidades. Exame físico: estado geral regular, febril, prostrado, musculatura hipotrófica, panículo adiposo escasso, pele e mucosas hipocoradas, algumas equimoses em membros inferiores e linfonodos submandibulares bilateralmente menores de 1 cm, fibroelásticos e móveis. Abdome globoso, sem circulação colateral evidente, fígado a 4 cm abaixo do rebordo costal direito, baço ultrapassando a linha média, com extremidade próxima à fossa ilíaca esquerda, de consistência endurecida, superfície lisa e indolor, membros inferiores sem edema. Restante do exame físico normal. Exames laboratoriais iniciais: hemácias 2.800.000/mm^3, hemoglobina 8,2 g/dL, hematócrito 24%, normocromia e normocitose, RDW (*red cell distribution width* – amplitude de distribuição dos glóbulos vermelhos) 14%, leucócitos 2.000/mm^3 (linfócitos 42%, segmentados 51%, monócitos 7%), contagem de plaquetas 45.000/mm^3, atividade de protrombina 88%, relação normatizada internacional (RNI) de 0,9; tempo de tromboplastina parcial ativado 35 segundos, relação paciente/controle 1,0, fibrinogênio 300 mg/dL, exame de urina sem alterações, creatinina 0,45 mg/dL, ureia 27 mg/dL, proteínas totais 9,0 g/dL, albumina 2,5 g/dL, globulina 6,5 g/dL, transaminase glutâmico-oxalacética (TGO) 35 UI/L, transaminase glutâmico-pirúvica (TGP) 30 UI/L, fosfatase alcalina 68 UI/L, gama GT 23 UI/L, amilase 50 UI/L, ferritina 200 ng/mL, proteína C-reativa 85 mg/dL.

Perguntas

1. Qual é a sua principal hipótese diagnóstica para o caso clínico descrito?

   A) Leishmaniose visceral.

   B) Leucemia linfoide aguda.

   C) Linfo-histiocitose hemofagocítica.

   D) Infecção pelo vírus da imunodeficiência humana.

2. Além da anemia, quais são os principais sinais e sintomas presentes para sua hipótese diagnóstica?

   A) Equimoses, febre, astenia e linfonodomegalias.

   B) Esplenomegalia, linfonodomegalias, febre e equimoses.

   C) Linfonodomegalias, hepatoesplenomegalia, febre e equimoses.

   D) Febre prolongada, perda de peso, hepatoesplenomegalia e astenia.

3. Quais são os exames laboratoriais que você solicitaria para confirmar sua hipótese diagnóstica?

   A) Detecção de anticorpos anti-HIV.

   B) Mielograma, imunofenotipagem, estudo citogenético.

   C) Mielograma, diagnóstico parasitológico ou imunológico, cultura de aspirado da medula óssea.

   D) Ferritina, testes imunológicos (CD25 solúvel, subpopulações de linfócitos), triglicerí-deos, fibrinogênio, mielograma/biópsia de medula óssea.

Respostas Comentadas na página 244.

capítulo 30

Infecções de Repetição, Atraso do Desenvolvimento e Neutropenia

José Orlando Bordin
Josefina Aparecida Pellegrini Braga

Relato de caso

Menino, 13 meses de idade, branco, encaminhado ao hematologista pediátrico para investigação por neutropenia e infecções de repetição desde os 20 dias de vida. O paciente nasceu com 39 semanas, peso de 3.200 g, alta no 3º dia de vida. Os pais do menino referem que são hígidos, não consanguíneos e negam casos na família de infecções recorrentes ou de morte na infância. O paciente tem duas irmãs saudáveis (2 e 5 anos de idade). A mãe refere que a criança teve várias infecções e internações desde o nascimento: pneumonia (20 dias de vida, 11 e 13 meses de vida), otite média aguda (2, 3 e 8 meses de vida) e piodermite (4 meses). Trouxe alguns dos exames feitos por ocasião das infecções (Tabela 30.1). Exame físico: afebril, desnutrido, sem desvios fenotípicos, pele sem alterações, sem adenomegalias. Fígado e baço não palpáveis. Apresenta atraso no desenvolvimento neuropsicomotor.

Tabela 30.1. Resultados dos hemogramas segundo o diagnóstico e a idade do paciente

	20 dias de vida	4 meses	8 meses	11 meses	13 meses
Diagnóstico	Pneumonia	Piodermite	Otite média aguda	Pneumonia	Pneumonia
Hemoglobina	11,8 g/dL	11,1 g/dL	11,0 g/dL	10,9 g/dL	10,5 g/dL
Leucócitos	2.100/mm^3	2.350/mm^3	2.170/mm^3	2.030/mm^3	1.940/mm^3
Bastonetes	1%	0%	0%	1%	1%

(Continua)

Tabela 30.1. Resultados dos hemogramas segundo o diagnóstico e a idade do paciente *(Continuação)*

	20 dias de vida	4 meses	8 meses	11 meses	13 meses
Segmentados	9%	8%	9%	7%	8%
Basófilos	0%	1%	0%	0%	1%
Eosinófilos	3%	4%	3%	2%	3%
Linfócitos	77%	86%	79%	78%	76%
Monócitos	10%	11%	9%	12%	11%
Total de neutrófilos	$210/mm^3$	$188/mm^3$	$195/mm^3$	$142/mm^3$	$174/mm^3$
Plaquetas	$220.000/mm^3$	$180.000/mm^3$	$198.000/mm^3$	$202.000/mm^3$	$184.000/mm^3$

Fonte: Elaborada pelos autores.

Perguntas

1. Considerando as possíveis hipóteses diagnósticas para o caso, qual alternativa está INCORRETA?

    A) Neutropenia étnica benigna.

    B) Neutropenia autoimune.

    C) Neutropenia cíclica.

    D) Neutropenia congênita grave.

2. Quais dos diagnósticos diferenciais para o encontro de neutropenia nesse paciente é o INCORRETO na etiologia do quadro clínico?

    A) Neutropenia cíclica.

    B) Neutropenia autoimune primária.

    C) Neutropenia congênita grave.

    D) Infecciosa.

3. Com relação ao caso, qual alternativa está CORRETA com relação aos diagnósticos diferenciais e ao exame a ser solicitado?

    A) Neutropenia congênita grave, provável síndrome de Kostmann; pesquisa da mutação do gene para *HAX1*.

    B) Neutropenia cíclica; pesquisa de mutação do gene para *ELANE*.

    C) Neutropenia autoimune primária; pesquisa de anticorpo anti-HNA.

    D) Todas as alternativas estão corretas.

4. No caso apresentado, o paciente retornou com resultado dos seguintes exames: pesquisa de anticorpo anti-HNA negativo; sorologias para eritrovírus humano (parvovírus) B19, HIV e vírus Epstein-Barr IgG e IgM não reagentes; citomegalovírus IgG reagente e IgM não reagente. Mielograma (Figura 30.1). Dosagem de imunoglobulinas séricas normais. Pesquisa da mutação dos genes *ELANE/ELA2* negativa e *HAX1* positiva. Diante desses resultados, foi confirmado o diagnóstico de neutropenia congênita grave, síndrome de Kostmann.

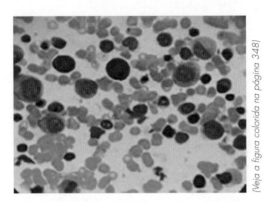

Figura 30.1. *Mielograma: parada de maturação do setor mieloide. Predomínio de formas jovens (mielócitos e promielócitos) e raras formas de segmentados.*
Fonte: Acervo dos autores.

(Veja a figura colorida na página 348)

Qual é a melhor conduta a ser estabelecida? Assinale a alternativa CORRETA:

A) Iniciar tratamento com G-CSF em doses baixas (1 a 5 mcg/kg).

B) Fazer hemogramas várias vezes por ano e exames anuais da medula óssea com citogenética, por tempo indeterminado, devido a risco de síndrome mielodisplásica e leucemia.

C) Solicitar pesquisa de HLA (*human leukocyte antigen*, antígeno leucocitário humano) para a família e aguardar a resposta terapêutica, uma vez que o transplante de células-tronco hematopoiéticas não é a primeira escolha terapêutica, mas pode ser indicado nos pacientes que não respondam ao tratamento com fator estimulador de colônias de granulócitos (G-CSF).

D) Todas as alternativas estão corretas.

Respostas Comentadas na página 247.

capítulo **31**

Trombose Arterial em Crianças

Laura Ávila
Leonardo Rodrigues Brandão

Relato de caso

Menino, 6 semanas de vida, nascido a termo, diagnóstico após o nascimento de anomalia de Ebstein grave da válvula tricúspide. Iniciou infusão de prostaglandina. Devido à dependência de prostaglandina, com 18 dias de vida foi submetido a implante de *stent* no canal arterial por cateterismo cardíaco com acesso pela artéria femoral esquerda. Durante o procedimento, o paciente recebeu bólus único de heparina não fracionada (HNF). Após o procedimento, ele apresentou pulsos fracos no membro inferior esquerdo e iniciou HNF em doses pediátricas padrão. A ultrassonografia com Doppler mostrou oclusão completa da artéria ilíaca externa esquerda e da artéria femoral proximal. Iniciou-se enoxaparina no 20° dia de vida.

No 34° dia de vida, 2 semanas após o diagnóstico de trombose arterial, nova ultrassonografia com Doppler mostrou recanalização parcial da artéria femoral comum esquerda com irregularidade mínima da parede arterial e oclusão persistente da artéria ilíaca externa esquerda. Ao exame físico, a criança ainda apresentava sintomas, com o pé esquerdo mais frio, mais pálido e com pulsos um pouco mais fracos em comparação ao pé direito, além de tempo de enchimento capilar maior que 3 segundos. A decisão foi continuar o tratamento com enoxaparina por mais 2 semanas.

Após 4 semanas do diagnóstico de trombose arterial de membro, já no 48° dia de vida, a ultrassonografia com Doppler revelou leve melhora da trombose arterial da artéria ilíaca externa esquerda, mas piora dos achados na artéria femoral comum. Clinicamente, o exame físico não mudou de forma significativa, com palidez e frieza do pé esquerdo. A enoxaparina foi continuada por mais 2 semanas.

Com 62 dias de vida (6 semanas após o diagnóstico de trombose arterial), a ultrassonografia com Doppler estava inalterada e o paciente se encontrava clinicamente melhor. A enoxaparina foi interrompida.

Dois anos após o evento inicial, o paciente foi avaliado e não apresentava sinais de insuficiência arterial.

Perguntas

1. Qual é a frequência global de trombose arterial relacionada com cateterismo cardíaco em crianças?

    A) 1%.

    B) 10%.

    C) 25%.

    D) 50%.

2. Qual é a dose recomendada de HNF para prevenção de trombose arterial em crianças submetidas a cateterismo cardíaco?

    A) 20 UI/kg/hora.

    B) 20 UI/kg em bólus.

    C) 50 UI/kg em bólus.

    D) 100 UI/kg em bólus.

3. Qual é a abordagem diagnóstica mais comum para trombose arterial em crianças?

    A) Sinais e sintomas clínicos.

    B) Ultrassonografia com Doppler.

    C) Angiografia.

    D) Angiorressonância ou angiotomografia.

4. Qual é a abordagem terapêutica mais comum para trombose arterial em crianças?

    A) Apenas observação.

    B) Ácido acetilsalicílico por 3 meses.

    C) Varfarina por 2 semanas.

    D) Heparina (HNF/heparina de baixo peso molecular) por 5 a 10 dias.

5. Quais são os achados clínicos adversos de longo prazo em crianças com trombose arterial de membros?

    A) Perda de acesso arterial.

    B) Síndrome pós-trombótica.

    C) Crescimento alterado do membro e claudicação arterial.

    D) As alternativas A e C estão corretas.

Respostas Comentadas na página 250.

capítulo 32

Transfusão em Oncologia Pediátrica

Denise Bousfield da Silva

Relato de caso

Menina, 7 anos de idade, branca, em tratamento quimioterápico (fase de consolidação) para leucemia linfoide aguda de alto risco. Última administração de quimioterapia há cerca de 3 semanas, estando possivelmente em fase de recuperação medular. Palidez e equimoses em membros superiores e inferiores, além de estar menos ativa há cerca de 1 semana. Nega febre, sintomas respiratórios ou gastrintestinais. Exame físico: temperatura 36,5°C, frequência cardíaca 85 bpm, frequência respiratória 24 irpm, pressão arterial 95/57 mmHg. Bom estado geral, orientada, pele e mucosas hipocoradas, hidratada, anictérica, acianótica, sem edemas, boa perfusão periférica, algumas equimoses em membros superiores e inferiores e presença de linfonodos menores que 1 cm, fibroelásticos, móveis, palpados em região submandibular bilateralmente. Orofaringe, otoscopia e ausculta cardiopulmonar sem anormalidades. Abdome globoso, sem circulação colateral evidente e sem hepatoesplenomegalia. Exames de laboratório iniciais: glóbulos vermelhos 2.600.000/mm^3, hemoglobina 7,5 g/dL, hematócrito 21,4%, hemácias normocrômicas e normocíticas, leucócitos 3.000/mm^3 (linfócitos 60%, segmentados 35%, monócitos 5%), contagem de plaquetas 25.000/mm^3, amplitude de distribuição dos glóbulos vermelhos (RDW, *red cell distribution width*) 14%, atividade de protrombina 88%, razão normatizada internacional (RNI) 0,9, tempo parcial de tromboplastina ativada de 35 segundos, relação paciente/controle 1,0, fibrinogênio 300 mg/dL, exame de urina sem alterações, creatinina 0,45 mg/dL, ureia 27 mg/dL e proteína C-reativa 3 mg/dL.

Perguntas

1. Qual é a sua conduta com relação à transfusão de concentrado de hemácias para o caso clínico descrito?

    A) Transfusão de 10 a 15 mL/kg.

    B) Transfusão de 10 a 15 mL/kg, irradiada e lavada.

    C) Transfusão de 10 a 15 mL/kg, lavada, leucorreduzida e irrradiada.

    D) Não indicaria transfusão de concentrado de hemácias.

2. Qual é a sua conduta com relação à transfusão de concentrado de plaquetas para o caso clínico descrito?

    A) Não indicaria transfusão de concentrado de plaquetas.

    B) Indicaria transfusão de concentrado de plaquetas.

    C) Indicaria transfusão de concentrado de plaquetas irradiadas e lavadas.

    D) Indicaria transfusão de concentrado de plaquetas lavadas, leucorreduzidas e irradiadas.

3. Caso a paciente em pauta necessitasse realizar punção lombar, qual seria a sua conduta?

    A) Indicaria transfusão de concentrado de plaquetas.

    B) Indicaria transfusão de concentrado de plaquetas irradiadas e lavadas.

    C) Indicaria transfusão de concentrado de plaquetas irradiadas e leucorreduzidas.

    D) Não indicaria transfusão de concentrado de plaquetas.

4. Caso a paciente do caso descrito necessitasse realizar mielograma ou biópsia de medula óssea, qual seria a sua conduta?

    A) Indicaria transfusão de concentrado de plaquetas.

    B) Indicaria transfusão de concentrado de plaquetas irradiadas e lavadas.

    C) Indicaria transfusão de concentrado de plaquetas lavadas, irradiadas e leucorreduzidas.

    D) Não indicaria transfusão de concentrado de plaquetas.

Respostas Comentadas na página 253.

capítulo **33**

Adenomegalia Afebril

Monika L. Metzger

Relato de caso

Menino, 17 anos de idade, previamente saudável, história de 4 semanas de um "caroço" no lado direito do pescoço. Nega febre, suores noturnos intensos ou perda de peso significativa (sintomas B). Sua revisão dos sistemas foi completamente normal. Nega internações anteriores e cirurgias. Refere fratura de pulso esquerdo relacionada com trauma no esporte no ano anterior, completamente curada. O paciente mora em uma pequena cidade com seus pais e uma irmã mais nova e frequenta o ensino médio. A família tem um cachorro em casa, sem gatos ou pássaros. Avô paterno teve câncer de cólon, nega câncer hematológico na família. No exame físico, tratava-se de um jovem de aparência saudável, sem sofrimento agudo, com um inchaço visível no lado direito do pescoço que não era vermelho. À palpação, mediu 4 × 5 cm, firme e indolor. O resto do exame físico era normal, sem organomegalia palpável. Hemograma com leucócitos 17.000/mm^3, hemoglobina 13,6 g/dL e plaquetas 398.000/mm^3. Eletrólitos, funções hepática e renal e estudos de coagulação normais, exceto elevação do fibrinogênio (548 mg/dL) e da proteína total (8,7 g/dL), com albumina normal (4,5 g/dL). Os marcadores inflamatórios mostraram velocidade de hemossedimentação (44 mm/hora) e proteína C-reativa (3,3 mg/dL) aumentadas. Sorologias para hepatite e HIV não reagentes. No dia seguinte, realizou biópsia excisional do linfonodo. Enquanto aguardávamos o resultado da biópsia, discutimos com a família o provável diagnóstico de linfoma de Hodgkin (LH) e foi realizado o estadiamento completo.

O exame anatomopatológico desse paciente confirmou LH clássico, subtipo esclerose nodular. A radiografia de tórax, a tomografia por emissão de pósitrons com desoxiglicose 18F (PET) e a tomografia computadorizada (TC) com contraste do pescoço, tórax, abdome e pelve confirmaram o envolvimento da doença em região cervical direita e revelaram uma massa mediastinal volumosa (razão mediastinal/torácica > 0,33 em uma radiografia de tórax anteroposterior) com extensão extranodal da massa em pericárdio e sem envolvimento da doença abaixo do diafragma.

Esse paciente foi tratado com 12 semanas de quimioterapia padrão (Stanford V – incluindo mostarda nitrogenada, etoposídeo, doxorrubicina, vimblastina, prednisona, vincristina e bleomicina) seguida de radiação de campo dirigida no pescoço e mediastino direitos de 25,5 Gy. Ele tolerou bem o tratamento, sem toxicidade significativa e os exames de imagem do final da terapia confirmaram a remissão completa com PET negativo e apenas uma pequena massa mediastinal residual (3 cm) na TC. Em seu exame PET após 1 ano sem terapia, ele apresentou nova avidez metabólica no mediastino no local da doença anterior, que parecia também ter aumentado ligeiramente. Nenhum outro achado foi preocupante.

Perguntas

1. Qual histologia do linfoma de Hodgkin pode ser curada apenas por biópsia excisional, sem nenhum tratamento adicional?

    A) Esclerose nodular.

    B) Predominância linfocitária nodular.

    C) Celularidade mista.

    D) Rico em linfócitos.

    E) Depleção linfocitária.

2. Qual é o estadiamento da doença desse paciente?

    A) IIA.

    B) IIAE.

    C) IIB.

    D) IIIAE.

    E) IV.

3. Qual é a próxima conduta a ser seguida para esse paciente?

    A) Iniciar a quimioterapia de resgate imediato e encaminhar para o transplante autólogo de células-tronco.

    B) Observar e repetir as imagens após 3 meses ou antes, se novos achados reforçarem a suspeita de recidiva.

    C) Realizar consulta com o cirurgião para biópsia excisional.

    D) As alternativas B e C estão corretas.

4. Qual é o padrão de cuidado no caso de um paciente que teve uma recidiva em um local previamente irradiado 1 ano após a conclusão da terapia de primeira linha?

    A) Apenas radioterapia com 36 a 40 Gy.

    B) Qualquer quimioterapia ativa para alcançar a remissão seguida de radioterapia no campo manto com 36 Gy.

    C) Qualquer quimioterapia ativa para alcançar a remissão seguida de um transplante autólogo de células-tronco.

    D) Qualquer quimioterapia ativa para alcançar a remissão seguida de um transplante de células-tronco de irmãos totalmente compatíveis.

Respostas Comentadas na página 256.

capítulo **34**

Policitemia

Andrea Angel

Relato de caso

Menina, 9 anos de idade, com história de tontura desde os 7 anos. Procurou o pronto atendimento pediátrico em virtude de piora no número de episódios de tontura, associada a cefaleia intermitente. Na ocasião, foi coletado um hemograma: eritrócitos 7,56 × 10⁶/µL; hemoglobina 18,7 g/dL; hematócrito 54,5%; volume corpuscular médio (VCM) 72,1 fL; hemoglobina corpuscular média (HCM) 24,7 pg; concentração de hemoglobina corpuscular média (CHCM) 34,3%; amplitude de distribuição dos glóbulos vermelhos (RDW – *red cell distribution width*) 14,4%; leucócitos 8.420/mm³; neutrófilos 58,8%; plaquetas 503.000/mm³; reticulócitos 1,7%. Com esse hemograma, a paciente foi encaminhada ao hematologista pediátrico, que solicitou os seguintes exames: mielograma com hipercelularidade na série eritrocítica e megacariocítica, normomaturação e presença de eosinofilia. Ferritina 8 ng/mL; ferro sérico 54 mcg/dL; imunofenotipagem painel proliferativo: ausência de proliferação de células imaturas ou anômalas linfoides B, T, NK ou displásicas; presença de mutação V617F no gene *JAK2*. Diagnóstico: policitemia vera. Foi prescrito ácido acetilsalicílico na dose de 100 mg/dia e iniciada a flebotomia terapêutica. Em um primeiro momento, foram quatro ciclos de flebotomia terapêutica com um intervalo de 7 dias, sendo posteriormente mensais. Atualmente, a paciente está com 15 anos de idade, realizando flebotomias terapêuticas trimestrais, em uso de ácido acetilsalicílico 100 mg/dia e sem sintomas.

Perguntas

1. Com relação à policitemia vera, é possível afirmar que:

   A) É muito frequente em crianças.

   B) É uma doença clonal, rara na infância e na adolescência.

   C) Frequentemente tem aumento dos níveis de eritropoietina.

   D) Costuma se manifestar nos primeiros meses de vida.

2. Quais são as manifestações clínicas mais frequentes no paciente pediátrico com diagnóstico de policitemia vera?

A) Cefaleia e tontura.

B) Esplenomegalia.

C) Quadros hemorrágicos.

D) Trombose.

3. Qual é o principal marcador diagnóstico na policitemia vera?

A) Mielograma.

B) Pesquisa de mutação no gene *JAK 2*.

C) Imunofenotipagem de sangue periférico.

D) Ferritina.

4. Como tratar a policitemia vera?

A) Flebotomia terapêutica e ácido acetilsalicílico em baixas doses.

B) Ácido acetilsalicílico em altas doses.

C) Hidroxiureia.

D) Interferon-alfa.

Respostas Comentadas na página 260.

capítulo 35

Sobrecarga de Ferro na Doença Falciforme: Complicação Cada Vez mais Frequente

Mônica Pinheiro de Almeida Veríssimo

A doença falciforme tem como um dos principais tratamentos a terapia transfusional. Cada vez mais, o número de crianças que recebem essa terapia tem aumentado devido à implantação do Doppler transcraniano (DTC), cujo objetivo consiste em fazer o diagnóstico precoce da vasculopatia cerebral e a prevenção primária do acidente vascular cerebral (AVC).[1]

Sequestro esplênico, síndrome torácica aguda (STA) e AVC também fazem parte das indicações de transfusão nesses pacientes para prevenir as complicações que podem advir desses eventos clínicos. Assim, tanto transfusões intermitentes quanto crônicas podem ocorrer nesses indivíduos, resultando em sobrecarga de ferro ao longo da vida.[2]

Relato de caso

Menina, 4 anos de idade, com anemia falciforme, sem indicação de hidroxiureia (HU). Apresentou convulsão tônico-clônica generalizada não associada a episódio febril. Na unidade de emergência, recebeu benzodiazepínico e medidas de suporte. Tomografia de crânio sem contraste mostrou área de infarto em região frontoparietal, sem outras alterações significativas. Realizada transfusão de troca com concentrado de hemácias (CH) fenotipado e desleucocitado. Pelo diagnóstico de AVC, foi indicado esquema de transfusão de CH regular a cada 4 semanas para reduzir a hemoglobina S (HbS) e prevenir recorrência do AVC. Após 1 ano, ferritina sérica 1.000 ng/mL. Após 2 meses, a ferritina foi repetida fora de episódio doloroso ou de infecção, cujo resultado foi de 1.345 ng/mL. Como a criança já tinha mais de 3 anos de idade, iniciou-se a terapia de quelação de ferro com desferroxamina (DFO), o único agente quelante de ferro disponível na época no Brasil, em bomba de infusão subcutânea (SC) na dose de 20 mg/kg/dia, 5 vezes/semana, e com avaliação da velocidade de crescimento.

Com 10 anos de idade, continuava em transfusão de CH regular, mas apresentava muita dificuldade na adesão ao tratamento com DFO, com ferritina oscilando entre 3.500 e 6.000 ng/mL. Começou a apresentar algumas crises vaso-oclusivas, sendo internada duas vezes: uma para controle da crise dolorosa e outra por STA. A ressonância magnética (RM) para avaliação do T2* cardíaco e hepático, buscando maior acurácia da sobrecarga de ferro, mostrou concentração hepática de ferro (CHF) 13 mg/g de peso seco de fígado (sobrecarga moderada entre 7 e 15), T2* cardíaco 43,2 ms (normal > 20 ms) e MIC (*myocardial iron concentration*, concentração miocárdica de ferro) 0,45 mg/g de peso seco (normal ≤ 1,16). Devido à sobrecarga hepática de ferro moderada e à preocupação de evolução para fibrose hepática, optou-se por mudar a quelação de ferro para deferasirox (DFX) na dose de 20 mg/kg/dia, em busca de maior adesão ao tratamento.

Apesar das transfusões regulares, a HbS não se mantinha abaixo de 50% e as crises dolorosas passaram a ser mais frequentes. Optou-se pela transfusão de troca, sem sucesso. Afastada a possibilidade de autoanticorpos. Foi introduzida HU em busca de melhor controle da doença e mantidas as transfusões de troca, mantendo-se DFX 20 mg/kg/dia por mais 4 anos, com queda da ferritina entre 1.350 e 870 ng/mL. Nova RM mostrou T2* cardíaco 37,4 ms, MIC 0,54 mg/g e CHF 2,51 mg/g de peso seco, permitindo a suspensão da terapia quelante, porque estava sem sobrecarga de ferro nos órgãos. Em 2 anos, a ferritina subiu de 850 para 2.200 ng/mL. Após conversa com a adolescente e a família, optou-se por reiniciar DFX na dose de 20 mg/kg/dia, com monitoramento dos eventos adversos.

Perguntas

1. Após quanto tempo de transfusão regular se deve monitorar a sobrecarga de ferro?
   A) Uma vez por ano para saber se a ferritina está ou não em ascensão.
   B) Sem periodicidade definida, já que na doença falciforme não ocorrem complicações relacionadas com a sobrecarga de ferro.
   C) Após dez transfusões de CH, deve-se coletar ferritina sérica, longe de processos inflamatórios, infecciosos ou crises vaso-oclusivas.
   D) Nenhuma das alternativas anteriores está correta.

2. Qual é o evento adverso que deve ser controlado rigorosamente com o uso de desferroxamina?
   A) Proteinúria, mensalmente.
   B) Dor articular, a cada consulta.
   C) Neutropenia, a cada 7 dias.
   D) Velocidade de crescimento, a cada 6 meses.

3. A que você atribuiria o aumento da morbidade nessa paciente?
   A) Transfusão de concentrado de hemácias regular.
   B) Má adesão à terapia quelante de ferro.
   C) Sobrecarga de ferro.
   D) Todas as alternativas anteriores estão corretas.

4. A paciente poderia retomar a quelação com a deferiprona (DFP), apesar de usar HU, já que são dois medicamentos que podem promover neutropenia?

A) Faltam estudos clínicos em pacientes com doença falciforme usando DFP e HU.

B) Sim, a associação DFP e HU não aumentou a incidência de neutropenia.

C) Não, pois associar DFP e HU aumentou em 40% a incidência de neutropenia.

D) Sim, desde que associados a fator de crescimento de colônias de granulócitos.

Respostas Comentadas e Referências bibliográficas na página 263.

Síndrome Hemofagocítica Primária

Magda Maria Sales Carneiro-Sampaio

Após a breve introdução sobre os erros inatos da imunidade (EII) no Capítulo 11, discute-se neste capítulo outro grupo de EII caracteristicamente associado a citopenias, representado pelos defeitos monogênicos que predispõem ao desenvolvimento da linfo-histiocitose hemofagocítica (*hemophagocytic lymphohistiocytosis* – HLH, em inglês), ou simplesmente síndrome hemofagocítica primária (SHP) ou familiar.

Relato de caso

Menina, 6 meses de vida, febre diária há 1 semana (máximo de 38,5°C), recusando as refeições, irritadiça, sem manifestações respiratórias ou gastrintestinais associadas. No 4° dia de febre foram coletados urocultura sem crescimento bacteriano e sedimento urinário normal. Nasceu de parto cesariana, 36 semanas de gestação, peso de 2.580 g, comprimento de 46 cm, perímetro cefálico (PC) 33 cm, Apgar 9 e 9. Alta com 48 horas de vida. Aleitamento materno exclusivo até os 3 meses e misto até os 5 meses; atualmente, recebe leite de vaca integral e alimentação adequada para a idade. Esquema de vacinação preconizado para a idade completo, sem reações importantes. Primeira filha de pais saudáveis, não consanguíneos e oriundos de regiões diferentes do país.

Exame físico: em mau estado geral, letárgica, pele de aspecto mosqueado, fontanela normotensa, sem sinais de irritação meníngea, fígado de consistência normal a 3 cm do rebordo costal direito, baço a 3 cm do rebordo costal esquerdo, peso de 6.750 g, comprimento de 64 cm, PC 42 cm. Exames laboratoriais: hemoglobina 7,5 g/dL, leucócitos 1.770/mm^3 com 40% neutrófilos (700/mm^3 caindo para 360/mm^3 em poucos dias) e 60% linfócitos (1.060/mm^3), plaquetas 83.000/mm^3, líquido cefalorraquidiano normal, transaminases aumentadas (TGO 347 UI/L;

TGP 400 UI/L), DHL 760 UI/L, proteína C-reativa 17 mg/dL, ferritina 1.195 ng/mL, triglicerídeos 330 mg/dL, fibrinogênio 1,2 g/L, sorologias para hepatites A e B, citomegalovírus e mononucleose não reagentes, teste de Coombs direto negativo, mielograma revelou macrófagos com hemácias em seu interior (hemofagocitose).

Com critérios para o diagnóstico de HLH (febre, esplenomegalia, três citopenias, hemofagocitose na medula óssea, hiperferritinemia e hipertrigliceridemia (Quadro 36.1), iniciou-se o tratamento com dexametasona (10 mg/m²/dia), ciclosporina A e etoposide (150 mg/m²). Recebeu apenas uma dose do etoposide por acentuação da neutropenia. Associados sulfametoxazol + trimetropina e fluconazol profiláticos.

Quadro 36.1. Critérios diagnósticos para a síndrome hemofagocítica

Diagnóstico: o critério do item 1 OU cinco dos oito critérios do item 2
Item 1: Identificação da mutação gênica consistente com o diagnóstico

Item 2:
• Febre
• Esplenomegalia
• Citopenias (afetando 2 ou 3 linhagens no sangue periférico):
  - Hemoglobina < 9 g/dL
  - Plaquetas < 100.000/mm³
  - Neutrófilos < 1.000/mm³
• Hipertrigliceridemia e/ou hipofibrinogenemia:
  - Triglicerídeos > 265 mg/dL (em jejum)
  - Fibrinogênio < 1,5 g/L
• Hemofagocitose na medula óssea ou linfonodos ou baço
• Atividade das células NK baixa ou ausente
• Ferritina > 500 ng/mL
• Níveis elevados de CD25 solúvel (receptor para IL-2) > 2.400 UI/mL

Fonte: Adaptado de Henter, 2007.

Como teve uma melhora acentuada do estado geral, pôde ser indicado um transplante alogênico de medula óssea em razão da identificação de duas mutações em heterozigose composta (os pais de fato não eram consanguíneos!) no éxon 2 do gene *PRF1* que codifica a proteína perforina: i) c.46G>A (p.Pro16Ser) – em um dos alelos a troca que ocorreu na sequência substitui uma prolina por uma serina no códon 16 da proteína (essa variante não está presente em bancos de dados populacionais e não foi relatada na literatura em indivíduos com condições relacionadas ao *PRF1*); e ii) c.50delA (p.Lys2fs) – no outro alelo, ocorreu a variante que resulta em um códon de terminação prematura, que pode causar a codificação de uma proteína truncada ou ausência da proteína. Ambas as mutações são consideradas patogênicas e, segundo as análises bioinformáticas, causariam um grave dano à estrutura e, consequentemente, à função da perforina. O estudo genético foi realizado por meio de um painel multigenes contendo oito genes associados à HLH primária (Quadro 36.2), sendo sempre a mutação confirmada pela técnica clássica de sequenciamento de Sanger.

Quadro 36.2. Principais defeitos genéticos associados à predisposição ao desenvolvimento da síndrome hemofagocítica primária

Nome da condição[+]	Gene mutado	Tipo de herança
HLH familiar tipo 2 (fHL2) – deficiência de perforina	***PRF1*** **	**AR**
HLH familiar tipo 3 (fHL3)	*UNC13D* **	AR
HLH familiar tipo 4 (fHL4)	*STX11* **	AR
HLH familiar tipo 5 (fHL5)	*STXBP2*	AR
Síndrome de Chédiak-Higashi	*LYST*	AR
Síndrome de Griscelli tipo II	*RAB27A* **	AR
Síndrome de Hermansky-Pudlak	*AP3B1*	AR
Síndrome linfoproliferativa ligada ao X do tipo 1 (XLP-1)*	*SH2D1A* **	Ligada ao X
Síndrome linfoproliferativa ligada ao X do tipo 2 (XLP-2)*	*XIAP* ** ou *BIRC4*	Ligada ao X
IL-2 *inducible T cell kinase deficiency**	*ITK* **	AR
Deficiência de CD27	*CD27* ** ou *TNFRSF7*	AR
Deficiência de CD70	*CD70* ou *TNFRSF9*	AR
XL *magnesium EBV and neoplasia* (XMEN)*	*MAGT1*	Ligada ao X
Deficiência de PRKCD	*PRKCD*	AR

*+ Reserva-se a denominação HLH familiar tipo 1 (fHL1) quando não se identifica o gene alterado. * Condições associadas com infecção pelo vírus Epstein-Barr. ** Genes do painel do Instituto da Criança e do Adolescente do Hospital das Clínicas da FMUSP; AR: autossômica recessiva; HLH: linfo-histiocitose hemofagocítica.*
Fonte: Adaptado de Chellapandian, 2020.

Não havendo possibilidade de ter um doador da família totalmente compatível, optou-se por um doador não aparentado com compatibilidade HLA 10/10 e a criança teve uma evolução muito favorável.

Perguntas

1. Com relação ao diagnóstico de uma HLH primária, qual das respostas a seguir está INCORRETA?

   A) Pelo menos duas citopenias são necessárias como critério diagnóstico.

   B) Manifestações gastrintestinais representam parte essencial do quadro clínico.

   C) Febre persistente e/ou intermitente associada a mau estado geral é um achado frequente nos pacientes acometidos.

   D) Grande parte dos afetados já apresenta manifestações ao longo do 1° ano de vida e existem descrições de casos intrauterinos.

2. Ainda falando sobre os achados clínicos e laboratoriais da HLH, qual das alternativas a seguir está INCORRETA?

A) Apenas a identificação da mutação gênica representa critério para o diagnóstico de uma HLH primária.

B) Embora o fenômeno da hemofagocitose na medula óssea, linfonodos e/ou baço dê o nome à síndrome, sua identificação não é essencial para o diagnóstico.

C) A presença de 5 dos 8 critérios clássicos listados no item 2 do Quadro 36.1 fecha o diagnóstico e indica o tratamento da HLH com esquema imunossupressor.

D) O quadro clínico e laboratorial da HLH é considerado inteiramente mediado pela liberação descontrolada de citocinas e quimiocinas associadas à hiperinflamação sistêmica.

3. Qual das respostas a seguir está INCORRETA, considerando-se os genes descritos como associados a formas primárias de HLH?

A) Podem ser associados a síndromes com albinismo parcial.

B) Codificam enzimas relacionadas com a atividade microbicida dos neutrófilos.

C) A HLH pode estar associada à mutação do gene *PERF1*, que codifica a perforina (ou perfurina).

D) Em sua maioria, são codificadores de proteínas envolvidas nas funções dos grânulos das células T citotóxicas.

4. Ainda abordando as formas familiares de HLH, qual afirmação está INCORRETA?

A) Apenas técnicas de sequenciamento de DNA são capazes de revelar uma mutação em um gene.

B) A identificação da mutação gênica é essencial para a indicação do transplante alogênico de células-tronco hematopoiéticas.

C) Representam defeitos genéticos extremamente raros, que, no seu conjunto, afetam menos de 1:1.000.000 de nascidos vivos.

D) A maior parte dos defeitos tem caráter autossômico recessivo, com maior risco de aparecimento em famílias consanguíneas.

Respostas Comentadas na página 266.

Plaquetopenia Incidental

Daniele Martins Celeste

Relato de caso

Menino, 4 anos de idade, hígido, passou em consulta com seu pediatra queixando-se de dor de garganta, tosse seca frustra, febre e manchas na pele há 1 dia. A vacinação estava em dia, mas, devido ao crescente número de casos de sarampo na época, o médico optou por encaminhar a criança ao pronto atendimento para coleta de exames.

Os resultados dos exames coletados foram hemoglobina 12,4 g/dL, hematócrito 27%, leucócitos 14.320/mm^3 (7% bastões, 63% segmentados, 20% linfócitos, 5% monócitos, 4% eosinófilos, 1% basófilos), plaquetas 23.000/mm^3, proteína C-reativa 9,0 mg/dL (referência < 1,0), pesquisa rápida para *Streptococcus pyogenes* positiva e sorologia para sarampo aguardando resultado.

Como a intensidade da plaquetopenia não refletia a clínica do paciente sem sinais de sangramento, foram solicitados novo hemograma e a avaliação do hematologista pediatra. O especialista avaliou a criança, observando que a criança não referia emagrecimento, febre intermitente, dor óssea, epistaxe, gengivorragia ou manifestações cutâneas (hematomas/petéquias). Sobre medicamentos, havia utilizado apenas paracetamol. A história familiar também era negativa para doenças hematológicas. O exame físico não apresentava hepatoesplenomegalia nem cadeias ganglionares anômalas. A mãe referiu que a criança tinha hemogramas prévios de rotina sem plaquetopenia. A avaliação das condições de coleta revelou que a coleta havia sido muito difícil, que a criança ficou garroteada muito tempo e houve atraso no encaminhamento dos exames para o laboratório.

Antes de ampliar a investigação, o hematologista pediatra foi ao laboratório para avaliar a lâmina de sangue periférico. Verificou que havia um coágulo no tubo do hemograma e a lâmina de sangue periférico evidenciava agregados plaquetários. Nenhuma célula anômala foi encontrada. A nova coleta de hemograma foi realizada tentando minimizar as variações pré-analíticas. Com sucesso, o novo hemograma evidenciou plaquetas de 389.000/mm^3.

A criança foi liberada para casa com antibioticoterapia e sintomáticos. Evoluiu estável e foi avaliada pelo seu próprio pediatra após 72 horas, já sem sintomas. As sorologias de sarampo também foram checadas, negativas.

Perguntas

1. Diante de uma criança hígida, em bom estado geral, com história aguda de febre e quadro infeccioso definido, exame físico sem sinais de alarme, sem nenhuma manifestação hemorrágica e com plaquetopenia isolada no hemograma, quais seriam a principal hipótese diagnóstica e a conduta?

    A) Leucemia aguda. Internação e mielograma.

    B) Plaquetopenia secundária à infecção. Transfusão de plaquetas.

    C) Trombocitopenia imune recém-diagnosticada. Mielograma e administração de imunoglobulina humana intravenosa.

    D) Falsa plaquetopenia. Avaliação da lâmina de sangue periférico ou solicitação de nova coleta, tentando minimizar as variações pré-analíticas.

2. Com relação à plaquetopenia na infância, é VERDADEIRO afirmar:

    A) Causas congênitas são mais comuns que distúrbios adquiridos.

    B) Plaquetopenia secundária à infecção e trombocitopenia imune são causas raras de plaquetopenia adquirida na infância.

    C) Trombocitopenia imune pode ser a causa de um achado incidental de plaquetopenia isolada no hemograma de uma criança saudável.

    D) Na púrpura trombocitopênica trombótica, a transfusão de plaquetas está indicada de rotina, principalmente em casos de plaquetopenia acentuada, independentemente do sangramento.

3. Sobre a análise morfológica das plaquetas e a associação com distúrbios clínicos, é CORRETO afirmar que:

    A) Agregados plaquetários podem sugerir doença de von Willebrand.

    B) Plaquetas de tamanhos reduzidos sugerem o diagnóstico de trombocitopenia imune.

    C) Plaquetas gigantes na lâmina de sangue periférico de paciente em investigação de imunodeficiência podem sugerir síndrome de Wiskott-Aldrich.

    D) Macroplaquetas e plaquetas gigantes podem sugerir síndrome de Bernard-Soulier, doença em que o paciente apresenta sangramentos moderados a graves, embora a plaquetopenia seja discreta e não haja disfunção plaquetária.

Respostas Comentadas na página 269.

capítulo 38

Transplante de Células-Tronco Hematopoiéticas na Aplasia de Medula Óssea Adquirida

Gisele Loth

Relato de caso

Menino, 12 anos de idade, filho de pais não consanguíneos, com quadro de epistaxe volumosa há 6 meses. O hemograma mostrava 16.000 plaquetas/mm^3, com demais séries normais. Sem febre, sem visceromegalias ou quaisquer outros sintomas. Iniciou prednisona por suspeita de trombocitopenia imune, porém não houve melhora. Evoluiu nas 3 semanas seguintes com quadro de anemia e neutropenia graves, prosseguindo, então, a investigação. Hemoglobina 5,8 g/dL, hematócrito 17,3%, volume corpuscular médio 89 fL, leucócitos 2.940/mm^3 (neutrófilos 94/mm^3, linfócitos 2.817/mm^3, monócitos 29/mm^3), plaquetas 8.000/mm^3, reticulócitos 0,33%. Coombs direto e indireto não reagentes. Mielograma acentuadamente hipocelular, sem sinais displásicos e sem blastos. Biópsia de medula óssea com celularidade de 5%, sem fibrose e com raros megacariócitos. Imunofenotipagem de medula óssea: 0,01% de células precursoras mieloides, além de padrão normal de maturação das linhagens neutrofílica e monocítica. Citogenética de medula óssea 46,XY[20], imunofenotipagem de sangue periférico para hemoglobinúria paroxística noturna normal, diepoxibutano (DEB) teste não compatível com anemia de Fanconi (sem quebras cromossômicas) e comprimento telomérico dentro da normalidade. Com o diagnóstico de anemia aplástica muito grave, foi realizada tipagem HLA (*human leukocyte antigen*, antígeno de histocompatibilidade) do paciente, pais (de 45 e 49 anos) e ambos os irmãos consanguíneos (masculinos, de 15 anos e 18 anos), todos com apenas um haplótipo compatível. Foi então iniciada imunossupressão com prednisona 2 mg/kg/dia associada a ciclosporina 6 mg/kg/dia. Após 15 dias do início do tratamento imunossupressor, o paciente recebeu timoglobulina na dose de 3,75 mg/kg/dia por 5 dias. Sem resposta após 3 meses de tratamento. Já em redução da dose de prednisona e mantendo necessidade transfusional semanal de plaquetas e quinzenal de hemácias e neutropenia muito grave, foi associado eltrombopague 50 mg/dia ao esquema terapêutico. Durante esse período, o paciente foi internado 5 vezes por neutropenia febril, sem identificação de agente etiológico em culturas de sangue. Ele foi encaminhado a um centro de transplante, onde realizou busca de doadores não aparentados; porém, sem potenciais doadores compatíveis. Recebeu até o momento 28 unidades de plaquetas por aférese e 13 unidades de concentrado de hemácias, todas irradiadas e filtradas.

Perguntas

1. Em qual momento o paciente portador de anemia aplástica grave ou muito grave deve ser referenciado a um centro de transplante?

   A) No momento da suspeita diagnóstica.

   B) No momento do diagnóstico.

   C) Três meses após o início do tratamento imunossupressor, se não houver resposta.

   D) Seis meses após o início do tratamento imunossupressor, se não houver resposta.

   E) Somente se houver recidiva.

2. O paciente foi inscrito no Registro Nacional de Receptores de Medula Óssea (REREME), tendo sido encontrada apenas uma doadora 10/12 com incompatibilidade em *locus* A e DPB1 não permissível, de 48 anos, três gestações e ABO incompatível. Qual seria a melhor opção de conduta nessa situação?

   A) Tratamento paliativo.

   B) Segundo ciclo de tratamento imunossupressor.

   C) Transplante de medula óssea haploidêntico utilizando um dos irmãos como doador.

   D) Transplante de medula óssea utilizando a doadora não aparentada com incompatibilidade.

   E) Transplante de células-tronco de sangue periférico utilizando a doadora não aparentada com incompatibilidade.

3. São cuidados essenciais no paciente com anemia aplástica na fase anterior ao transplante ou durante a imunossupressão, EXCETO:

   A) Uso de transfusões de granulócitos em pacientes com infecções graves e potencialmente fatais.

   B) Profilaxia antifúngica e antibacteriana nos pacientes com contagens de neutrófilos abaixo de 500/mm³.

   C) Avaliação frequente de depósitos de ferro e quelação se a ferritina atingir valores superiores a 1.000 ng/mL.

   D) Tratamento precoce de infecções com antibióticos de amplo espectro, com cobertura antifúngica empírica em caso de febre persistente.

   E) Transfusão de hemocomponentes profilática nos quadros de anemia com hemoglobina < 9,0 g/dL e/ou plaquetas < 30.000/mm³, preferencialmente irradiados.

Respostas Comentadas na página 271.

capítulo 39

Leucemia Mieloide Aguda

Isis Maria Quezado Magalhães
José Carlos Martins Córdoba

Relato de caso

Menina, 14 anos de idade, índice de massa corporal 28,06 (sobrepeso, obesidade grau I), internada com astenia, equimoses e febre diária não aferida há 1 mês. Evoluiu com dores generalizadas com limitação das atividades cotidianas, perda de 2 kg, tontura e turvação visual. Na admissão, apresentava palidez, hepatomegalia a 4 cm do rebordo costal direito e esplenomegalia a 4 cm do rebordo costal esquerdo. Hemoglobina (Hb) 6,3 g/dL, leucócitos 3.170/mm³ (15% de células atípicas), plaquetas 12.000/mm³, desidrogenase láctica 236 UI/L, tempo de protrombina (TP) 19 segundos, tempo de tromboplastina parcial ativada (TTPA) 25 segundos. Aspirado de medula óssea compatível com leucemia mieloide aguda (LMA) M3 (Figura 39.1); imunofenotipagem com 68% de blastos CD13 (forte), CD33 (forte), CD34 (fraco), CD45 (fraco), CD64, CD71, CD117, CD123 (fraco) e MPO (forte), sem expressão de HLA-DR. Rearranjo *PML/RARA* detectado por reação em cadeia da polimerase em tempo real (RT-PCR). Citogenética t(15;17)(q24;q21).

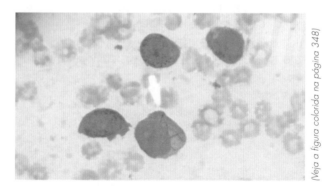

(Veja a figura colorida na página 348)

Figura 39.1. *Fotomicrografia da lâmina de medula óssea ao diagnóstico.*
Fonte: Acervo dos autores.

A paciente foi admitida na unidade de terapia intensiva (UTI), iniciando-se ácido trans-retinoico (ATRA, *all-trans retinoic acid*) 25 mg/m²/dia via oral, prednisona 30 mg/dia via oral e trióxido de arsênico (ATO, *arsenic trioxide*) 0,15 mg/kg/dia intravenoso (IV). Evoluiu bem, suporte hemoterápico para manter plaquetas > 50.000/mm³, Hb > 7,0 g/dL e fibrinogênio > 150 mg/dL. Magnésio, potássio, TP, TTPA e intervalo QT monitorados diariamente, com correções se necessário. No 8° dia, apresentou hipertensão arterial controlada com hidralazina e anlodipino. Alta da UTI no 10° dia. No 17° dia, iniciou obstrução nasal, dor malar e febre, com Hb 7,0 g/dL, leucócitos 1.870/mm³, neutrófilos 300/mm³ e plaquetas 15.000/mm³, sendo instituído protocolo de neutropenia febril. Evoluiu com anosmia, queda de saturação de oxigênio (77%), desconforto respiratório e dor torácica. Tomografia de tórax com focos de consolidação em vidro fosco na língula e, em menor extensão, nos segmentos posterior do lobo superior direito, lateral do lobo médio e basal anterior do lobo inferior direito. RT-PCR para SARS-CoV-2 detectável. Na UTI, recebeu suporte ventilatório, dexametasona e antibioticoterapia IV. Como não foi possível afastar a síndrome de diferenciação, suspensos ATRA e ATO. Hb 7,6 g/dL, leucócitos 1.420/mm³, neutrófilos 81%, plaquetas 42.000/mm³, proteína C-reativa 21,24 mg/dL, D-dímero 1.702 ng/mL. Melhora progressiva do padrão respiratório após 7 dias de UTI, retornando após 2 dias com ATRA e ATO com 50% da dose e dose plena após 48 horas. No 21° dia do início da indução, alcançou remissão hematológica.

Perguntas

1. De acordo com a classificação para neoplasias mieloides e leucemia aguda revisada em 2016 pela Organização Mundial da Saúde, como essa paciente é classificada?

    A) Leucemia mieloide aguda.

    B) Leucemia promielocítica – FAB M3.

    C) Leucemia promielocítica com rearranjo PML-RARA.

    D) Todas as alternativas anteriores estão corretas.

2. Quais são as alterações recorrentes que classificam a leucemia mieloide aguda de baixo risco?

    A) Mutação FLT3 tandem e JAK2.

    B) Hiperdiploidia e monossomia 7/del7q.

    C) t(4,11) AF4/KMT2A e t(6,11) AF6/KMT2A em lactentes.

    D) t(8,21) RUNX1/RUNXT1 e inv(16)/t(16,16) CBFB/MYH11.

3. Sendo classificada como leucemia promielocítica aguda de baixo risco, o tratamento de escolha para essa paciente deverá incluir, além do tratamento de suporte intensivo, as seguintes estratégias:

    A) Quimioterapia com antraciclinas, especialmente idarrubicina no início da indução.

    B) Ácido transretinoico com trióxido de arsênio.

    C) Ácido transretinoico associado a idarrubicina.

    D) Somente ácido transretinoico.

4. Em caso semelhante, um paciente desenvolveu entre o 7° e o 21° dia de tratamento dificuldade respiratória, febre e derrame pleural, além de leucocitose 50.000/mm^3 com desvio à esquerda. Qual é a explicação mais provável para essa alteração?

A) Infecção sobreposta grave.

B) Síndrome de diferenciação.

C) Progressão da leucemia por resistência ao tratamento.

D) Nenhuma das explicações anteriores.

Respostas Comentadas na página 273.

capítulo **40**

Sangramento Cirúrgico e TTPA Normal

Marilyn Manco-Johnson

Relato de caso

Menina, 16 anos de idade, indicação de cirurgia de grande porte para correção de escoliose. Ela fez seguimento pela escoliose por 4 anos e agora necessita realizar cirurgia para fusão espinhal posterior com âncoras de parafuso pedicular.

Histórico de epistaxe na primeira infância que foi resolvida, mas refere hematomas excessivos. Relato de menorragia com necessidade de reposição de ferro. Aos 6 anos de idade, foi investigada para um distúrbio hemorrágico leve, quando a avaliação laboratorial mostrou um tempo de tromboplastina parcial ativado (TTPA) prolongado em 2 segundos e uma atividade do fator de von Willebrand (FVW) de 35% com um antígeno do FVW de 40%. Nega cirurgia prévia, histórico médico normal. Histórico familiar de doença arterial coronariana em seu pai e avô paterno.

O exame físico era normal, exceto pela curvatura da coluna vertebral e algumas equimoses planas de 5 a 10 mm. A avaliação laboratorial mostrou hemoglobina de 12 g/dL, volume corpuscular médio de 88 fL e contagem normal de plaquetas e de leucócitos. O TTPA era normal, tempo de protrombina de 12 segundos e relação normatizada internacional 1,0. A atividade do cofator da ristocetina foi de 45% e o antígeno do FVW 50%. A atividade do fator VIII (FVII) foi de 98%. Os multímeros do FVW eram normais. As curvas de agregações plaquetárias foram realizadas e eram normais.

Antes da cirurgia, ela recebeu concentrado de FVW recombinante na dose de 40 UI/kg e, no pós-operatório, 20 UI/kg após 12, 24, 48, 72 e 96 horas e, depois, a cada 2 dias até 14 dias de pós-operatório. Além disso, a paciente foi tratada com ácido tranexâmico. Ela não apresentou sangramento excessivo e recebeu alta após 5 dias de internação. Teve uma boa recuperação da cicatrização cirúrgica e da função da coluna vertebral.

Perguntas

1. O que regula o nível de FVW no plasma?

A) Nível de FVIII.

B) Síntese e secreção do FVW.

C) Depuração do FVW.

D) As alternativas A e C estão corretas.

E) As alternativas B e C estão corretas.

2. Qual é o diagnóstico hemostático da adolescente no caso apresentado?

A) Doença de von Willebrand tipo 1.

B) Doença de von Willebrand tipo 2.

C) Fator de von Willebrand baixo.

D) Distúrbio leve de sangramento de origem desconhecida.

E) As alternativas C e D estão corretas.

3. A adolescente deve receber tratamento hemostático profilático para cirurgia?

A) Sim.

B) Não.

C) Talvez.

4. Qual é o tratamento ideal para essa adolescente com relação à cirurgia da coluna?

A) Um produto de FVW e um agente antifibrinolítico.

B) Agente antifibrinolítico.

C) Concentrado derivado de plasma de FVW/FVIII.

D) FVW recombinante.

E) FVIII recombinante.

5. A profilaxia pós-operatória de trombose venosa profunda em um adolescente com baixo FVW submetido à cirurgia espinhal deve incluir:

A) Ácido acetilsalicílico.

B) Um anticoagulante oral direto.

C) Heparina/anticoagulação com heparina de baixo peso molecular.

D) Profilaxia mecânica (meias de compressão e botas) com deambulação precoce.

Respostas Comentadas na página 277.

capítulo 41

Diagnóstico das Falências Medulares

Teresa Cristina Cardoso Fonseca

Relato de caso

Menina, 13 anos de idade, refere 15 dias de febre, sangramento gengival e manchas roxas disseminadas pelo corpo. Exame físico com palidez, petéquias e equimoses disseminadas, baço e fígado não palpáveis. Hemoglobina 10,2 g/dL, hematócrito 29,4%, volume corpuscular médio 86,5 fL, concentração de hemoglobina corpuscular média 34,3%, RDW (*red cell distribution width*, amplitude de distribuição dos glóbulos vermelhos) 20,6%, leucócitos 1.700/mm^3 (neutrófilos 21%, eosinófilos 1%, linfócitos 72%, monócitos 6%), plaquetas 10.000/mm^3. Reticulócitos 0,5%, ferritina sérica 304 ng/mL, desidrogenase láctica 1.280 UI/L, vitamina B$_{12}$ 250 ng/L, ácido fólico 10 ng/mL. Mielograma hipocelular. Biópsia de medula óssea com acentuada hipocelularidade, áreas quase totalmente liposubstituídas e hipoplasia mielomegacariocítica. DEB (diepoxibutano) teste negativo. Cariótipo normal. Citometria de fluxo com ausência de marcadores CD59 em 7,3% das hemácias, 6,1% dos neutrófilos e ausência de marcadores CD55 em 5,5% dos neutrófilos. Paciente com doador aparentado 10×10, e encaminhado para transplante de células-tronco hematopoiéticas (TCTH).

Perguntas

1. No caso da paciente do caso descrito com quadro de pancitopenia, assinale a alternativa CORRETA.

   A) A leucemia linfoide aguda pode cursar inicialmente com pancitopenia.

   B) O aspirado de medula óssea hipocelular já conclui pelo diagnóstico de anemia aplástica adquirida.

   C) A hemoglobinúria paroxística noturna cursa com falência medular apenas na sua forma clássica da doença.

   D) Manchas roxas e equimoses sem aumento do fígado ou do baço fecham o diagnóstico de púrpura, uma vez que na anemia aplástica, o quadro clínico exuberante é de palidez (anemia).

2. A mãe da paciente do caso clínico procura informações sobre anemia aplástica. Qual das informações a seguir está CORRETA?

A) Trata-se de uma doença muito comum, principalmente entre 40 e 50 anos.

B) Os vírus não estão implicados no surgimento da anemia aplástica.

C) É possível encontrar clones de células de hemoglobinúria paroxística noturna (HPN) em pacientes com anemia aplástica.

D) A resposta imunológica não parece se correlacionar com a patogenia da anemia aplástica.

3. Diante do exposto, quais são os exames que se deve solicitar para avaliar um paciente com anemia aplástica?

A) Hemograma e reticulócitos.

B) Mielograma e biópsia de medula óssea.

C) Pesquisa de HPN por citometria de fluxo (CD55 e CD59) e pesquisa de quebras cromossômicas, ambas em sangue periférico.

D) Todas as alternativas anteriores.

4. Qual é o tratamento adequado para um paciente com anemia aplástica?

A) Androgênios para todos os casos de anemia aplástica na criança.

B) Imunossupressão, uma vez que constitui uma terapia definitiva e sem risco de desenvolver doenças clonais.

C) O tratamento de pessoas com anemia aplástica e clones de células sugestivas de HPN é com eculizumabe.

D) O TCTH é o tratamento de escolha para todos os pacientes abaixo de 40 anos com doador familiar totalmente compatível.

Respostas Comentadas na página 280.

capítulo 42

Pancitopenia com Medula Óssea Hipocelular

Luiz Fernando Lopes
Anita Frisanco Oliveira

Relato de caso

Paciente de 10 anos de idade, sexo feminino, iniciou há 4 meses quadro de astenia, palidez cutânea, febre e odinofagia. Na ocasião, mãe procurou serviço de saúde, onde realizou hemograma com achado de pancitopenia: hemoglobina 8,7 g/dL, hematócrito 26,9%, volume corpuscular médio 105 fL, hemoglobina corpuscular média 35,5 pg, RDW (*red cell distribution width*, amplitude de distribuição dos glóbulos vermelhos) 14%, leucócitos 3.500/mm³ (20% neutrófilos, 70% linfócitos, 3% eosinófilos, 7% monócitos) e plaquetas 48.000/mm³. Ao exame físico, foram notadas palidez cutânea, petéquias em membros e hiperemia em orofaringe. A paciente foi internada para investigação do quadro e recebeu antibioticoterapia. Apresentou sorologias virais não reagentes, pesquisa de deficiências vitamínicas, provas inflamatórias e dosagem de imunoglobulinas sem alterações. Evoluiu afebril e, na alta, foi encaminhada para hematologista pela pancitopenia persistente. Foi avaliada por geneticista clínico, sem suspeita de síndromes associadas ao quadro hematológico. Durante a investigação, realizou mielograma, biópsia de medula óssea (BMO), cariótipo e imunofenotipagem. O mielograma e a BMO mostraram medula óssea (MO) intensamente hipocelular com dispoiese (Figura 42.1). A imunofenotipagem apresentou ausência de precursores mieloides e linfoides B, sem alterações nas populações granulocítica e eritroide. Citogenética: 46,XX(20). Realizada pesquisa adicional para clone de hemoglobinúria paroxística noturna, encurtamento telomérico e DEB (diepoxibutano) teste, todos normais.

Diante dos resultados dos exames, fez-se o diagnóstico de síndrome mielodisplásica, citopenia refratária da infância. Realizada tipagem HLA (*human leukocyte antigen*, antígeno leucocitário humano) da paciente, dos pais e dos irmãos, identificando-se irmã de 8 anos totalmente compatível. Optou-se inicialmente pela estratégia de observação e acompanhamento, porém, após 3 meses, a paciente evoluiu com queda progressiva de plaquetas até 3.000/mm³ e necessidade transfusional. Na reavaliação medular, mantinha citogenética normal, mielograma e BMO inalterados em relação ao diagnóstico. Foi encaminhada para a realização de transplante de células-tronco hematopoiéticas (TCTH) da irmã compatível.

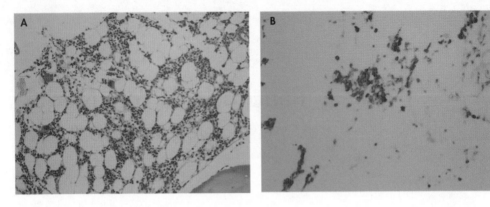

Figura 42.1. A. Fragmento de biópsia de medula óssea mostrando hipocelularidade. Visualizados ninhos eritroides grandes, com mais de 20 células, figuras de mitose e localização peritrabecular. B. Marcador eritroide CD71. Raros megacariócitos e algumas formas pequenas e hipolobadas.
Fonte: Acervo dos autores.

Perguntas

1. Quais os dados que auxiliaram no diagnóstico de citopenia refratária da infância?

    A) Pancitopenia + febre + medula óssea hipocelular.

    B) Pancitopenia + cariótipo normal + < 5% de blastos.

    C) Citopenia persistente + medula óssea hipocelular + cariótipo normal.

    D) Citopenia persistente + dispoiese medular em mielograma e BMO + < 5% de blastos em MO.

2. Qual é a principal alteração citogenética encontrada nos pacientes pediátricos com citopenia refratária da infância?

    A) Trissomia do 21.

    B) Cariótipo complexo.

    C) –5q (deleção do 5q).

    D) –7 (monossomia do 7).

3. Quais pacientes com citopenia refratária da infância têm indicação de TCTH?

    A) Somente os pacientes com irmão HLA idêntico.

    B) Todos os pacientes com citopenia refratária da infância.

    C) Somente os pacientes que não respondem ao tratamento imunossupressor.

    D) Pacientes com cariótipo anormal, neutropenia sustentada ou necessidade transfusional.

Respostas Comentadas na página 285.

capítulo 43

Como Iniciar e Monitorar Terapia Quelante de Ferro na Talassemia

Mônica Pinheiro de Almeida Veríssimo

A terapia de quelação de ferro é um componente essencial do tratamento da talassemia. A taxa de acúmulo e distribuição de ferro corporal se diferencia entre a talassemia maior (consequência do regime de transfusão regular) e a intermediária (secundária ao aumento da absorção intestinal de ferro).[1]

A sobrecarga cardíaca de ferro representa a principal causa de morte em pacientes com talassemia que requerem transfusão crônica.[2] Outros alvos da sobrecarga de ferro são o fígado e as glândulas endócrinas, notadamente o pâncreas (com risco de diabetes), hipotireoidismo, hipoparatireoidismo e infertilidade.[3]

Os objetivos da quelação de ferro consistem em prevenir o acúmulo patológico de ferro no organismo e o dano tecidual resultante do aumento do ferro livre, mantendo as formas reativas de ferro em valores normais ao longo da vida.[4,5] Como existem dificuldades no manejo da sobrecarga devido aos eventos adversos dos quelantes, o monitoramento do tratamento quelante de ferro deve utilizar a ferritina sérica, a saturação de transferrina e a ressonância magnética (RM) com medida de T2* cardíaco e hepático.[6]

Relato de caso

Menina com diagnóstico de talassemia maior (hemoglobina fetal 100%) no teste da triagem neonatal (teste do pezinho) foi encaminhada para um centro de referência em hemoglobinopatias. Iniciou regime de transfusão regular aos 8 meses de vida com hemoglobina (Hb) de 6,2 g/dL. Recebia 10 a 15 mL/kg de concentrado de hemácias fenotipada e com filtro leucocitário para manter Hb pós-transfusional de 14 g/dL (intervalo transfusional ao redor de 3 a 4 semanas).

Na décima transfusão, a ferritina da paciente era de 1.320 ng/mL, sem história de febre ou infecção. Repetiu o exame após 1 mês na 11ª transfusão, cujo resultado foi ferritina 1.600 ng/mL. Com 1 ano e 6 meses, foi iniciada desferroxamina (DFO) na dose de 20 mg/kg/dia subcutâneo (SC), durante 8 a 12 horas, 5 vezes por semana. O uso da terapia quelante e seus possíveis eventos adversos necessitavam de monitoramento rigoroso, uma vez que a criança tinha menos de 3 anos de idade.

A paciente e a família tiveram, inicialmente, dificuldade no uso de DFO devido às aplicações subcutâneas (SC) e à frequência, mas, com o auxílio da equipe multiprofissional, superou-se esse obstáculo e a adesão ao tratamento foi adequada. Quanto à velocidade de crescimento, manteve-se no percentil 50-75 nos primeiros 7 anos de vida. Sem alterações ósseas. A média de ferritina no período foi de 2.308 ng/mL.

Aos 7 anos, fez sua primeira RM com T2* cardíaco 30 ms (normal > 20 ms) e concentração hepática de ferro (CHF) 5 mg/g de peso seco de fígado (sobrecarga leve entre 2 e 7). Foi sugerida e aceita mudança de terapia quelante para deferasirox (DFX) na dose inicial de 20 mg/kg/dia, em jejum pela manhã e diluição em água ou suco de laranja ou maçã. A terapia quelante da paciente continuou com DFX, com o monitoramento-padrão e ajuste de dose em 5 mg/kg por vez até atingir a dose terapêutica de 30 a 35 mg/kg/dia. A paciente apresentou queda da ferritina e RM cardíaca e hepática com melhora dos parâmetros nos próximos anos, chegando a ter T2* cardíaco de 40 ms e CHF de 2,6 mg/g de peso seco.

Na adolescência (15 a 17 anos), houve baixa adesão à terapia quelante, observando-se aumento progressivo da ferritina (4.340 a 5.100 ng/mL), aumento da CHF para 12 a 14 mg/g de peso seco de fígado e redução do T2* cardíaco para 21 ms. Nova intervenção da equipe multiprofissional permitiu entender as dificuldades em relação aos compromissos diários, iniciando-se terapia combinada com deferiprona (DFP) 85 mg/kg/dia e DFO 50 mg/kg/dia. Foi orientada a realizar hemograma semanal para monitorar possível queda dos neutrófilos.

Após 2 anos de uso da terapia combinada, a paciente evoluiu com redução da ferritina (1.500 a 2.200 ng/mL) e RM com T2* cardíaco de 38 ms, MIC (*myocardial iron concentration*, concentração miocárdica de ferro) 0,55 mg/g (normal $\leq$ 1,16) e CHF 4,2 mg/g de peso seco. Atualmente, está em uso apenas de DFP na dose de 83 mg/kg/dia. Não apresentou agranulocitose. Teve alguns episódios de neutropenia leve autolimitados. Sem comprometimento articular. Esporadicamente, náuseas controladas com antiemético.

Perguntas

1. Quando se deve coletar ferritina sérica para iniciar terapia quelante de ferro?

    A) Depois dos 3 anos de idade.

    B) Em cada transfusão a partir da 10ª transfusão.

    C) Em cada transfusão a partir da 20ª transfusão.

    D) A partir da 10ª transfusão, repetindo-se por duas vezes em busca de tendência de queda ou ascensão, longe de processos inflamatórios ou infecciosos.

2. Quais são os cuidados referentes ao uso da DFO nas crianças com menos de 3 anos de idade?

    A) Avaliar regularmente a velocidade de crescimento e o desenvolvimento ósseo.

    B) Nenhum cuidado é necessário devido ao baixo conteúdo de ferro corporal.

    C) Avaliar função hepática regularmente.

    D) Nenhuma das alternativas anteriores está correta.

3. Como se deve monitorar o uso de DFX e quais são os eventos adversos (EA) com relação ao uso crônico desse medicamento?

   A) Dosagem de ferritina a cada três meses. EA: artralgia.

   B) Dosagem de ferritina a cada três meses. EA: aumento da creatinina sérica.

   C) Dosagem de ferritina mensal; transaminases trimestrais. EA: lesões de pele e distúrbios gastrintestinais.

   D) Dosagem de ferritina, transaminases, creatinina e proteinúria mensal; se valores normais por 6 meses, controle trimestral. EA: erupção cutânea, distúrbios gastrintestinais, aumento da creatinina sérica e aumento de transaminases.

4. Além do hemograma semanal, quais controles devem ser feitos para monitoramento da terapia com deferiprona?

   A) Audiometria e transaminases.

   B) Creatinina, proteinúria e avaliação da retina.

   C) Transaminases, ureia, creatinina e audiometria.

   D) Transaminases, exames radiológicos das articulações comprometidas, audiometria, avaliação da retina e dosagem de zinco.

5. A terapia combinada com dois quelantes orais (DFP e DFX) poderia promover aumento dos eventos adversos?

   A) O uso de dois quelantes orais justifica o aumento do número de eventos adversos.

   B) Não se dispõe de dados conclusivos, pois o uso foi testado em estudos com pouco número de participantes.

   C) Dados publicados em pequeno número de pacientes sugerem não ter aumento de eventos adversos, mas necessita-se de mais estudos clínicos com maior número de participantes.

   D) Nenhuma das alternativas anteriores está correta.

Respostas Comentadas e Referências Bibliográficas na página 287.

capítulo **44**

Alterações Protrombóticas da Anemia Falciforme

Priscila Grizante-Lopes

Relato de caso

Menina, 14 anos de idade, diagnóstico de anemia falciforme (HbSS), em uso de hidroxiureia há 3 anos por crises álgicas frequentes, três episódios de síndrome torácica aguda anteriores e necrose de cabeça de fêmur bilateral. Tosse produtiva e rinorreia há 10 dias, nega febre. Dor em membro inferior esquerdo há 1 semana com piora e claudicação há 3 dias, nega trauma local. Antecedente de fratura no polegar direito com necessidade de imobilização há 1 mês. Nega antecedentes pessoais e história familiar de trombose. Exame físico em regular estado geral, pálida, afebril, taquipneica com saturação de oxigênio de 92%, pressão arterial 100 × 80 mmHg, frequência cardíaca 90 bpm, ausculta pulmonar e cardíaca sem alterações. Membro inferior esquerdo com dor à palpação, hiperemia, edema e calor local. Hemoglobina 9,2 g/dL, leucócitos 6.200/mm^3 (2% bastões, 75% segmentados, 20% linfócitos, 1% eosinófilos e 2% monócitos), plaquetas 265.000/mm^3, proteína C-reativa 20,5 mg/dL, radiografia de tórax com infiltrado leve bilateral. Ultrassonografia (USG) com Doppler de membros inferiores: trombose venosa profunda em veia femoral profunda e tibial posterior esquerdas. Iniciadas penicilina cristalina e morfina. Após 6 dias, evoluiu com hipoxemia, dor torácica e piora do quadro respiratório durante analgesia com morfina, sendo iniciada nebulização com oxigênio 3 L/min. Angiotomografia de tórax: falhas de enchimento nos ramos arteriais em segmentos basais posteriores em lobo inferior direito compatível com tromboembolismo pulmonar agudo (Figura 44.1). Introduzida enoxaparina 1 mg/kg/dose de 12/12 horas, evoluindo com melhora progressiva dos sinais e sintomas de membros inferiores e pulmonares. Introduzido antagonista de vitamina K após 7 dias de anticoagulação, mantendo a relação normatizada internacional entre 2 e 3 por 3 meses. Após tratamento, realizada nova USG com Doppler sem sinais de trombose em membro inferior esquerdo e angiotomografia de tórax sem sinais de tromboembolismo pulmonar. Orientou-se profilaxia com enoxaparina em situações de risco para trombose.

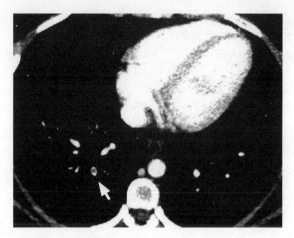

Figura 44.1. *Angiotomografia de tórax: falha de enchimento em artéria segmentar do lobo inferior direito.*
Fonte: Imagem cedida pelo Dr. Marcelo Straus Takahashi (DASA).

Perguntas

1. Quais fatores promovem o estado de hipercoagulabilidade em pacientes com diagnóstico de anemia falciforme?

    A) Expressão alterada de fosfatidilserina na superfície dos eritrócitos e aumento da expressão de fator tecidual nos monócitos e nas células endoteliais.

    B) Aumento de micropartículas derivadas de eritrócitos, plaquetas, células endoteliais e monócitos no plasma e redução do óxido nítrico.

    C) Aumento da geração de trombina, ativação plaquetária e redução das proteínas C e S.

    D) Todas as alternativas anteriores estão corretas.

2. Quais fatores de risco podem estar associados ao aumento do risco de trombose em crianças com doença falciforme?

    A) Redução da mobilidade.

    B) Hospitalização prolongada.

    C) Presença do cateter venoso central.

    D) Todas as alternativas anteriores estão corretas.

3. Qual é o tratamento de escolha para o tromboembolismo venoso (TEV – trombose venosa profunda e embolia pulmonar) em crianças com doença falciforme?

    A) Ácido acetilsalicílico.

    B) Hidroxiureia.

    C) Heparina não fracionada ou heparina de baixo peso molecular ou antagonistas de vitamina K.

    D) Expectante e avaliação radiológica seriada.

4. Por quanto tempo se deve manter a terapia anticoagulante em pacientes com doença falciforme e trombose venosa profunda e/ou embolia pulmonar?

A) Até a resolução dos sintomas.

B) Pelo menos por 3 meses.

C) 2 meses.

D) 6 semanas.

Respostas Comentadas na página 291.

Citopenia, Infecções de Repetição e Linfedema

Rafael Balceiro
Neysimélia Villela

Relato de caso

Paciente do sexo masculino, 17 anos de idade, com história de infecções de repetição em perna esquerda há 6 meses, com edema local associado. Realizou vários ciclos de antibioticoterapia oral durante o período, com melhora transitória. Devido à persistência do quadro, foi solicitado hemograma para investigação, com achado de bicitopenia (anemia e leucopenia), encaminhando-se o paciente, então, para avaliação com hematologista. Adicionalmente, queixava-se de perda auditiva bilateral desde os 9 anos de idade. Ao exame físico, apresentava palidez cutânea, linfedema em membro inferior esquerdo, além de verrugas em mãos e pés. Hemoglobina (Hb) 9,2 g/dL, hematócrito 22,8%, volume corpuscular médio 92 fL, leucócitos 1.800/mm^3 (20% neutrófilos, 52% linfócitos, 16% monócitos), plaquetas 371.000/mm^3. Eletroforese de hemoglobina com Hb fetal 38%. Mielograma normocelular, com dispoiese grave dos setores granulocítico e megacariocítico, com 8% de blastos. Biópsia de medula óssea com 90% de celularidade, desarranjo arquitetural eritroide e setor megacariocítico hipercelular com *clusters*, alguns peritrabeculares, além de formas pequenas, hipolobadas e micromegacariócitos. Fibrose grau 1 (classificação da OMS). Cariótipo 45,XY,-7[20]. Sequenciamento de nova geração (Illumina) detectou mutações em *ASXL1* (éxon 12), *SETBP1* (éxon 4) e *GATA2* (éxon 6). Diagnóstico de síndrome mielodisplásica (SMD) com excesso de blastos, em associação à deficiência de *GATA2*, com síndrome de Emberger. O paciente foi submetido a transplante de células-tronco hematopoiéticas (TCTH) de doador não aparentado HLA 11/12, com regime de condicionamento mieloablativo. Evoluiu bem, com enxertia neutrofílica no D+18 pós-transplante. Na avaliação de 1 ano pós-TCTH, mantinha remissão medular e quimerismo completo do doador, porém ainda estava em uso de imunossupressores para tratamento de doença do enxerto contra o hospedeiro crônica grave.

Perguntas

1. Sobre as condições genéticas que predispõem à SMD na infância, pode-se afirmar, EXCETO:

    A) Até o momento, somente o envolvimento do gene *GATA2* foi identificado na predisposição a SMD.

    B) Mutações germinativas dos genes *RUNX1* e *CEBPA* estão envolvidas na SMD/leucemia mieloide aguda (LMA) familiar.

    C) Tem-se observado um importante papel da predisposição hereditária no desenvolvimento da SMD primária na infância.

    D) Síndromes de falências medulares hereditárias estão relacionadas com a predisposição para o desenvolvimento de SMD.

2. Quais são as principais características da síndrome de Emberger?

    A) Mielodisplasia e infecções de repetição.

    B) Perda auditiva associada à citopenia isolada.

    C) Linfedema primário e predisposição a SMD/LMA.

    D) Anemia e presença de verrugas em membros inferiores.

3. A deficiência de *GATA2* está associada aos seguintes distúrbios, EXCETO:

    A) Síndrome MonoMAC.

    B) Síndrome de Emberger.

    C) SMD com linfocitose e monocitose.

    D) Deficiência DCML (células dendríticas, monócitos e linfócitos B e NK).

4. Sobre a SMD associada a deficiência de *GATA2*, é CORRETO afirmar que:

    A) Ocorre com maior frequência em crianças menores de 5 anos.

    B) Tem estreita correlação com a presença de trissomia do cromossomo 8.

    C) É mais frequente em adolescentes com SMD, guardando estreita correlação com monossomia do 7.

    D) Mutações germinativas em *GATA2* são muito raras em SMD pediátrica e conferem pior prognóstico.

5. Quanto ao tratamento dos pacientes pediátricos com o diagnóstico de SMD com excesso de blastos, pode-se AFIRMAR que:

    A) O TCTH alogênico é a terapia de escolha.

    B) Apesar da toxicidade significativa, as taxas de cura chegam a 70% com a quimioterapia convencional, sem o TCTH.

    C) Todos os pacientes devem receber um protocolo de quimioterapia para LMA antes de serem encaminhados ao transplante.

    D) Pacientes com mutações germinativas de *GATA2* somente devem ser submetidos ao TCTH se houver evolução para LMA.

Respostas Comentadas na página 293.

capítulo 46

Transplante de Células-Tronco Hematopoiéticas na Doença Falciforme

Luiz Guilherme Darrigo Junior
Belinda Simões

Relato de caso

Menina, 8 anos de idade, parda, diagnóstico de doença falciforme (DF) ao nascimento por meio do "teste do pezinho" por cromatografia líquida de alta resolução (HPLC, *high performance liquid chromatography*). Quatro irmãos sadios sem DF. A paciente desde os 3 anos de idade apresentava quadros infecciosos de repetição, sendo internada diversas vezes com queixas de vômitos, desidratação, febre e dor abdominal. Em uma das internações, ficou 9 dias em unidade de terapia intensiva por febre, tosse produtiva, vômitos e cefaleia, com queda do estado geral, palidez acentuada, taquicardia e baço palpável a 8 cm abaixo do rebordo costal esquerdo. Foi diagnosticada infecção associada a sequestro esplênico. Nesse momento, apresentava desenvolvimento neuropsicomotor dentro dos parâmetros da normalidade. Há 1 ano, apresentou hemiparesia esquerda súbita com dificuldade em mexer a mão e em caminhar. Refere que a perna arrastava ao tentar deambular. Após avaliação por imagem, feito diagnóstico de isquemia da artéria cerebral média direita e, desde então, instituído tratamento com transfusões crônicas de concentrado de hemácias. Diante do quadro, a família procurou o serviço de hematologia pediátrica para opinião sobre transplante de células-tronco hematopoiéticas (TCTH). Foi realizado exame de HLA (*human leukocyte antigen*, antígeno leucocitário humano) nos quatro irmãos, sendo observada compatibilidade em dois deles.

Perguntas

1. Atualmente, no Brasil, quais modalidades de TCTH estão contempladas para o tratamento da doença falciforme?

   A) Transplante mieloablativo com doador familiar HLA compatível.

   B) Transplante mieloablativo com doador não aparentado HLA compatível.

   C) Transplante não mieloablativo com doador familiar HLA compatível.

   D) Transplante mieloablativo com doador haploidêntico.

2. Quais são as indicações de TCTH para pacientes com doença falciforme?

A) Presença de doença cerebrovascular associada à DF.

B) Uma síndrome torácica aguda nos últimos 12 meses.

C) Crise álgica.

D) Anemia.

3. Todas as medidas a seguir são consideradas importantes para serem realizadas antes do TCTH, EXCETO:

A) Manter hemoglobina S < 30%.

B) Tratamento de úlceras abertas.

C) Quelação de ferro nos pacientes politransfundidos.

D) Realização de tomografia computadorizada de crânio.

4. Quais das opções a seguir NÃO constituem uma inovação terapêutica atual para o tratamento dos pacientes com doença falciforme?

A) Terapia gênica.

B) Edição gênica pelo sistema CRISPR-Cas9.

C) Transplante com familiar não compatível (haploidêntico).

D) Transplante de células-tronco hematopoiéticas de cordão umbilical.

Respostas Comentadas na página 295.

capítulo 47

Trombose Venosa

Julia Maimone Beatrice

Relato de caso

Menina, 5 anos de idade, apresentou quadro de otite média aguda esquerda tratada com amoxacilina + clavulanato há 1 semana da internação, sem melhora. Evoluiu com prostração e manutenção de dor e febre mesmo em uso de antibiótico e corticosteroide oral há 5 dias. Internada para antibioticoterapia intravenosa com ceftriaxona. No 3º dia de internação, iniciou cefaleia importante, piora da prostração e sonolência. A tomografia de crânio e mastoides evidenciou, além da pansinusopatia e da otomastoidopatia bilateral, trombose de seios venosos transverso e sigmoide esquerdos com extensão até o forame jugular (Figura 47.1). Exames: hemoglobina 9,5 g/dL, leucócitos 12.870/mm^3 (desvio até mielócitos), plaquetas 603.000/mm^3; coagulograma normal (atividade de protrombina 100%, relação tempo de tromboplastina parcial ativada 1,01); fibrinogênio 377 mg/dL; D-dímero 1.300 ng/mL (aumentado); transaminases, função renal e líquido cefalorraquidiano normais; hemoculturas negativas.

Submetida a drenagem cirúrgica da mastoide, mastoidectomia simples e colocação de tubo de ventilação. Para melhor definição da trombose, realizada angiorressonância que confirmou falha de enchimento total dos seios transverso e sigmóideos com pequena imagem de sangramento próximo ao seio transverso (Figura 47.1). Sem sinais de hipertensão intracraniana.

Iniciada anticoagulação com enoxaparina (1 mg/kg/dose, subcutâneo, de 12/12 horas) 2 dias após o procedimento cirúrgico, sem intercorrências ou sangramentos, com controle de anti--Xa dentro da faixa terapêutica (0,6 UI/mL, referência 0,5-1,0). Tomografia de crânio de controle realizada 3 dias após o início da anticoagulação sem aumento na área de sangramento. Recebeu 14 dias de antibioticoterapia (cefepime e vancomicina) com melhora e alta para continuar o seguimento ambulatorial com hematologista pediatra. Após 3 meses de seguimento, repetido exame de imagem que evidenciou recanalização total dos seios acometidos. Manteve-se assintomática, sendo possível suspender a anticoagulação.

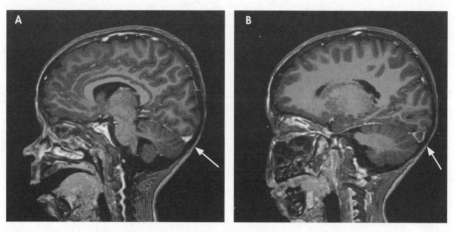

Figura 47.1. *Angiorressonância magnética venosa. A. Seio transverso à direita pérvio (seta). B. Seio transverso à esquerda apresentando falha de enchimento (seta).*
Fonte: Imagem cedida pelo Dr. Marcelo Straus Takahashi (DASA).

Perguntas

1. No caso descrito, a paciente apresentou trombose de seio venoso secundária a quadro infeccioso de mastoidite. Para confirmar o diagnóstico, qual é a conduta necessária?

    A) Angiotomografia ou angiorressonância.

    B) Ultrassonografia com Doppler.

    C) Avaliação do quadro clínico.

    D) D-dímero.

2. Qual é o tratamento de escolha para trombose de seio venoso em paciente estável e sem sangramento importante no exame de imagem?

    A) Trombólise.

    B) Trombectomia ou descompressão cirúrgica.

    C) Uso de medicação antiagregante plaquetária, como ácido acetilsalicílico, clopidogrel, dipiridamol.

    D) Uso de medicação anticoagulante, como heparina não fracionada, heparina de baixo peso molecular e antagonista de vitamina K.

3. Se no exame de imagem houver sinais de sangramento, qual é a melhor conduta?

    A) Contraindicar anticoagulação independentemente do tamanho do sangramento.

    B) Anticoagulação e monitorização radiológica precoce.

    C) Dar preferência por medicação antiagregante.

    D) Nenhuma das alternativas anteriores está correta.

4. Por quanto tempo se deve tratar uma trombose de seio venoso em crianças?

   A) Até o término da antibioticoterapia.

   B) Até a alta hospitalar.

   C) Durante 6 semanas.

   D) Por 3 a 6 meses.

Respostas Comentadas na página 299.

Capítulo 48

Recém-Nascido com Hemofilia

Jorge David Aivazoglou Carneiro
Daniele Martins Celeste

Relato de caso

Recém-nascido (RN) a termo, adequado para a idade gestacional, peso de nascimento 3.200 g, parto cesariana sem intercorrências, APGAR 9 e 10. Filho de mãe primigesta e hígida. Recebeu vitamina K na dose adequada, via oral, além da primeira dose da vacina hepatite B. Clinicamente estável, mamando bem, evoluiu com hematoma extenso no membro inferior direito, onde havia sido administrada a vacina (Figura 48.1).

Foram coletados os seguintes exames: hemoglobina 15,2 g/dL, hematócrito 45,6%, leucócitos 14.300/mm^3, plaquetas 345.000/mm^3, tempo de protrombina (TP) 12,8 s (11-15 s), atividade da protrombina (AP) 90%, relação normatizada internacional (RNI) 1,1 (0,9-1,1), relação tempo de tromboplastina parcial ativada (rTTPA) 2,24 (0,9-1,2) e tempo de trombina (TT) 16 s (15-20 s). Com esses resultados, foi ampliada a investigação para prolongamento do rTTPA. O fator VIII encontrava-se em concentração plasmática < 1%, concluindo-se pelo diagnóstico de hemofilia A grave.

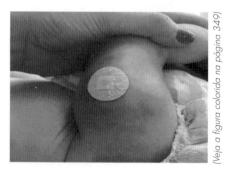

(Veja a figura colorida na página 349)

Figura 48.1. *Recém-nascido com hematoma após vacina.*
Fonte: Acervo dos autores.

A criança recebeu concentrado de fator VIII (níveis aproximados para elevação do fator VIII em 50%) por 3 dias, com involução importante do hematoma. Recebeu alta para seguimento no ambulatório de hemofilia.

À medida que iniciou a deambulação, os sangramentos aumentaram. Recentemente, aos 2 anos de idade, a criança apresentou novo sangramento articular, mas, neste último episódio, a dose habitual de concentrado de fator VIII não controlou o sangramento. Aventada a hipótese de que o paciente havia desenvolvido inibidor contra o fator VIII exógeno. O diagnóstico foi confirmado pela quantificação de altos títulos de inibidores (> 5 UB/mL).

Enquanto a família aguarda a decisão sobre o tratamento de indução de imunotolerância, a criança deverá ser tratada durante os episódios hemorrágicos com agentes de *bypass*, como o complexo protrombínico ativado ou o fator VII ativado recombinante.

Perguntas

1. Quanto aos neonatos que sangram, é CORRETO afirmar que:

A) História familiar negativa para hemofilia afasta esse diagnóstico.

B) Deficiência das proteínas da coagulação é a principal causa dos distúrbios hemostáticos.

C) A investigação inicial, além da história e do exame físico, baseia-se principalmente na contagem plaquetária e nos exames de coagulação TP/RNI e rTTPA.

D) Embora o sistema hemostático do RN esteja em desenvolvimento, os níveis plasmáticos da maioria das proteínas da coagulação são semelhantes aos valores em adultos.

2. Quanto ao diagnóstico de hemofilia, é VERDADEIRO afirmar que:

A) A doença de von Willebrand (DVW) não é um diagnóstico diferencial de hemofilia A.

B) Os exames de triagem incluem contagem plaquetária, TP, rTTPA e TT, com o rTTPA prolongado na hemofilia.

C) As hemofilias A e B são as únicas doenças hemorrágicas clinicamente significativas que devem ser investigadas quando o rTTPA se encontra prolongado.

D) Clinicamente, as hemofilias A e B são indistinguíveis e caracterizam-se principalmente por sangramentos cutaneomucosos, e articulações raramente são acometidas.

3. Quanto ao desenvolvimento de inibidores, pode-se afirmar que:

A) Uma vez presentes, não há como os inibidores serem erradicados.

B) Laboratorialmente, o teste qualitativo para pesquisa de inibidor é suficiente para programação do tratamento.

C) São anticorpos da classe IgG contra o fator infundido, capazes de inibir a atividade coagulante do fator exógeno, além de complicações de pacientes com hemofilia A.

D) Os anticorpos neutralizadores resultam de uma resposta imune complexa, envolvendo herança genética, mutações, infecções e exposição precoce e repetida aos concentrados dos fatores de coagulação nos quadros hemorrágicos agudos.

4. Com relação ao tratamento nas hemofilias, qual das alternativas está CORRETA?

A) Ácido tranexâmico deve ser utilizado de rotina como terapia adjuvante nos episódios hemorrágicos agudos.

B) A dose do fator a ser reposto é a mesma tanto na hemofilia A quanto na hemofilia B e depende exclusivamente do nível de fator basal do indivíduo.

C) Tem como principal pilar a reposição do fator de coagulação deficiente por meio de concentrados, seja por produtos derivados do plasma humano, seja por concentrados recombinantes (biologia molecular). A Federação Mundial de Hemofilia expressa preferência à utilização dos produtos recombinantes.

D) São dois os tratamentos possíveis para pessoas com hemofilia A e inibidor.

Respostas Comentadas na página 302.

Doença Falciforme e Febre

Isa Menezes Lyra
Ivana Paula Ribeiro Leite

Relato de caso

Menina, 1 ano e 3 meses, diagnóstico de anemia falciforme pela triagem neonatal, fazia acompanhamento regular em centro de referência para doença falciforme e estava em uso de penicilina oral, 125 mg de 12/12 horas, desde os 3 meses de idade. Cartão de vacina encontrava-se atualizado, incluindo a pneumocócica conjugada.

Foi admitida em hospital pediátrico de referência em hematologia, com história de diarreia iniciada há 4 dias (fezes amolecidas, sem sangue ou muco, cerca de quatro episódios por dia), evoluindo 1 dia depois com febre até 39°C. Fez uso domiciliar de dipirona, com alívio temporário da febre. Genitora procurou atendimento médico para a filha em hospital do município de origem, com 24 horas do aparecimento da febre, onde foi avaliada clinicamente. A paciente realizou exames laboratoriais e radiografia de tórax, com prescrição de cefalosporina de terceira geração (ceftriaxona), e recebeu alta a seguir para continuar o tratamento com antibiótico no domicílio.

Perguntas

1. No caso apresentado, com relação à febre em paciente com doença falciforme, assinale a alternativa CORRETA:

    A) A febre já tem um foco definido (trato gastrintestinal) e pode ser um quadro viral sem necessidade de uso de antibiótico.

    B) Como a paciente não apresenta sinais de gravidade, não há necessidade de internação, podendo fazer acompanhamento ambulatorial.

    C) A febre e as infecções em pacientes com doença falciforme ocorrem com mais frequência em pacientes com idade entre 5 e 15 anos.

    D) Em crianças com doença falciforme e temperatura ≥ 38,5°C, deve-se administrar imediatamente antibiótico parenteral empírico que forneça cobertura contra *Streptococcus pneumoniae* e organismos entéricos Gram-negativos.

2. Com relação à conduta adotada no manejo do quadro febril da paciente, assinale a alternativa CORRETA:

A) Crianças com anemia falciforme ou hemoglobinopatia S-beta^0-talassemia, febre e idade abaixo de 2 anos devem ser internadas pelo maior risco de bacteremia.

B) História de infecção invasiva anterior em pacientes com doença falciforme não aumenta o risco de infecção subsequente.

C) Os pacientes com doença falciforme e febre devem ser avaliados após 48 horas do início da febre.

D) O antibiótico de escolha para o manejo do paciente com doença falciforme febril é a vancomicina.

3. Quanto à profilaxia antibiótica em pacientes com doença falciforme, assinale a alternativa CORRETA:

A) A profilaxia deve ser iniciada aos 6 meses de vida, quando os níveis de hemoglobina fetal caem e aparecem as manifestações clínicas.

B) A profilaxia deve ser descontinuada para todos os pacientes com doença falciforme aos 5 anos de idade.

C) Antes da introdução da penicilina profilática, as crianças com anemia falciforme apresentavam risco 400 vezes maior de sepse por *S. pneumoniae* e risco 2 a 4 vezes maior de sepse por *Haemophilus influenzae* quando comparadas a crianças sem a doença.

D) Na impossibilidade de uso de penicilina benzatina injetável, deve-se considerar a penicilina oral, porque ela não é bem absorvida.

4. Com relação à suscetibilidade dos pacientes com doença falciforme às infecções, é CORRETO afirmar que:

A) Ocorre apenas devido à função esplênica prejudicada.

B) Ocorre principalmente devido à função esplênica prejudicada, mas também por defeito na ativação do complemento, deficiência de micronutrientes, isquemia tecidual e inflamação.

C) A perda da função esplênica ocorre após a autoesplenectomia.

D) A autoesplenectomia ocorre de forma semelhante nos indivíduos com hemoglobinopatias SS e SC.

Respostas Comentadas na página 305.

capítulo 50

Anemia Hemolítica Hereditária de Difícil Diagnóstico

Marcos Borato Viana

Relato de caso

Menino, 2 anos e 6 meses, 13 kg, comparece com os genitores ao serviço de Hematologia Pediátrica para investigação de anemia desde a idade de 5 meses. Recém-nascido a termo (38 semanas de gestação), peso de nascimento 2,9 kg, sem relato de intercorrências nos períodos gestacional ou perinatal. Não apresentou icterícia neonatal ou anemia ao nascimento. A focalização isoelétrica de hemoglobina na amostra neonatal de 5 dias está representada na Figura 50.1 e a cromatografia de troca catiônica de alto desempenho (HPLC, *high performance liquid chromatography*) na Figura 50.2.

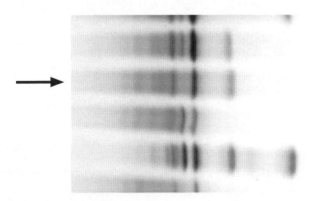

Figura 50.1. *Focalização isoelétrica (IEF) de amostra neonatal da criança; a amostra é a segunda, de cima para baixo; na quarta posição, referência das frações $F_{acetilada}$, A, F, S, C (da esquerda para a direita).*
Fonte: Acervo do autor.

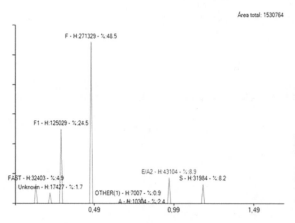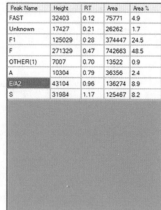

Figura 50.2. Cromatografia líquida de alto rendimento (HPLC) de amostra neonatal da criança.
Fonte: Acervo do autor.

Antes de completar 1 ano de idade desenvolveu, segundo relatório médico enviado, dois episódios de sequestro esplênico agudo que exigiram o uso de transfusão de concentrado de hemácias, e em um deles a concentração de hemoglobina chegou a 4 g/dL. Decidiu-se, então, por submeter a criança a regime de transfusão repetida mensalmente até que se pudesse realizar esplenectomia. O hemograma com 1 ano de idade, sob o regime de transfusão, mostrou Hb 9,4 g/dL, hematócrito 30%, hemácias 3.300.000/mm^3, reticulócitos 3,5%, leucometria global 8.200/mm^3 (neutrófilos 25%, linfócitos 65%, eosinófilos 4% e monócitos 6%), plaquetas 330.000/mm^3. A HPLC desse mesmo dia revelou o seguinte resultado: HbA 52,7%, HbF 4,7%, HbS 19,8%, Hb na janela E/A$_2$ 22,8%.

Com a idade de 1 ano e 10 meses, faltou a uma transfusão agendada e sofreu o terceiro episódio de sequestro esplênico agudo. Foi mantido no regime de transfusão continuada ("crônica") até a idade de 2 anos, quando foi indicada e realizada esplenectomia total.

Na consulta feita com 2 anos e meio, a criança encontra-se em bom estado geral, ativa, um pouco pálida, sem ictericía aparente, fígado a 4 cm do rebordo costal direito. Exames realizados: Hb 8,6 g/dL, hematócrito 27%, hemácias 2.900.000/mm^3, volume corpuscular médio 79 fL, hemoglobina corpuscular média 30 g/dL, reticulócitos 8,5%, leucometria global 8.200/mm^3 (neutrófilos 30%, linfócitos 60%, eosinófilos 4% e monócitos 6%), plaquetas 550.000/mm^3. A HPLC desse mesmo dia revelou o seguinte resultado: HbA ausente, HbF 8,7%, HbS 45,1%, Hb na janela E/A$_2$ 46,2%.

Perguntas

1. Com base na história clínica e quadro laboratorial, qual o diagnóstico mais provável?

    A) Anemia falciforme associada a variante de cadeia gama.

    B) Traço falciforme, associado a variante de cadeia alfa.

    C) Doença falciforme com dupla heterozigose HbS/Hb variante de cadeia beta.

    D) Persistência hereditária de hemoglobina fetal em heterozigose com HbS.

2. Qual das opções a seguir é a que define o diagnóstico da hemoglobina variante de cadeia beta em heterozigose composta com a HbS?

A) Eletroforese de hemoglobina em meio ácido e meio alcalino.

B) Eletroforese de hemoglobina e HPLC dos pais.

C) Análise detalhada do esfregaço do sangue periférico e da medula óssea.

D) Sequenciamento do gene da beta-hemoglobina.

3. Qual das afirmativas a seguir é a CORRETA?

A) Todas as hemoglobinas variantes de cadeia beta, quando co-herdadas com a HbS, determinam quadro clínico e laboratorial semelhantes aos da criança do caso clínico.

B) O hemograma dessa criança aos 2 anos e meio sugere a coexistência de anemia ferropriva, agravando o quadro clínico.

C) A esplenectomia imediata após o segundo episódio de sequestro esplênico agudo teria sido a indicação mais adequada na conduta com essa criança.

D) A mobilidade eletroforética e o tempo de retenção na HPLC excluem, antes mesmo da realização do sequenciamento gênico, o diagnóstico das hemoglobinopatias compostas, tipo SC, SE, SO^{Arab} ou SD^{Punjab}.

4. Qual das afirmativas a seguir é a CORRETA?

A) É provável que a pesquisa de drepanócitos em um dos pais seja positiva e, no outro, negativa.

B) A crise aplástica de medula óssea não ocorrerá nessa criança porque, para isso, a concentração relativa de HbS deve ser superior a 70%.

C) A profilaxia de infecção pneumocócica nessa criança deve ser com eritromicina, pois a penicilina perde sua eficácia em esplenectomizados.

D) A suplementação com ácido fólico torna-se desnecessária após a esplenectomia, pois houve redução do nível hemolítico.

Respostas Comentadas na página 308.

capítulo **51**

Citopenia, Febre e Esplenomegalia

Monica dos Santos Cypriano

Relato de caso

Menino, 6 meses, há 15 dias com febre e gemência ao urinar. A família o levou para atendimento médico, sendo diagnosticado com infecção urinária e tratado com antibiótico. Após 6 dias, como não houve melhora da febre, procurou novamente o pronto-socorro. Antecedentes de duas internações pregressas: aos 2 meses de idade por febre, hepatoesplenomegalia, bicitopenia [hemoglobina (Hb) 6,5 g/dL e plaquetas 41.000/mm^3], exantema macular em tórax e nódulo em axila esquerda e tratado com cefepima durante 7 dias por diagnóstico de sepse, e, aos 5 meses, por palidez, inapetência e febre. Antecedente de BCGíte tratada com isoniazida. História familiar de consanguinidade (pais primos de 1° grau). O exame físico tinha de significativo: bom estado geral, descorado 2+/4+, temperatura 37,7°C, abdome globoso, fígado a 3,5 cm do rebordo costal direito, baço a 6 cm do rebordo costal esquerdo. Exames laboratoriais: Hb 4,1 g/dL, leucócitos 710/mm^3, plaquetas 230.000/mm^3, eletrólitos, funções renal e hepática normais, triglicérides 318 mg/dL (normal < 150 mg/dL), ferritina 1.512 ng/mL e fibrinogênio 185 mg/dL.

Perguntas

1. Qual é o diagnóstico do lactente do caso descrito?

    A) Leucemia.

    B) Síndrome hemofagocítica.

    C) Imunodeficiência combinada grave.

    D) Histiocitose de células de Langerhans.

2. Qual é a causa mais provável da doença nesse lactente?

   A) Secundária a BCGíte.

   B) Secundária a infecção urinária.

   C) Genética – autossômica recessiva.

   D) Genética – autossômica dominante.

3. Qual é a melhor conduta nesse momento?

   A) Internação com antibióticos de amplo espectro.

   B) Encaminhamento para um geneticista para investigação.

   C) Internação com antibióticos para a infecção urinária.

   D) Encaminhamento para um hematologista para investigação.

4. Qual é o tratamento indicado para esse paciente?

   A) Pulsoterapia com corticosteroide.

   B) Imunossupressão e quimioterapia.

   C) Somente tratamento da infecção subjacente.

   D) Fator estimulador de colônias de granulócitos.

5. Qual é a conduta após a instituição do tratamento mencionado na pergunta 4?

   A) Seguir com a terapia de manutenção.

   B) Transplante de células-tronco hematopoiéticas.

   C) Suspender o tratamento tendo em vista a boa resposta.

   D) Manutenção somente da imunoglobulina intravenosa mensal.

Respostas Comentadas na página 310.

capítulo **52**

Transfusão, Tremores, Febre e Dor Lombar

Mônica Pinheiro de Almeida Veríssimo

Reações transfusionais são definidas como eventos adversos associados à transfusão de sangue total ou um de seus componentes. A gravidade pode variar de leve a fatal. As reações podem ocorrer durante a transfusão ou até 24 horas do término do procedimento (reações transfusionais agudas) ou após as 24 horas da transfusão, e até mesmo semanas depois (reações transfusionais tardias), sendo de natureza imunológica ou não imunológica.[1]

No Quadro 52.1, são apresentadas as reações transfusionais imediatas e tardias, reconhecidas internacionalmente, e que estão descritas no *Manual de Hemovigilância* do Ministério da Saúde publicado em 2015.[2]

Quadro 52.1. Reações transfusionais imediatas e tardias

Reações transfusionais imediatas	Reações transfusionais tardias
• Reação febril não hemolítica (RFNH) • Reação alérgica/anafilática • Reação por contaminação bacteriana • Reação hemolítica aguda imunológica • Reação hemolítica aguda não imune • Lesão pulmonar aguda relacionada com a transfusão (TRALI) • Reação hipotensiva relacionada com a transfusão • Sobrecarga circulatória associada à transfusão (TACO) • Dispneia associada à transfusão • Dor aguda relacionada com a transfusão • Distúrbios metabólicos	• Aloimunização/desenvolvimento de anticorpos irregulares • Doença do enxerto contra o hospedeiro pós-transfusional (DECH-PT) • Púrpura pós-transfusional • Reação hemolítica tardia • Transmissão de doenças infecciosas • Hemossiderose com comprometimento de órgãos

Fonte: Ministério da Saúde, 2015.[2]

130 | HEMATOLOGIA E HEMOTERAPIA PEDIÁTRICA

As reações às transfusões podem ocorrer mesmo obedecendo a todas as normatizações, além da indicação precisa e da administração correta dos hemocomponentes. Todas as pessoas envolvidas em prescrever e administrar transfusões devem ser hábeis em reconhecer uma reação transfusional e atuar prontamente com ações apropriadas. É fundamental uma avaliação clínica imediata do paciente para saber quais são o diagnóstico da reação transfusional e a melhor atuação. Deve-se sempre relatar toda e qualquer reação transfusional à agência transfusional para que medidas conjuntas sejam tomadas.

Relato de caso

Menina, 12 anos de idade, portadora de talassemia maior em regime de transfusão crônica. Recebeu transfusão de concentrado de hemácias fenotipado e pobre em leucócitos. Cerca de 15 minutos após o início da transfusão, apresentou calafrios, tremores, temperatura de 38,5°C, cefaleia, vômitos e dor lombar. Sem colúria. As frequências cardíaca e respiratória e a pressão arterial estavam estáveis. Médico e enfermagem foram acionados para avaliar essa reação adversa.

Perguntas

1. Qual reação transfusional imediata mais provável está ocorrendo com essa paciente?
   A) Reação alérgica/anafilática.
   B) Dor aguda relacionada com a transfusão.
   C) Reação febril não hemolítica.
   D) Reação por contaminação bacteriana.

2. Como se deve proceder nesses momentos iniciais de evolução da reação febril não hemolítica?
   A) Interromper a transfusão e observar.
   B) Comunicar a agência transfusional para orientações e conduta.
   C) Observar a paciente quanto ao aumento da temperatura, pois é importante saber quando estabilizará.
   D) Interromper a transfusão e manter um acesso venoso para uso de medicação tipo antitérmico e/ou meperidina se houver tremores significativos.

3. Quais exames devem ser realizados para confirmação diagnóstica?
   A) Dosagem de eletrólitos e hemograma completo.
   B) Repetir as provas de compatibilidade sanguínea.
   C) Coleta de hemocultura do paciente e da bolsa transfundida, Coombs direto e indireto, urina I, dosagem de bilirrubinas total e frações e dosagem de haptoglobinas.
   D) Nenhuma das alternativas anteriores está correta.

4. Quais seriam as medidas para prevenção da reação febril não hemolítica que você faria nesse caso?

A) Uso de filtro deleucocitário pré-estocagem.

B) Uso de antitérmico antes de cada transfusão.

C) Não faria nenhuma medida, pois não teria como prevenir esse evento.

D) Nenhuma das alternativas anteriores está correta.

Respostas Comentadas e Referências bibliográficas na página 312.

capítulo **53**

Anemia por Distúrbio de Membrana

Paulo do Val Rezende
Marcos Borato Viana

Relato de caso

Lactente de 9 meses de idade, 7 kg, menino, comparece ao serviço de Hematologia Pediátrica para investigação de anemia desde o período neonatal. Recém-nascido a termo, peso de nascimento 3,5 kg, sem intercorrências nos períodos gestacional ou perinatal. Apresentou icterícia neonatal e anemia com 24 horas de vida e baço palpado a 2 cm do rebordo costal esquerdo (RCE). Foi submetido à fototerapia durante 5 dias e não recebeu transfusão. Exames com 24 horas de vida: hemoglobina (Hb) 10,0 g/dL; volume corpuscular médio (VCM) 68,8 fL; leucometria 10.500/mm³ (segmentados 30%, linfócitos 60%); plaquetas 850.000/mm³, reticulócitos 7,5%; desidrogenase láctica (DHL) 740 UI/L; Coombs direto negativo; bilirrubina total (BT) 15,2 mg/dL (indireta 14,9 mg/dL e direta 0,3 mg/dL). O esfregaço de sangue periférico mostrava intensa anisopoiquilocitose, com policromatofilia, microesferócitos e fragmentos de hemácias. A contagem manual de plaquetas foi de 350.000/mm³. O resultado do teste do pezinho, com 4 dias de vida, foi perfil de HbFA. Questionados sobre a história familiar, os pais relataram que ambos sempre apresentaram "anemia leve", sem necessidade de transfusão sanguínea.

Aos 3 meses de idade, o paciente foi admitido em serviço de urgência com relato dos pais de piora da palidez após episódio de gastrenterite viral. Ao exame, estava afebril, porém prostrado e taquicárdico, baço a 4 cm do RCE. Exames: Hb 7,0 g/dL; VCM 66 fL; leucometria 14.300/mm³ (segmentados 40%, linfócitos 50%); plaquetometria automatizada 900.000/mm³; reticulócitos 10%; DHL 830 UI/L; BT 9,8 mg/dL (indireta 9,4 mg/dL e direta 0,4 mg/dL). Recebeu uma transfusão de concentrado de hemácias deleucocitado.

Atualmente, com 9 meses de idade, encontra-se em bom estado geral, com palidez moderada e icterícia leve. Baço a 3 cm do RCE. Últimos exames: Hb 7,5 g/dL; VCM 65 fL; leucometria 12.200/mm³ (segmentados 45%, linfócitos 50%); plaquetometria automatizada 760.000/mm³; contagem manual de plaquetas 490.000/mm³; reticulócitos 9,0%; DHL 750 UI/L; BT 7,5 mg/dL (indireta 7,0 mg/dL e direta 0,5 mg/dL). A Figura 53.1 mostra o esfregaço do sangue periférico.

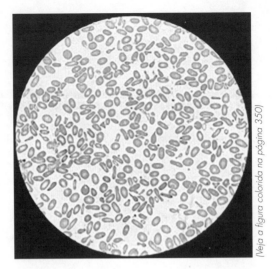

Figura 53.1. *Esfregaço do sangue periférico, com aumento de 1.000 vezes (100 × 10).*
Fonte: Acervo dos autores.

Perguntas

1. Com base na história clínica e no quadro laboratorial, qual é o diagnóstico mais provável?
   A) Incompatibilidade ABO.
   B) Piropoiquilocitose hereditária.
   C) Anemia hemolítica autoimune.
   D) Deficiência de glicose-6-fosfato-desidrogenase.

2. Das opções a seguir, qual define o diagnóstico da piropoiquilocitose?
   A) Anemia microcítica.
   B) Hiperbilirrubinemia indireta.
   C) Elevação de DHL e reticulocitose.
   D) Análise do esfregaço de sangue periférico.

3. Quais são as possíveis opções de tratamento da criança com piropoiquilocitose?
   A) Esplenectomia.
   B) Suplementação com ácido fólico.
   C) Suporte transfusional com concentrado de hemácias.
   D) Todas as opções anteriores estão corretas.

Respostas Comentadas na página 314.

capítulo **54**

Dietas Restritivas

Célia Martins Campanaro

Relato de caso

Menina, 6 meses de idade, branca, internada por palidez, cansaço e irritabilidade há 1 semana. Nasceu a termo (39 semanas), peso de 3.100 g, comprimento de 49 cm, sem intercorrências. Mãe primigesta, vegetariana estrita há 10 anos, dosagem de vitamina B_{12} atual diminuída. Aos 4 meses de idade, observou-se baixo ganho de peso na criança, que estava em investigação no neuropediatra por atraso de desenvolvimento neuropsicomotor. Rastreio de doença metabólica negativo. Aleitamento materno exclusivo, mamando pouco no último mês por cansaço. Exame físico: regular estado geral, irritada, hipotônica, dispneica, descorada (3+/4+), ictérica +/4+, fígado e baço palpáveis no rebordo costal. Peso de 4.800 g.

Exames laboratoriais: glóbulos vermelhos 1.900.000/mm³, hemoglobina 5,1 g/dL, hematócrito 18%, volume corpuscular médio 110 fL, hemoglobina corpuscular média 26 pg, concentração de hemoglobina corpuscular média 28 g/dL, leucócitos 2.800/mm³ (1% bastonetes, 21% segmentados, 2% eosinófilos, 1% basófilos, 71% linfócitos, 4% linfócitos atípicos), plaquetas 123.000/mm³. Esfregaço periférico com macrocitose, poiquilocitose e neutrófilos plurisegmentados. Reticulócitos 0,4%, desidrogenase láctica (DHL) 2.100 UI/L, bilirrubinas totais 2,5 mg/dL (indireta 2,0 mg/dL, direta 0,5 mg/dL), vitamina B_{12} 50 ng/L (250 a 1.100 ng/L), ácido fólico 16 ng/mL (normal), homocisteína 68 micromoles/L (5 a 15), ácido metilmalônico 3,5 micromoles/L (0,08 a 0,56). Mielograma compatível com anemia megaloblástica (Figura 54.1).

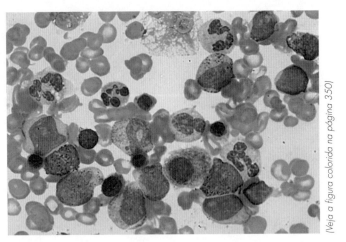

Figura 54.1. *Mielograma: medula óssea hipercelular. Alterações megaloblásticas, neutrófilos hipersegmentados, sem sinais de malignidade, sem critérios para síndrome mielodisplásica.*
Fonte: Acervo da autora.

Perguntas

1. Qual é a causa mais comum de anemia megaloblástica em lactentes?

   A) Anemia perniciosa materna.

   B) Defeitos na absorção de vitamina B_{12}.

   C) Erro inato do metabolismo da vitamina B_{12}.

   D) Filhos de mãe vegetariana estrita por tempo prolongado e em aleitamento materno exclusivo.

2. Quais são os exames laboratoriais a serem solicitados quando há dúvida se a anemia megaloblástica é por deficiência de vitamina B_{12} ou de ácido fólico?

   A) Homocisteína e ácido metilmalônico.

   B) Dosagem de cianocobalamina urinária, DHL e bilirrubinas.

   C) Mielograma, biópsia de medula óssea, cariótipo e imunofenotipagem.

   D) Endoscopia com biópsia duodenal, pesquisa de *Helicobacter pylori* e autoanticorpos anticélulas parietais.

3. Quais são as opções terapêuticas para essa paciente com deficiência de vitamina B_{12}?

   A) Vitamina B_{12} intranasal 1.000 mcg/dia.

   B) Vitamina B_{12} 5.000 mcg intramuscular (IM) dose única.

   C) Vitamina B_{12} 5.000 mcg, IM, semanal e ácido fólico 2 mg/dia, via oral.

   D) Vitamina B_{12} 250 a 1.000 mcg/dia, IM, por 1 semana e, depois, semanal até a normalização dos exames laboratoriais, além de orientação alimentar.

4. Quanto ao metabolismo da vitamina B_{12}, qual é a alternativa CORRETA?

A) A vitamina B_{12} atua na conversão da homocisteína em metionina por meio da adenosil B_{12}.

B) A vitamina B_{12} e o folato participam bioquimicamente na mesma via metabólica.

C) A vitamina B_{12} denominada ativa está ligada à transcobalamina I.

D) A vitamina B_{12} liga-se ao fator intrínseco ao chegar ao estômago.

Respostas Comentadas na página 317.

capítulo **55**

Priapismo

Isa Menezes Lyra
Ivana Paula Ribeiro Leite

Relato de caso

Menino, 17 anos de idade, negro, foi admitido em unidade de emergência por ereção mantida em pênis há cerca de 7 horas. Esse é o segundo episódio no período de 1 mês, sendo que o outro regrediu após 30 minutos de hidratação oral e uso de dipirona. Informa ser portador de anemia falciforme diagnosticada aos 2 anos de idade, quando iniciou seguimento clínico. Estava em acompanhamento regular até os 15 anos e fazia uso de hidroxiureia desde os 10 anos. Por motivos sociais, sua família foi morar no interior do estado e o tratamento foi interrompido. Nega trauma local. Refere vida sexual ativa. Solicitada avaliação do hematologista pediátrico e do urologista, pois o paciente não apresentou melhora do quadro a despeito da analgesia e da hidratação realizadas. Exame físico: paciente com fácies de dor (9 de 10 na escala visual numérica), pálido, hidratado, eupneico, afebril, ictérico 2+/4+. Exame físico normal, à exceção de presença de rigidez e edema na região peniana (correspondente aos corpos cavernosos), poupando a glande.

Perguntas

1. Levando-se em consideração o mecanismo mais frequente de priapismo em pacientes com anemia falciforme e o tempo de evolução do quadro apresentado pelo paciente no caso em questão, o priapismo deve ser classificado como:

   A) Priapismo de baixo fluxo, episódio menor.

   B) Priapismo de baixo fluxo, episódio maior.

   C) Priapismo de alto fluxo e isquêmico recorrente.

   D) Priapismo do tipo *stuttering* ou isquêmico recorrente.

2. Qual é o tratamento adequado para o priapismo do paciente do caso descrito?

A) Manter a hidratação e a analgesia e solicitar a avaliação com urgência do urologista para que seja realizada drenagem cirúrgica e posterior infusão de agente alfa-adrenérgico indicada no priapismo de baixo fluxo, pois há risco de disfunção erétil.

B) Manter a hidratação e a analgesia e solicitar a avaliação com urgência do urologista para que seja realizada a irrigação com solução salina e uso de agente alfa-adrenérgico indicada no priapismo de baixo fluxo, pois já há risco de disfunção erétil.

C) Aumentar a hidratação e a analgesia, pois ainda está dentro do período esperado para a regressão do quadro sem que haja dano tecidual, pois isso começa a acontecer após 24 horas do início do quadro.

D) Indicar a realização de transfusão de concentrado de hemácias, sem que seja realizado qualquer procedimento local, pois o ideal é reduzir a concentração de HbS.

3. Qual das medicações a seguir está indicada para a prevenção de episódios recorrentes de priapismo?

A) Fluoxetina.

B) Hidroxiureia.

C) Ômega 3.

D) Propanolol.

4. O uso de transfusão de concentrado de hemácias deve ser realizado em pacientes com anemia falciforme e priapismo e é justificado em qual das seguintes situações?

A) Início do quadro para reversão rápida.

B) Após drenagem de corpos cavernosos para melhorar o fluxo sanguíneo.

C) Em pacientes refratários à drenagem cirúrgica e às intervenções farmacológicas.

D) Em pacientes com quadros refratários ao tratamento de hidratação e à analgesia a fim de evitar procedimento cirúrgico.

Respostas Comentadas na página 320.

capítulo 56

Recém-Nascido com Síndrome de Down e Leucocitose

Isis Maria Quezado Magalhães
José Carlos Martins Córdoba

Relato de caso

Neonato do sexo masculino, segundo filho, parto cesariana por crescimento intrauterino restrito, características de síndrome de Down (SD). Desconforto respiratório que necessitou de ventilação não invasiva por 48 horas. Com 24 horas de vida, o paciente apresentou icterícia com bilirrubina total 9,25 mg/dL (direta 3,21 mg/dL e indireta 6,05 mg/dL), hemograma com leucocitose 40.430/mm³ com desvio à esquerda até metamielócito e 60% blastos (Figura 56.1), hemoglobina (Hb) 12,2 g/dL, hematócrito (Ht) 38,7% e plaquetas 304.300/mm³. Como a proteína C-reativa estava aumentada (1,07 mg/dL, referência < 0,16), foi feito diagnóstico de sepse precoce e iniciado antibiótico. A equipe de hematologia pediátrica suspeitou de síndrome mieloproliferativa neonatal da SD. Foi coletado sangue para pesquisa de mutação do gene *GATA1* por sequenciamento direto pelo método Sanger, resultando em mutação no éxon 2 GATA1:c.49C>T p.Gln17*.

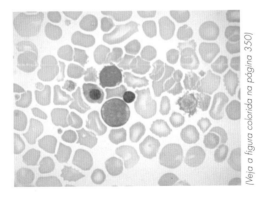

(Veja a figura colorida na página 350)

Figura 56.1. *Fotomicrografia da lâmina diagnóstica.*
Fonte: Acervo dos autores.

A imunofenotipagem de sangue periférico mostrou 44,3% de blastos mieloides com marcadores de diferenciação megacariocítica e expressão de CD7. Evoluiu com piora clínica e insuficiência respiratória, necessitando de suporte ventilatório. Houve queda da leucometria e das plaquetas e os exames bioquímicos mostraram sinais de síndrome de lise tumoral espontânea, com insuficiência renal que exigiu terapia substitutiva com diálise peritoneal. Houve recuperação gradual com retirada da terapia substitutiva e foi possível extubação com sucesso. Necessitou de transfusões de suporte com concentrado de hemácias e de plaquetas. O cariótipo foi 47,XY,+21c.

Perguntas

1. Quais são os diagnósticos diferenciais possíveis para neonatos com SD, leucocitose e plaquetas normais, como no caso relatado?

   A) Infecção congênita.

   B) Leucemia congênita.

   C) Leucemia transitória neonatal da SD.

   D) Alterações hematológicas benignas transitórias do neonato com SD e cardiopatia congênita.

2. Qual é o critério diagnóstico para a síndrome mieloproliferativa transitória da síndrome de Down (SMT-SD)?

   A) Citopenias.

   B) Esplenomegalia.

   C) Mutação no gene *GATA 1*.

   D) Mais de 20% de células imaturas mieloides FAB M7 na medula óssea.

3. Qual é o quadro clínico observado no neonato com SMT-SD?

   A) Derrame pericárdio ou pleural.

   B) Alterações de função hepática.

   C) Assintomático com blastos circulantes no período neonatal.

   D) Todas as alternativas anteriores.

4. Como deve ser tratada a SMT-SD?

   A) Nunca se deve tratar com quimioterapia.

   B) Iniciar imediatamente protocolo de quimioterapia para LMA.

   C) Quimioterapia para prevenir reaparecimento da leucemia aos 2 anos.

   D) Baixas doses de citarabina nos casos com hiperleucocitose, plaquetopenia ou insuficiência hepática.

Respostas Comentadas na página 322.

Neutropenia Febril no Paciente Oncológico

Ana Lucia Munhoz C. Albuquerque
Soraia Taveira Rouxinol

Relato de caso

Menino, 15 anos de idade, negro, em tratamento de recaída medular tardia de leucemia linfoide aguda B, iniciou quadro de febre alta e dor em local de inserção do cateter totalmente implantado tipo port. Chegou ao hospital 1 hora após o início do quadro. Estava pós-bloco HR3 de quimioterapia do Protocolo BFM-AEIOP 2013, alto risco. Ao exame físico, apresentava icterícia, prostração intensa, mucosas hipocoradas, desidratação, enchimento capilar lentificado, pulsos finos, taquicardia e febre. Local da inserção do cateter sem sinais flogísticos; porém, com dor ao toque. Exames laboratoriais demostravam pancitopenia, com 200 leucócitos/mm^3, 0 neutrófilo/mm^3, 6.000 plaquetas/mm^3, hiperbilirrubinemia às custas de bilirrubina direta, creatinina de 1,2 mg/dL e proteína C-reativa 8,5 mg/dL (normal < 0,5). A neutropenia após a quimioterapia se iniciou por volta de 4 dias antes do quadro atual. Foram coletadas duas amostras de hemoculturas, periférica e do cateter, sendo o cateter prontamente desativado pela dor à manipulação do dispositivo. Iniciou-se tratamento com meropenem e vancomicina, de acordo com o protocolo da instituição, pois o paciente era colonizado por bastonete Gram-negativo produtor de betalactamases de espectro estendido (ESBL) e apresentava dor em inserção de cateter. O adolescente apresentou piora clínica importante, necessitando de doses elevadas de aminas vasoativas, hemodiálise e ventilação mecânica invasiva. Foi isolada *Escherichia coli* produtora de ESBL nas duas amostras de hemocultura, simultaneamente. Apesar de serem adotadas as medidas de ressuscitação, de acordo com os protocolos vigentes, o paciente evoluiu para óbito.

Perguntas

1. Qual é a conduta diante de um paciente pós-bloco de quimioterapia com neutropenia, mau estado geral e afebril?

   A) Avaliar o paciente e orientar a família a retornar ao hospital em caso de febre.

   B) Coletar hemoculturas e iniciar imediatamente antimicrobiano de amplo espectro de ação.

   C) Coletar hemoculturas e aguardar os resultados para avaliar início de antimicrobianos, pois o paciente está afebril.

   D) Prescrever hidratação intravenosa e aguardar o resultado do hemograma para confirmar a neutropenia e determinar sua magnitude.

2. Qual é o melhor tratamento antimicrobiano para o paciente com neutropenia febril?

   A) Antimicrobianos de amplo espectro, sem levar em consideração a microbiota local.

   B) Hiper-hidratação, oxigenoterapia e antimicrobianos destinados ao foco de infecção.

   C) A primeira escolha são os antimicrobianos de amplo espectro, incluindo sempre a vancomicina.

   D) Monoterapia com betalactâmicos com ação antipseudomonas, como cefalosporina de quarta geração, piperacilina/tazobactam ou carbapenêmicos (p. ex., meropenem).

3. Qual é o tratamento quando a neutropenia febril se prolonga por mais de 96 horas?

   A) Se o paciente estiver estável, manter o esquema antimicrobiano empírico; não trocar apenas pela persistência da febre.

   B) Trocar o antimicrobiano, independentemente do resultado das hemoculturas e do estado geral do paciente.

   C) Suspender precocemente os antimicrobianos e repetir as culturas.

   D) Associar um antimicrobiano glicopeptídeo.

4. Assinale a alternativa CORRETA:

   A) Lesões de pele em pacientes com neutropenia febril não devem ser biopsiadas.

   B) Todos os pacientes em uso de quimioterapia têm o mesmo risco para infecções fúngicas invasivas.

   C) Pacientes com neutropenia febril $\geq$ 96 horas devem fazer tomografia de tórax e imagem do abdome, porque têm alto risco para infecção fúngica invasiva.

   D) Os pacientes com neutropenia e câncer não apresentam maior risco de desenvolver infecção fúngica, quando comparados àqueles sem neutropenia.

Respostas Comentadas na página 324.

Síndrome de Evans

Meire Aparecida Tostes Cardoso

Relato de caso

Menina, 8 anos de idade, encaminhada ao hematologista pediátrico com história de palidez cutaneomucosa, adinamia e colúria iniciadas 1 semana após quadro de diarreia aguda, sem outras queixas. Exame físico normal, exceto pela palidez cutaneomucosa e pela icterícia. Os exames laboratoriais confirmaram diagnóstico de síndrome de Evans (Tabela 58.1). Devido à anemia intensa, optou-se por pulsoterapia com metilprednisolona intravenosa (IV) e imunoglobulina humana IV por 5 dias e transfusão de concentrado de hemácias 5 mL/kg. A paciente evoluiu sem intercorrências, com boa resposta ao tratamento e estabilização da hemoglobina. Recebeu alta hospitalar 7 dias após a internação para acompanhamento ambulatorial. A corticoterapia foi suspensa 8 semanas após o início do tratamento, com os exames normais. Aos 10 anos de idade (18 meses após o diagnóstico de síndrome de Evans), entrou na emergência pediátrica com quadro de petéquias e equimoses disseminadas; negava sangramento mucoso, com hemograma evidenciando plaquetopenia isolada (Tabela 58.1). Com hipótese diagnóstica de síndrome de Evans e reagudização como trombocitopenia imune (PTI), foi iniciada corticoterapia oral com prednisona 2 mg/kg/dia, normalizando a contagem de plaquetas após 2 semanas de tratamento (349.000/mm^3). Após 6 meses, a paciente segue em acompanhamento ambulatorial, sem intercorrências, com contagem de plaquetas normal e sem necessidade de corticosteroide.

Tabela 58.1. Exames laboratoriais da paciente

Exames	8 anos de idade	10 anos de idade
Hemoglobina (g/dL)/Hematócrito (%)	3,8/8	14,3/41
VCM (fL)/HCM (pg)/RDW (%)	89/33/10	85/29/13,8
Leucócitos (/mm³) [bastonetes, neutrófilos, eosinófilos, basófilos, linfócitos, monócitos (%)]	23.300 (6, 80, 0, 0, 12 ,2)	9.900 (0, 54, 3, 0, 37, 6)
Plaquetas (/mm³)	80.000	9.000
Reticulócitos (%)	21,2	2
Haptoglobina (40-280 mg/dL)	1	120
Desidrogenase láctica (313-618 U/L)	1.609	239
Proteína C-reativa (PCR)	Normal	Normal
Bilirrubina total (mg/dL) Bilirrubina direta/bilirrubina indireta	7,3 1,0/6,2	0,5 0,1/0,4
Coombs direto	IgG/C3d positivos	Negativo
Coombs indireto	Positivo	Negativo
Transaminases – TGO/TGP (U/dL)	25/26	26/20
GGT/fosfatase alcalina (U/dL)	16/113	20/182
Ureia/creatinina (mg/dL)	26/0,5	22/0,4
Aspirado de medula óssea (MO)	MO normocelular com hiperplasia megacariocítica e eritrocítica, morfologia preservada	MO normocelular com hiperplasia megacariocítica, morfologia preservada
Sorologias: VHB, VHC, HIV, EBV, CMV, HTLV, eritrovírus B19	Não reagentes	Não reagentes
Complemento: C3 (88-165 mg/dL) C4 (13-44 mg/dL)	84 10	NR NR
Pesquisa ALPS (até 2,5%)	0,5	0,23
FAN	Não reagente	Não reagente
Anticoagulante lúpico	Ausente	Ausente

ALPS: autoimmune lymphoproliferative syndrome (síndrome linfoproliferativa autoimune); CMV: citomegalovírus; EBV: vírus Epstein-Barr; FAN: fator antinúcleo; GGT: gama glutamil transferase; HCM: hemoglobina corpuscular média; HIV: vírus da imunodeficiência humana; HTLV: vírus linfotrópico humano; NR: não realizado; RDW: red cell distribution width (amplitude de distribuição dos glóbulos vermelhos); TGO: transaminase glutâmico oxalacética; TGP: transaminase glutâmico pirúvica; VCM: volume corpuscular médio; VHB: vírus da hepatite B; VHC: vírus da hepatite C.
Fonte: Elaborada pela autora.

Perguntas

1. Quando considerar que uma criança apresenta síndrome de Evans?

   A) Anemia hemolítica autoimune (AHAI) associada à PTI.

   B) AHAI e neutropenia autoimune.

   C) AHAI anticorpo quente associada à PTI simultânea ou sequencialmente e, algumas vezes, neutropenia autoimune.

   D) PTI e neutropenia autoimune.

2. Entre as causas a seguir, além das doenças autoimunes, quais são aquelas mais frequentemente associadas à síndrome de Evans na infância?

   A) Infecções, distúrbios linfoproliferativos.

   B) Infecções, deficiência congênita da ADAMTS-13.

   C) Púrpura trombocitopênica trombótica, imunodeficiências.

   D) Infecções, distúrbios linfoproliferativos, imunodeficiências.

3. Qual é o tratamento de primeira linha da síndrome de Evans na criança?

   A) Corticosteroides.

   B) Rituximabe.

   C) Esplenectomia.

   D) Imunoglobulina intravenosa humana.

Respostas Comentadas na página 328.

capítulo **59**

Eczema, Lesão Óssea, Pancitopenia, Hepatoesplenomegalia

Monica dos Santos Cypriano

Relato de caso

Menina, 1 ano e 11 meses de idade, há 2 meses com dor e inchaço no braço direito e lesões no couro cabeludo e nas dobras de pele. Nega febre, anorexia, queda do estado geral ou perda de peso. Procurou serviço médico, onde realizou radiografia do braço direito e foi internada com a hipótese diagnóstica de osteomielite. Ao exame físico, apresentava palidez, lesões cutâneas lembrando dermatite seborreica no couro cabeludo, na axila e na virilha, abdome globoso com fígado a 2 cm do rebordo costal direito e baço a 1 cm do rebordo costal esquerdo, membro superior direito com discreto edema, sem hiperemia e sem dor à movimentação passiva. Exames laboratoriais: hemoglobina 8,3 g/dL, leucócitos 2.500/mm³ (neutrófilos 890/mm³), plaquetas normais e velocidade de hemossedimentação 65 mm. A radiografia do braço revelou lesão osteolítica em terço distal de úmero direito. Foi solicitada avaliação do ortopedista que indicou a realização de biópsia. O anatomopatológico mostrou infiltrado inflamatório por histiócitos, eosinófilos e macrófagos com imuno-histoquímica positiva para CD68, CD1a e CD207.

Perguntas

1. Qual é o diagnóstico dessa paciente?

    A) Leucemia.

    B) Osteomielite.

    C) Sarcoma de Ewing.

    D) Granuloma eosinofílico.

2. Quais são os exames necessários para estadiamento dessa paciente?

   A) Biópsia da pele.

   B) Biópsia hepática.

   C) Cintilografia óssea.

   D) Ressonância magnética do braço direito.

3. Qual é o tratamento inicial?

   A) Prednisona e vimblastina.

   B) Cirurgia para ressecção da lesão.

   C) Somente observacional.

   D) Transplante de medula óssea.

4. Qual é a afirmação CORRETA com relação aos fatores prognósticos para essa doença?

   A) Diabetes insípido está relacionado com mau prognóstico.

   B) A resposta adequada ao tratamento inicial é um fator de bom prognóstico.

   C) Lactentes sempre apresentam prognóstico pior que pacientes mais velhos.

   D) O número de órgãos envolvidos só é importante se a função desses órgãos estiver afetada.

5. Na reavaliação, essa paciente apresenta melhora da lesão óssea e cutânea, porém persistência da anemia e fígado palpável a 4 cm do rebordo costal direito. Qual é a melhor conduta?

   A) Mudar o esquema terapêutico.

   B) Realizar mais 6 semanas de vimblastina e prednisona.

   C) Passar para a fase de manutenção com pulsos de vimblastina e prednisona a cada 3 semanas.

   D) Passar para a fase de manutenção com pulsos de vimblastina e prednisona a cada 3 semanas e uso de 6-mercaptopurina contínuo.

Respostas Comentadas na página 331.

capítulo 60

Transfusão de Granulócitos

André Luís Albiero

O tema da transfusão de concentrado de granulócitos (CG) é ainda bastante polêmico na Medicina Transfusional. As referências, sobretudo em adultos, ainda produzem resultados conflitantes, o que impede que essa prática seja adotada com unanimidade pela comunidade médica.

A proposta de transfusão de CG para tratamento de infecções em pacientes neutropênicos graves é antiga – remonta aos anos 1930[1] – e, a cada vez que parecia avançar, recuava diante do lançamento de antibióticos de espectro mais amplo. Do mesmo modo, o desenvolvimento e a popularização de fatores estimuladores de colônias de granulócitos (G-CSF) e de granulócitos macrófagos (GM-CSF) tiveram a pretensão de sepultá-la definitivamente nos anos 1980; porém, não conseguiram. Há categorias de pacientes que resistem a esses contornos e ainda clamam por transfusão de CG.

No início dos anos 1990, esses mesmos fatores G-CSF e GM-CSF aplicados em dose única e associados ao desenvolvimento de novos equipamentos de aférese resultaram na realização de coletas em doadores saudáveis e deram fôlego novamente à proposta.[2] Coletados dessa forma, estudos cinéticos demonstraram que os granulócitos transfundidos permanecem viáveis por até 24 horas após a transfusão. A associação de dexametasona aos protocolos de mobilização proporcionou a produção de unidades ainda mais ricas em granulócitos.[3]

A complexidade logística para a produção desses hemocomponentes faz com que os grupos de pacientes em estudo sejam pequenos[4] e a disponibilidade de unidades, inconstante. Patologias, infecções, antibióticos e antifúngicos diferentes e em diferentes associações dificultam a realização de estudos comparativos que cristalizem indubitável e favoravelmente as indicações de transfusão de CG.

Dos agentes infecciosos cuja resposta ao tratamento mais depende de recuperação medular e contagem adequada de granulócitos, os fungos (*Candida*, *Fusarium*, entre outros) representam os principais.[1] Isso faz com que as indicações de transfusão de CG em pacientes neutropênicos com infecção fúngica documentada ainda figurem como razoáveis.

Um dos aspectos capitais, embora muitas vezes negligenciado, na análise desses resultados é a dose (quantidade de granulócitos por unidade) em relação à volemia do paciente. Um dos estudos multicêntricos randomizados mais bem desenhados para definir a eficácia do tratamento de infecções em pacientes neutropênicos graves, note-se, com transfusões "diárias" de CG, o RING (*resolving infection in neutropenia with granulocytes*) aponta uma tendência vantajosa para aqueles cuja relação dose/peso seja maior que $0,6 \times 10^9$ granulócitos/kg.[5]

Esse fato coloca as crianças em vantagem com relação aos pacientes adultos, elevando-as a uma categoria de pacientes em que a transfusão de CG tem o potencial de oferecer mais benefícios do que riscos, em situações específicas e bem controladas.[6,7]

Um aspecto que influencia sobremaneira o sucesso dos resultados é o próprio prognóstico do paciente. A seleção de pacientes com indicação para transfusão de CG passa necessariamente pela conclusão de que o paciente, quando oncológico, esteja em remissão completa. Para pacientes não oncológicos (aplásicos ou com doença granulomatosa crônica), elege-se como critério de investimento a resposta ao uso de imunomoduladores e/ou a disponibilidade de doadores de células-tronco hematopoiéticas em curto prazo. Transfusão de CG é uma proposta terapêutica de suporte por tempo limitado, com previsão de início e fim, e seu uso não deve ser proposto por tempo indeterminado.

Na análise do prognóstico, pacientes com múltiplas disfunções orgânicas, como insuficiências respiratória, cardíaca, hepática e renal e necessidade de uso de drogas vasoativas, indicam prognóstico reservado em que pouco benefício trará a transfusão de CG.

A indicação não se faz necessária para pacientes com mais de 500 granulócitos/mm^3, tampouco naqueles que iniciaram G-CSF e/ou tenham iniciado (ou trocado) antibiótico/antifúngico há menos de 48 horas da proposição de transfusão de CG.

Além da contagem diária de granulócitos, deve-se eleger alguns parâmetros muito objetivos para seguimento da resposta à transfusão de CG: curva de temperatura do paciente, sua estabilidade hemodinâmica, exames de imagem, proteína C-reativa e negativação de culturas.

A ideia é transfundir mais que $0,6 \times 10^9$ granulócitos/kg diariamente e acompanhar esses parâmetros de resposta. A unidade de CG deve ser isogrupo e o doador escolhido precisa ter bom acesso venoso e sorologia completa negativa recente [a sorologia para citomegalovírus do doador depende da do receptor]. Portanto, os melhores candidatos costumam ser escolhidos entre os doadores de plaquetas ou plasma por aférese do serviço.

Como não existe "estoque" de CG (os granulócitos perdem viabilidade 24 horas após a coleta), cada candidato precisa comparecer duas vezes ao serviço: primeiro, para ser "mobilizado" 12 horas antes com G-CSF e dexametasona; em seguida, para doar efetivamente. Portanto, a doação de CG é sempre específica (para determinado receptor) e a sintonia entre a equipe que presta assistência ao paciente e a equipe de coleta é imperativa, para que mudanças no estado do paciente (p. ex., óbito) não resultem em unidade desprezada depois de todo o esforço investido.

A inconstância na disponibilidade desse hemocomponente, dada pela falta de candidatos que preencham todos os critérios de escolha e/ou pela infrequência de funcionamento dos próprios serviços de aférese (determinada por finais de semana e feriados), costuma ser o maior entrave na comparação de resultados entre grupos de estudo e controle e mesmo entre pacientes de serviços diferentes.

Como a contagem de células alogênicas imunologicamente competentes é elevada, para minimizar o risco de doença do enxerto *versus* hospedeiro pós-transfusional preconiza-se que a unidade de CG seja irradiada a 25 Gy.

Mesmo irradiada, a unidade de CG comporta riscos de reações em maior ou menor grau, como qualquer outro hemocomponente, sobretudo sobrecarga circulatória associada à transfusão (TACO) e lesão pulmonar aguda relacionada com a transfusão (TRALI),[8] mas não somente. Como já foi mencionado, a disfunção orgânica provocada pela migração dos granulócitos pode implicar a suspensão do protocolo para o paciente que o recebeu.

Além disso, a transfusão de CG acrescenta riscos adicionais aos residuais: a diapedese por quimiotaxia de granulócitos para os sítios de infecção pode causar um prejuízo funcional orgânico imediato, sobretudo ao aparelho respiratório, com potencial risco de morte, antes mesmo de proporcionar benefícios.

Se os benefícios do uso terapêutico da transfusão de CG permanecem controversos,[9] existe uma suspeita ainda não comprovada de que o uso profilático possa ser útil em portadores de leucemia mieloide aguda com fusariose documentada na fase pré-transplante.[10] Logo, as evidências para uso profilático de CG para neutropênicos permanecem apenas no campo especulativo.[11]

Perguntas

1. Como deve ser feita a mobilização de doadores de granulócitos?

2. Qual é a melhor indicação para transfusão de concentrado de granulócitos em pediatria?

3. Quais são os riscos da transfusão de concentrados de granulócitos?

Respostas Comentadas e Referências bibliográficas na página 335.

Um Caso de Múltiplas Complicações Imuno-Hematológicas

André Luís Albiero

Relato de caso

Menino, pardo, nascido em fevereiro de 2002, portador de anemia falciforme, acompanhado em nosso serviço desde janeiro de 2004, portanto a partir dos 2 anos de idade, quando teve a primeira crise álgica.

Em agosto de 2007, sua primeira amostra de sangue foi enviada à agência transfusional destinada a reserva cirúrgica para colecistectomia, que transcorreu sem intercorrências e não precisou de transfusão. Na ocasião, sua tipagem sanguínea era O+ e a pesquisa de anticorpos irregulares (PAI), negativa.

As crises álgicas tornaram-se mais frequentes a partir de 2008, como consequência de traumas ao praticar esportes, sinusite, diarreia ou mesmo espontaneamente. Em outubro de 2010, com o nível de hemoglobina 5,2 g/dL, recebeu as duas primeiras unidades de concentrados de hemácias (CH).

Em nossa instituição, desde 2005, há um protocolo transfusional diferenciado para portadores de hemoglobinopatias. Essa política consiste na fenotipagem dos antígenos eritrocitários irregulares mais imunogênicos, além de ABO Rh (D), em amostra de sangue virgem de paciente com diagnóstico declarado de hemoglobinopatia, seguido da administração de CH fenótipo-compatível para os antígenos do sistema Rh (D, C, c, E, e) e Kell (K), com o propósito de impedir ou, ao menos, retardar ao máximo a sensibilização desses pacientes por esses antígenos.[1] Recomenda-se que evitem receber transfusão de CH em outros serviços para que atinjam a idade adulta sem anticorpos irregulares. Portanto, em outubro de 2010, o paciente (D+, C+, c+, E–, e+, K–, k+) recebeu duas unidades de CH E e K negativos.

Entre 2011 e 2014, teve diversas internações por crises álgicas desencadeadas por sinusite, infecção do trato urinário, hepatotoxicidade por hidroxiureia e paracetamol, nefrotoxicidade por uso de anti-inflamatórios não esteroides e necrose asséptica de cabeça de fêmur. Hipertensão pulmonar e miocardiopatia dilatada aos 11 anos de idade exigiram novas transfusões.

Qual não foi nossa surpresa quando, em maio de 2012, 40 meses após ter recebido as duas unidades fenotipadas (E e K negativos), o paciente revelou a presença de três anticorpos simultaneamente: anti-Fy[a], anti-Jk[a] e anti-S. Com base em Novaretti,[2] o encontro de unidades de CH com esse fenótipo (O+E-K-Fy[a]-Jk[a]-S-) na ocasião foi estimado em 1,6%, o que já era considerado bastante raro.[2] Mesmo assim, entre maio de 2012 e abril de 2014, o paciente conseguiu receber mais três unidades de CH (O+, E–, K–, Fy[a]–, Jk[a]–, S–). Novamente, para surpresa da equipe, em maio de 2014, o paciente apresentou mais dois anticorpos que fugiam ao esquema proposto: anti-Le[a] e anti-Le[b].

Os anticorpos do sistema Lewis costumam ser "frios" e não causar impacto na seleção de unidades de CH para transfusão.[3] Na maioria das vezes, a fenotipagem para esse sistema pode ser negligenciada, exceto quando apresentam reatividade em amplitude térmica até 37°C. Porém, os anti-Le encontrados no paciente reagiam ambos a 37°C, reduzindo a estimativa de encontro de unidade de CH fenótipo compatível para 1 a cada 5.000 unidades.[2]

Os doadores de sangue fenotipados como Le(a-b+), portadores de uma fucosiltransferase conhecida como FUT3, costumam ter antígenos Lewis solúveis no plasma e em outras secreções corpóreas, como saliva e lágrimas – por isso, são conhecidos como doadores secretores.[4]

Então, a equipe teve a ideia de transfundir plasma fresco congelado (PFC) desses doadores com o objetivo de adsorver os anti-Lewis do paciente e diminuir os títulos e, com isso, a amplitude térmica e aumentar a segurança da transfusão de CH Lewis incompatível.

Entretanto, nossa lista de unidades fenotipadas identifica e discrimina a localização em estoque apenas das unidades de CH, o que exigiria localizar as unidades de PFC "fraternas" entre milhares de unidades sem retirá-las do freezer a –30°C, uma logística impraticável. A estratégia adotada foi baseada na ideia de que, como 62% dos doadores de sangue são secretores,[2] da transfusão de cada dez unidades aleatórias de PFC, seis seriam de doadores secretores.

Assim foi feito: entre 02/08/14 e 17/08/14, o paciente recebeu 34 unidades de PFC, uma média de duas unidades por dia, tendo resultado na diminuição da amplitude térmica dos anti--Lewis, o que, por sua vez, permitiu administrar sete unidades de CH fenotipadas, ignorando o sistema Lewis, com rendimento razoável, sem reações de nenhuma natureza, o que culminou em novo sucesso e alta hospitalar.

Como consequência desse processo, já era de se esperar que os testes pré-transfusionais revelassem "auto-IgG indetermidada" com provas cruzadas positivas e a adoção do termo de responsabilidade passou a ser imperativa, como rezam as portarias do Ministério da Saúde em casos como esse.[5]

A partir de 2015, nossa instituição modificou novamente a rotina para o atendimento de CH: foi mantida a transfusão fenótipo-compatível (CcEeK) profilaticamente a partir do diagnóstico de hemoglobinopatia, passando-se a estender a fenotipagem para os sistemas Duffy, Kidd e MNS assim que algum anticorpo aparecesse para impedir a formação de outros novos.

A dificuldade de concluir fenótipos eritrocitários em pacientes politransfundidos exigiu a adoção de nova estratégia de compatibilização de unidades de CH para hemoglobinopatas: a genotipagem.[6] Esse método, como o próprio nome sugere, utiliza-se de biologia molecular em amostras extraídas de elementos figurados nucleados (leucócitos), e não mais de eritrócitos, para inferir o fenótipo eritrocitário dos pacientes. Assim, em 2016, o paciente foi genotipado como (D+, C+, E–, c+, e+, K–, k+, Fy[a]–, Fy[b]+, Jk[a]–, Jk[b]+, S–, s+).

Diante da indisponibilidade de unidades de CH com esse fenótipo e da inexistência de estoque de CH congeladas, o paciente passou a depender da doação de sangue de doadores específicos que eram convocados a doar a cada vez que fosse necessário.

Em 31/05/2019, com dores progressivamente mais intensas, já dependente de morfina, cetamina, gabapentina, baclofeno e clorpromazina, foi imposto um novo e derradeiro desafio: após receber transfusão de uma unidade de CH específica para tratar novo episódio de crise álgica, o paciente fez hiper-hemólise – o nível de hemoglobina caiu de 5,0 g/dL para 3,2 g/dL na manhã seguinte, sem que tivesse apresentado nenhuma perda. O perfil hemolítico confirmou a hipótese, com elevação de desidrogenase láctica (DHL), bilirrubina indireta e teste da antiglobulina direta positivo (TAD+). No eluato, foi diagnosticada a presença de mais um anticorpo: anti-Dombrock b (Do[b]).

Embora o anti-Do[b] pudesse complicar ainda mais o achado de unidade de CH compatível, a conduta em casos de hiper-hemólise costuma ser conservadora.[7] Tentamos pulsoterapia com metilprednisolona, mas o paciente não respondeu. Imunoglobulina polivalente intravenosa em altas doses, a qual também não respondeu. Finalmente, respondeu a rituximabe 500 mg intravenoso por 7 dias.

O período de alta hospitalar não durou mais que 1 mês. Na reinternação, transfusão de nova unidade de CH, seguida de novo episódio de hiper-hemólise. Dessa vez, propusemos logo novo ciclo de rituximabe, que funcionou novamente.

Poucos meses depois de ter completado 18 anos e enfrentado todos esses desafios, em setembro de 2020, o paciente não resistiu e sucumbiu a complicações do SARS-CoV-2. Seu tempo pode ter sido curto, mas foi suficiente para ter deixado um legado: ensinou-nos a manejar diversas complicações imuno-hematológicas em paciente falciforme.

Perguntas

1. Por que é importante ter uma fenotipagem do paciente com hemoglobinopatia virgem de transfusões de CH?

2. Qual é o sistema de antígenos eritrocitários que costuma não ter impacto na seleção de unidades para transfusão de CH? Em que condição os anticorpos contra antígenos desse sistema podem ter importância clínica?

3. Qual é a melhor conduta em casos de hiper-hemólise?

Respostas Comentadas e Referências bibliográficas na página 337.

Doença Falciforme, Hidroxiureia e Crise de Dor

Samir K. Ballas
Deepika S. Darbari

Introdução

O fármaco ideal para o manejo da doença falciforme (DF) teria propriedades analgésicas, seria capaz de prevenir crises vaso-oclusivas (CVO) ou abortá-las rapidamente, diminuiria a gravidade e a frequência das CVO, teria perfil limitado de eventos adversos (EA) perigosos e seria eficaz em todos os pacientes, além de ser disponível globalmente. Atualmente, não existe uma farmacoterapia ideal. No entanto, a hidroxiureia (HU), a L-glutamina, o crizanlizumabe e o voxelotor são os únicos agentes que se enquadram em alguns desses critérios e são aprovados pela Food and Drug Administration (FDA) nos Estados Unidos. Este capítulo enfocará o papel da HU no tratamento da DF, incluindo sua farmacologia, mecanismo de ação, complicações, EA e vantagens e desvantagens clínicas.[1]

A HU foi sintetizada pela primeira vez em 1869 e usada em doenças mieloproliferativas. Tem muitas qualidades de medicamento ideal para a DF. Quimicamente, trata-se de um análogo sintético da ureia, também conhecido como hidroxicarbamida (HC), que funciona como um agente antineoplásico. Neste capítulo, HU e HC são usados como sinônimos. Aparentemente, há uma tendência de usar a sigla HU nos Estados Unidos e a sigla HC na Europa e no Reino Unido. A HU foi identificada como um indutor potente de hemoglobina fetal (HbF) e, posteriormente, foi considerada uma opção de tratamento viável e eficaz para a anemia falciforme (AF).[2] Ela diminui a frequência das CVO, da síndrome torácica aguda (STA) e da transfusão de sangue. Além disso, a HU melhora a qualidade de vida e diminui a mortalidade em pacientes com AF.[3] No entanto, a HU não é eficaz em cerca de 25% das pessoas com AF, um acrônimo que também inclui a S-β^0talassemia.[4] A HU foi considerada teratogênica e possivelmente carcinogênica em estudos com animais,[5] mas esses EA não foram confirmados em humanos até o momento. Foi o primeiro fármaco a ser aprovado pela FDA e pela Agência Europeia de Medicamentos para o tratamento da AF.

Mecanismo de ação da hidroxiureia

A HU é específica para a fase S do ciclo celular e inibe a síntese de DNA agindo como inibidor da ribonucleotídeo redutase. Induz à produção de HbF na maioria dos pacientes com AF que aderem à terapia e, portanto, evita a formação de polímeros de HbS.

Os mecanismos moleculares pelos quais a HU induz a produção de HbF não estão totalmente esclarecidos. Os mecanismos propostos incluem a morte seletiva de células na medula óssea e o aumento do número de progenitores eritroides, como eritroblastos fetais, que levam à produção da HbF. Efeitos mais complexos da HU envolvem a produção de óxido nítrico (NO), guanilato ciclase e via de proteína quinase dependente de GMPc (monofosfato cíclico de guanosina), importante na indução da expressão do gene gamaglobina.

Efeitos da hidroxiureia

A HU também reduz o número de reticulócitos aderidos e células inflamatórias circulantes, como monócitos e neutrófilos. Altera subconjuntos de monócitos circulantes e amortece o potencial inflamatório da DF,[6] além de melhorar a deformabilidade dos eritrócitos. Mais recentemente, foi relatado que a HU tem atividade antioxidante. Parece que em pacientes com alta contagem de neutrófilos e reticulócitos ocorre diminuição significativa dessas células após a terapia com HU, levando a maior aumento na HbF. Além disso, a HU afeta o proteoma plasmático de crianças com AF, resultando em redução da inflamação e diminuição da ativação dos fatores de coagulação.[7] O aumento da HbF induzido pela HU diminui os biomarcadores de estresse oxidativo e a eliminação do NO em camundongos e em pacientes com DF.

Além disso, a HU melhora a deformabilidade dos eritrócitos, diminuindo os leucócitos e reticulócitos circulantes e reduz a hemólise.[8,9] Desde sua primeira aplicação clínica relatada em 1984 por Platt, muitos estudos clínicos foram realizados.[10] O *Multicenter Study of HU in SCA* (MSH) (Estudo Multicêntrico de HU na AF), um estudo fase III randomizado controlado por placebo em 299 adultos com AF grave, foi encerrado precocemente devido à redução significativa na frequência de CVO, STA, necessidade de transfusão de hemácias e maior tempo para o primeiro episódio de CVO.[11] Este estudo levou à aprovação pela FDA da HU em 25 de fevereiro de 1998 para adultos com AF moderada ou grave. O *Pediatric Hydroxyurea Phase III Clinical Trial* (BABY HUG) (Estudo Clínico Pediátrico Fase III de Hidroxiureia), randomizou bebês com AF para HU (dose fixa de 20 mg/kg/dia) ou placebo. Este estudo não alcançou o seu objetivo primário em 2 anos (a HU não preveniu de forma clara danos nos órgãos), mas diminuiu significativamente os desfechos secundários de dor, STA, hospitalizações e transfusões em crianças.[12]

Formulações da hidroxiureia

Nos Estados Unidos, a HU está disponível em cápsulas ou comprimidos. Soluções de 100 mg/mL ou mais podem ser manipuladas pelo farmacêutico conforme necessário. O efeito da HU é dependente da dose e os estudos indicam que atingir a dose máxima tolerada (DMT) pode ser benéfica. A HU é um agente mielossupressor e, portanto, recomenda-se que um protocolo de monitoramento seja seguido para garantir que os pacientes estejam recebendo a dose adequada sem evidência de mielotoxicidade. O National Heart, Lung and Blood Institute (NHLBI) publicou diretrizes com base em evidências que fornecem um protocolo de tratamento de consenso para a implementação da HU. Antes de iniciar o tratamento com a HU, deve-se coletar hemograma completo, contagem absoluta de reticulócitos (CAR), contagem de plaquetas, volume corpuscular médio (VCM), HbF quantitativa (se disponível), funções renal e hepática e teste de gravidez (se apropriado). Aconselhamento contraceptivo antes do início da HU e nas consultas de acompanhamento deve ser fornecido a pacientes de ambos os sexos.

Dose e monitoramento

Nos Estados Unidos, a dose inicial usual para crianças acima de 1 ano de idade é de 20 mg/kg/dia e para bebês menores de 1 ano de idade e adultos é de 15 mg/kg/dia. Para pacientes com doença renal crônica concomitante, a dose inicial é de 5 a 10 mg/kg/dia. Os pacientes devem ser monitorados com hemograma completo com diferencial e CAR a cada 4 semanas durante a fase de aumento da dose até se atingir a DMT. O escalonamento da dose deve ser feito em aumentos de 5 mg/kg/dia a cada 8 semanas até uma dose máxima de 35 mg/kg/dia. A contagem absoluta de neutrófilos (CAN) desejada é entre 1.500 e 3.000/mm^3. A HU deve ser descontinuada nos casos de citopenias significativas [CAN < 1.000/mm^3, plaquetas < 80.000/mm^3 ou CAR < 80/mm^3 e hemoglobina (Hb) < 9 g/dL], com controle de hemograma completo e reticulócitos semanal. Após a recuperação da contagem do hemograma e dos reticulócitos, a HU pode ser reiniciada com dose 5 mg/kg/dia menor que antes do início das citopenias. Quando o paciente está com dose estável, o hemograma completo e CAR podem ser monitorados a cada 2 a 3 meses e a HU mantida em longo prazo. Os testes de função renal e hepática, bem como a eletroforese de Hb, devem ser obtidos a cada 3 a 6 meses. Aumento de VCM e aumento de HbF fornecem evidências de resposta laboratorial consistente ou progressiva. No entanto, a falta de aumento no VCM e/ou da HbF não é uma indicação para descontinuar a terapia. A resposta clínica ao tratamento com HU pode levar de 3 a 6 meses. Portanto, manter a HU por 6 meses na DMT é necessário antes de considerar a interrupção da HU. Embora a baixa adesão seja a causa mais prevalente de falha do tratamento, uma proporção de pacientes é biologicamente resistente à HU.

Eventos adversos da hidroxiureia

Os EA comuns da HU estão listados no Quadro 62.1.[13] Os efeitos tóxicos dependem da dose e do tempo de uso da medicação e podem ser evitados por monitoramento e vigilância cuidadosos. Geralmente, os EA são reversíveis com a interrupção ou a diminuição da dose do medicamento. A HU é mielossupressora e a leucopenia constitui a manifestação mais comum, seguida de trombocitopenia e anemia. A macrocitose é comum e pode mascarar a deficiência de ácido fólico. Portanto, a suplementação de ácido fólico é recomendada durante o tratamento com HU. Os EA idiossincráticos são raros, reversíveis e mais comuns em formulações genéricas.[13]

A fase IV do estudo com HU, que se refere ao seu uso na população geral após a aprovação pela FDA, mostrou uma infinidade de publicações abordando globalmente vários aspectos de seus prós e contras. Os mais importantes são descritos a seguir.

Quadro 62.1. Eventos adversos da hidroxiureia

Tóxicos

• Mielossupressão
  - Leucopenia
  - Trombocitopenia
• Anemia
• Eritropoiese megaloblástica

Idiossincráticos
• Náuseas • Vômitos • Prurido • Reação de pele • Queda de cabelo • Diminuição da libido • Convulsão parcial complexa
Reportados em animais
• Carcinogênese • Teratogênese
Em longo prazo
• Desconhecidos

Fonte: Adaptado com permissão de Ballas, 2013.[13]

Principais aspectos atuais da hidroxiureia

Adesão à terapia

O estudo BABY HUG, que demonstrou segurança e eficácia de iniciar HU na infância, contribuiu para um aumento robusto na prescrição de HU para crianças com AF.[12] O uso de HU em bebês de 5 a 12 meses de idade resultou em uma resposta melhor em comparação ao uso em pacientes mais velhos.[14] Além disso, o acompanhamento longitudinal prospectivo de crianças com DF tratadas com HU desde a infância foi altamente eficaz na prevenção de complicações da DF. Os hematologistas pediátricos recomendam fortemente o uso precoce e frequente de HU em crianças. O NHLBI recomenda oferecer HU a bebês com AF a partir de 9 meses de idade.

Infelizmente, o acesso a cuidados especializados para adolescentes e adultos com DF é limitado e está associado a muitas barreiras, como a não adesão à consulta. Os fatores que parecem influenciar essas barreiras podem estar relacionados com o provedor ou com o paciente. Assim, os pacientes que consideram que seus provedores não ouvem suas preocupações tendem a não aderir à terapia com HU.

Em nível global, o uso de HU para o tratamento de pacientes com DF variou consideravelmente. A administração universal de HU a crianças com DF foi bem-sucedida no Malawi, mas não na Nigéria, onde as preocupações com a segurança e toxicidade em longo prazo limitaram a sua prescrição pelos médicos e a aceitação pelos pacientes. As principais barreiras ao uso de HU no tratamento de DF na Nigéria incluíram a falta de diretrizes nacionais para o uso de HU, preocupações com a infertilidade e perfil de segurança de HU na gravidez e na lactação.

Hidroxiureia e acidente vascular cerebral

Segundo o *Cooperative Study of SCD* (CSSCD) (Estudo Cooperativo de DF), o acidente vascular cerebral (AVC) ocorreu em 11% das crianças com AF com menos de 20 anos e em 24% dos adultos até os 45 anos. No entanto, o uso do Doppler transcraniano (DTC) no *Stroke Prevention in SCA* (STOP 1) (Prevenção do AVC na AF) para identificar pessoas com maior risco de AVC isquêmico, junto com o manejo profilático desses pacientes com transfusão crônica (simples ou troca de hemácias), reduziu drasticamente a incidência de AVC primário na infância para 2% a 3%. O estudo STOP 2 determinou que a transfusão regular para prevenção primária de AVC não poderia ser interrompida com segurança, mesmo em pacientes com angiografia por ressonância magnética (RM) normal e resultado de DTC normal. A descontinuação das transfusões após 30 meses resultou em uma alta taxa de reversão para velocidade anormal do DTC e AVC. Vários estudos indicam que a transfusão para prevenir a recorrência de AVC deve ser realizada indefinidamente, mesmo após a transição para programas para adultos. O surgimento da HU levantou a possibilidade de substituir ou diminuir a necessidade de transfusão para prevenir a recorrência do AVC.

No entanto, os estudos *Stroke with Transfusions Changing to HU* (SWITCH) (AVC com transfusões mudando para HU) e *Transcranial Doppler with Transfusions Changing to HU* (TWITCH) (DTC com transfusões mudando para HU) não foram bem-sucedidos, e a transfusão de sangue e a terapia quelante de ferro continuam a ser as melhores escolhas para a prevenção de AVC primário e secundário em pacientes com AF. As crianças com AF que recebem HU têm, na RM quantitativa, a substância branca do cérebro mais intacta, o que previne a conversão para DTC anormal.[15] As diretrizes do National Institute of Health (NIH) para o gerenciamento da DF indicaram que, se não for possível implementar um programa de transfusão em crianças e adultos que tiveram um AVC, a terapia com HU é recomendada.[4]

Hidroxiureia e úlcera de perna

O efeito da HU nas úlceras de perna em pacientes com DF é controverso, embora tenha sido relatado que a HU causa essas úlceras em pacientes com síndromes mieloproliferativas. Dados sobre úlceras de perna do CSSCD identificaram cinco fatores de risco associados a essas úlceras em pacientes com DF. São mais comuns em homens e pacientes mais velhos e menos comuns em pacientes com deleção do gene α, alto nível de Hb total e altos níveis de HbF.

Como a HU é conhecida por aumentar o nível total de Hb e HbF, seria de se esperar que a HU fosse protetora contra o desenvolvimento de úlceras de perna. No entanto, há relatos anedóticos de úlceras de perna após a terapia com HU e de antigas úlceras curadas reativadas após a terapia com HU. Montalembert *et al.* acompanharam uma coorte de 101 crianças com DF tratadas com HU por uma mediana de 22 meses – entre estes, apenas um paciente de 18 anos teve úlceras de perna 23 meses após o tratamento.[16]

Hidroxiureia: gravidez e lactação

A FDA desenvolveu um sistema para classificar medicamentos e drogas com base nos benefícios e riscos potenciais para o feto. Os medicamentos são classificados nas categorias de gravidez A, B, C, D e X, em que A é seguro e X contraindicado. A HU é classificada como um fármaco de categoria D, com evidência positiva do risco fetal humano. Porém, o seu uso pode ser justificado em algumas circunstâncias. Como a HU, um antineoplásico de fase S, é conhecido por ser carcinogênico, mutagênico e teratogênico em animais, um critério de inclusão maior no estudo MSH foi o uso de anticoncepcionais tanto por mulheres quanto por homens, para evitar a exposição fetal a HU. Apesar dessa medida de precaução, algumas mulheres engravidaram enquanto elas ou seus parceiros estavam tomando HU. Pacientes inscritos no estudo MSH foram seguidos por até 17 anos após a randomização.[3] Os resultados sugeriram que a exposição do feto a HU não causou alterações teratogênicas nas gestações que terminaram em nascidos vivos, tanto a termo quanto prematuros, independentemente de ser a mãe ou o pai recebendo HU.[5] A segurança da HU durante a gravidez e DF também foi relatada em três outras pacientes, bem como em outras doenças hematológicas.

As diretrizes de DF baseadas em evidências do NHLBI identificaram a segurança de HU durante a gestação e a lactação como uma lacuna de conhecimento importante que requer mais investigação. Um estudo clínico para esse fim está em andamento.

Do mesmo modo, a amamentação geralmente é contraindicada durante a terapia materna com antineoplásicos, mas a evidência dessa recomendação para HU é muito fraca.[4] As recomendações atuais afirmam que a amamentação deve ser evitada por pelo menos 3 horas após a mãe tomar HU.[17] Atualmente, o estudo [NCT02990598] *Hydroxyurea Exposure in Lactation: a Pharmacokinetics Study* (HELPS) (Exposição à HU na lactação: um estudo farmacocinético) está em andamento para examinar a farmacocinética e a distribuição de HU oral quando administrado em dose única para mulheres lactantes.

Hidroxiureia: menopausa e reserva ovariana

Um estudo brasileiro mostrou que a idade média da menopausa de mulheres com DF é menor que a das mulheres na população geral brasileira (49,3 ± 3,33 *vs.* 51,2 ± 5,0 anos). Além disso, a idade média da menopausa em mulheres que tomam HU tende a ser ainda menor que a das mulheres que não tomam HU (44,4 ± 4,88 *vs.* 49,3 ± 3,33 anos, p = 0,03).[18] Isso é consistente com relatos de que a HU diminui o hormônio antimülleriano (HAM) em mulheres com AF, que, por sua vez, diminui a reserva ovariana associada à menopausa precoce.

O HAM é um marcador sérico da reserva ovariana e um preditor do tempo de menopausa. Mulheres com DF têm os níveis de HAM reduzidos e a HU diminui ainda mais esses níveis. Juntos, esses resultados sugerem que a HU está associada à menopausa em uma idade mais precoce na AF em relação àquelas que não usam HU. O efeito da HU na fertilidade, entretanto, é desconhecido até o momento.

Referências bibliográficas

1. Ballas SK. The Evolving pharmacotherapeutic landscape for the treatment of sickle cell disease. Mediterr J Hematol Infect Dis. 2020; 12(1):e2020010.
2. Ballas SK. Sickle cell pain. 2. ed. Washington, DC: International Association for the Study of Pain; 2014.
3. Steinberg MH, McCarthy WF, Castro O, Ballas SK, Armstrong FD, Smith W, et al. The risks and benefits of long-term use of hydroxyurea in sickle cell anemia: A 17.5 year follow-up. Am J Hematol. 2010; 85(6):403-8.
4. National Heart, Lung, and Blood Institute. Expert Panel Report. Evidence-based management of sickle cell disease. Disponível em: http://www.nhlbi.nih.gov/health-pro/guidelines/sickle-cell-disease-guidelines/. Acesso em: 23 mar. 2021.

5. Ballas SK, McCarthy WF, Guo N, DeCastro L, Bellevue R, Barton BA, et al. Exposure to hydroxyurea and pregnancy outcomes in patients with sickle cell anemia. J Natl Med Assoc. 2009; 101(10):1046-51.

6. Penkert RR, Hurwitz JL, Thomas P, Rosch J, Dowdy J, Sun Y, et al. Inflammatory molecule reduction with hydroxyurea therapy in children with sickle cell anemia. Haematologica. 2018; 103(2):e50-e54.

7. Brewin J, Tewari S, Menzel S, Kirkham F, Inusa B, Renney G, et al. The effects of hydroxycarbamide on the plasma proteome of children with sickle cell anaemia. Br J Haematol. 2019; 186(6):879-86.

8. Rees DC. The rationale for using hydroxycarbamide in the treatment of sickle cell disease. Haematologica. 2011; 96(4):488-91.

9. Davies S, Olujohungbe A. Hydroxyurea for sickle cell disease. Cochrane Database Syst Rev. 2001; (2):CD002202.

10. Platt OS. Hydroxyurea for the treatment of sickle cell anemia. N Engl J Med. 2008; 358(13):1362-9.

11. Charache S, Terrin ML, Moore RD, Dover GJ, Barton FB, Eckert SV, et al. Effect of hydroxyurea on the frequency of painful crises in sickle cell anemia. Investigators of the Multicenter Study of Hydroxyurea in Sickle Cell Anemia. N Engl J Med. 1995; 332(20):1317-22.

12. Wang WC, Ware RE, Miller ST, Iyer RV, Casella JF, Minniti CP, et al. Hydroxycarbamide in very young children with sickle-cell anaemia: a multicentre, randomised, controlled trial (BABY HUG). Lancet. 2011; 377(9778):1663-72.

13. Ballas SK, Singh P, Adams-Graves P, Wordell CJ. Idiosyncratic Side effects of hydroxyurea in patients with sickle cell anemia. J Blood Disorders Transf. 2013; 4:5.

14. Schuchard SB, Lissick JR, Nickel A, Watson D, Moquist KL, Blaylark RM, Nelson SC. Hydroxyurea use in young infants with sickle cell disease. Pediatr Blood Cancer. 2019; 66(7):e27650.

15. Hankins JS, McCarville MB, Rankine-Mullings A, Reid ME, Lobo CL, Moura PG, et al. Prevention of conversion to abnormal transcranial Doppler with hydroxyurea in sickle cell anemia: A Phase III international randomized clinical trial. Am J Hematol. 2015; 90(12):1099-105.

16. de Montalembert M, Bégué P, Bernaudin F, Thuret I, Bachir D, Micheau M. Preliminary report of a toxicity study of hydroxyurea in sickle cell disease. French Study Group on Sickle Cell Disease. Arch Dis Child. 1999; 81(5):437-9.

17. Ware RE, Marahatta A, Ware JL, McElhinney K, Dong M, Vinks AA. Hydroxyurea Exposure in Lactation: a Pharmacokinetics Study (HELPS). J Pediatr. 2020; 222:236-9.

18. Queiroz AM, Lobo CLC, Ballas SK. Menopause in Brazilian women with sickle cell anemia with and without hydroxyurea therapy. Hematol Transfus Cell Ther. 2020 Aug 5; S2531-1379(20)30102-4.

Respostas Comentadas

Capítulo 1 — Anemia Hemolítica Autoimune de Difícil Controle

1 B

A primeira linha de tratamento para a anemia hemolítica autoimune (AHAI) com anticorpo (Ac) quente consiste na administração de prednisona 1 a 2 mg/kg/dia. A metilprednisolona intravenosa (MpIV) 0,8 a 1,6 mg/kg/dia pode ser usada quando o paciente não tolera medicação via oral (VO).[1]

Na resposta completa [hemoglobina (Hb), reticulócitos e bilirrubinas normais], após 3 semanas de tratamento, completar 4 a 6 semanas de terapia e iniciar a redução gradativa do corticosteroide. Na resposta parcial após 3 semanas (aumento de Hb $\geq$ 2,0 g/dL sem normalização), completar 6 semanas de tratamento e iniciar a redução do corticosteroide. A redução deve ser lenta para diminuir a incidência de recidiva, de 25% a 50% da dose a cada 4 semanas, completando 6 meses de terapia. No caso de recidiva da hemólise durante a redução gradual, voltar a dose do corticosteroide ao nível anterior.[1]

Rituximabe (RTX) e esplenectomia constituem terapias de segunda linha para a AHAI.[2] Estima-se que entre 20% e 45% dos pacientes necessitam de mais linhas de tratamento.[3,4] Na recidiva, pode-se utilizar o tratamento anterior. Porém, no caso de falta de resposta (aumento da Hb < 2,0 g/dL e/ou dependência transfusional após 3 semanas de tratamento ou dependência de prednisona em dose $\geq$ 0,1 a 0,2 mg/kg/dia), excluir outras causas de hemólise e fazer o tratamento de segunda linha.[1]

Os poucos estudos clínicos prospectivos e retrospectivos com RTX em pediatria mostraram eficácia de 84% a 100%. A ciclofosfamida em doses altas tem poucos dados em pediatria, mas pode ser uma tentativa antes de se indicar a esplenectomia naqueles que não responderam ao RTX. Existe relato de transplante de medula óssea e alemtuzumabe para pacientes que não responderam à esplenectomia.[2]

2 C

A MpIV é indicada nos casos graves (30 mg/kg por 3 dias ou 10 mg/kg por 5 dias ou 1 a 2 mg/kg a cada 6 a 8 horas por 1 a 3 dias). O tratamento com imunoglobulina intravenosa (IgIV) (0,8 a 1 g/kg/dose por 1 a 2 dias ou 0,4 a 0,5 g/kg/dose por 5 dias) também se mostrou eficaz e pode ter indicação como terapia adjuvante aos esteroides nos casos mais graves.[1,5] O esquema de redução do corticosteroide é o mesmo sugerido na pergunta 1.[1]

RTX, ciclofosfamida e esplenectomia não são considerados terapia de primeira linha para a AHAI por Ac quente.[2]

3 B

A associação entre hepatite autoimune (HAI) de células gigantes e AHAI é rara, mas deve ser suspeitada em todas as crianças entre 1 mês e 2 anos de idade que tenham AHAI, doença hepática aguda de causa desconhecida ou ambas. O único sinal de doença autoimune é o teste de Coombs direto (CD) positivo, e a anemia pode preceder a hepatite durante meses a anos. Assim, sempre dosar as enzimas hepáticas em crianças pequenas com AHAI, tanto no início do quadro quanto durante o acompanhamento. Os sinais, sintomas e exames laboratoriais são semelhantes aos da hepatite viral e pode-se ter eosinofilia e plaquetopenia associadas ao quadro. Na suspeita, proceder à biópsia hepática para identificação da HAI de células gigantes.[6]

No período neonatal, trata-se de uma reação inespecífica dos hepatócitos imaturos a diferentes tipos de agressão. Nas crianças maiores e adultos, a transformação em células gigantes pode ser de etiologia viral, por toxicidade a substâncias químicas, autoimune, genética ou mesmo de etiologia desconhecida.[6]

4 A

O tratamento inicial deve ser feito com prednisona 2 a 3 mg/kg/dia e azatioprina 1 a 2 mg/kg/dia. Para evitar a recidiva precoce, o corticosteroide em alta dose deve ser mantido até que as transaminases normalizem, com posterior redução lenta. O tratamento da recidiva da HAI, apesar de difícil controle, pode ser feito com o aumento da dose do corticosteroide ou associando ciclosporina ao tratamento inicial. O transplante hepático está indicado na insuficiência hepática aguda ou na recidiva, quando ambas não respondem à terapia medicamentosa.[6]

O RTX mostrou falha no controle da doença hepática ou teve eficácia temporária.[6] Relato de três casos resultou em remissão completa e duradoura com RTX, permitindo descontinuar a terapia imunossupressora.[7] A IgIV tem indicação nos casos graves da AHAI como primeira linha de tratamento.[1]

Referências bibliográficas

1. Ladogana S, Maruzzi M, Samperi P, Perrotta S, Del Vecchio GC, Notarangelo LD, et al. Diagnosis and management of newly diagnosed childhood autoimmune haemolytic anaemia. Recommendations from the Red Cell Study Group of the Paediatric Haemato-Oncology Italian Association. Blood Transfus. 2017; 15(3):259-67.
2. Ladogana S, Maruzzi M, Samperi P, Condorelli A, Casale M, Giordano P, et al. Second-line therapy in paediatric warm autoimmune haemolytic anaemia. Guidelines from the Associazione Italiana Onco-Ematologia Pediatrica (AIEOP). Blood Transfus. 2018; 16(4):352-7.
3. Aladjidi N, Leverger G, Leblanc T, Picat MQ, Michel G, Bertrand Y, et al. New insights into childhood autoimmune hemolytic anemia: a french national observational study of 265 children. Haematologica. 2011; 96:655-63.
4. Sankaran J, Rodriguez V, Jacob EK, Kreuter JD, Go RS. Autoimmune hemolytic anemia in children: Mayo clinic experience. J Pediatr Hematol Oncol. 2016; 38:120-4.
5. Yarali N, Bilir ÖA, Erdem AY, Çulha V, Kara A, Özbek N. Clinical features and treatment of primary autoimmune hemolytic anemia in childhood. Transfus Apher Sci. 2018; 57(5):665-8.
6. Maggiore G, Sciveres M, Fabre M, Gori L, Pacifico L, Resti M, et al. Giant cell hepatitis with autoimmune hemolytic anemia in early childhood: long-term outcome in 16 children. J Pediatr. 2011; 159(1):127-132.e1.
7. Matarazzo L, Di Chio T, Nastasio S, Tommasini A, Ventura A, Maggiore G. B-cell depletion induces prolonged remission in patients with giant cell hepatitis and autoimmune hemolytic anemia. Clin Res Hepatol Gastroenterol. 2020; 44(1):66-72.

Capítulo 2
Dor na Doença Falciforme

1 A

A dor é a complicação mais comum associada à doença falciforme.[1-3] Pacientes com doença falciforme podem sentir dor aguda, que pode ocorrer na presença ou na ausência da dor crônica da doença falciforme. Pacientes mais jovens geralmente experimentam episódios vaso-oclusivos clássicos, mas, a partir da adolescência, muitos pacientes começam a sentir dor crônica, necessitando utilizar opioides diários.[4,5] A observação da história de dor e do uso de opioides deve ser levada em consideração no manejo da dor aguda desses pacientes. Este capítulo enfoca o manejo de pacientes que precisam de hospitalização; entretanto, é importante observar que a maioria das dores agudas associadas à doença falciforme é tratada em casa, geralmente com anti-inflamatórios não esteroides (AINE) orais e opioides orais.[6] Dor que não responde ao tratamento domiciliar leva o paciente ao ambiente hospitalar, como pronto-socorro, hospital-dia, centro de infusão ou unidade de internação. No hospital, é importante seguir um protocolo padronizado, que agilizará a avaliação e a administração de medicamentos analgésicos. Idealmente, recomenda-se que os pacientes recebam medicação analgésica dentro de 1 hora após chegarem ao pronto-socorro e que sejam avaliados com frequência (a cada 30 a 60 minutos) para otimizar o controle da dor. Além disso, em pacientes que precisam de terapia com opioides, é importante personalizar a abordagem em função de terapias prévias que foram eficazes para o paciente. Essa terapia personalizada deve ser desenvolvida pelo hematologista e pela equipe de cuidados agudos do paciente, incluindo a experiência do paciente em relação a sua resposta ao tratamento da dor aguda, refletindo, assim, um processo de tomada de decisão compartilhado.[7]

2 B

Pacientes com doença falciforme internados com dor aguda, em geral, precisam de analgesia contínua, normalmente com opioides, que também podem ser administrados como analgesia controlada pelo paciente (*patient-controlled analgesia*, PCA) ou em intervalos definidos, como a cada 3 horas. Os opioides podem ser reduzidos à medida que a dor começar a melhorar. A conversão para opioides orais geralmente ocorre mais perto da alta para casa, quando a dor está controlada de maneira adequada. Também é recomendável garantir que os pacientes tenham os medicamentos apropriados antes de irem para casa. A fisioterapia, se disponível, pode ajudar com a deambulação precoce, que deve ser incentivada para todos os pacientes internados com dor aguda. A maioria dos pacientes também receberá inibidores seletivos e não seletivos da ciclo-oxigenase (COX, AINE) como terapia adjuvante no seu plano de controle da dor durante a internação e na alta. Durante o uso de AINE, deve-se considerar a função renal, bem como outras comorbidades, como úlcera péptica e necessidade de anticoagulação, pois o benefício nesses casos pode não superar os riscos.

A ingestão oral insuficiente associada à dor pode levar os pacientes com doença falciforme a ter desidratação. Na internação, devem ser encorajados a tomar líquidos via oral, e a desidratação pode ser corrigida com hidratação intravenosa, conforme necessário. As diretrizes atuais da

American Society of Hematology não fornecem recomendação sobre fluidos. Em geral, hidratação rápida e hiper-hidratação devem ser evitadas, especialmente se houver alguma preocupação com a disfunção cardiopulmonar. As diretrizes atuais não sugerem o uso de corticosteroides, dada a baixa certeza de seu efeito, bem como o potencial risco de dor rebote e outras complicações. Os corticosteroides podem ser empregados no tratamento de comorbidades, como exacerbação da asma ou complicações como reação hemolítica tardia à transfusão; entretanto, essa decisão deve ser tomada junto com um hematologista especialista em doença falciforme.

3 D

É importante lembrar que dor é uma experiência subjetiva e deve ser reconhecida. Paciente com doença falciforme e dor aguda deve ser tratado de maneira adequada com medicamentos que visam fornecer analgesia. Placebos não devem ser usados. A transfusão de glóbulos vermelhos não constitui um tratamento para episódios de dor aguda não complicada, a menos que o paciente esteja apresentando anemia sintomática. O papel da transfusão de glóbulos vermelhos em alguns pacientes com dor crônica foi investigado e pode ser benéfico em cenários selecionados.[8] O uso rotineiro de oxigênio em um episódio de dor sem complicações da doença falciforme não é recomendado se a saturação de oxigênio do indivíduo for normal. No entanto, a síndrome torácica aguda pode se desenvolver após um episódio de dor aguda e, portanto, o paciente deve ser monitorado e tratado adequadamente.

4 D

Dor crônica é comum na doença falciforme. Os padrões de dor crônica podem começar a surgir na adolescência. A fisiopatologia da dor crônica pode ser diferente daquela da dor aguda e tem sido investigada. Entende-se que episódios frequentes de dor aguda, inflamação crônica, lesão nervosa e alto uso de opioides em alguns pacientes podem estar associados à sensibilização central, que contribui para o fenótipo da dor crônica. Embora esses pacientes com doença falciforme precisem de tratamento da dor aguda, conforme anteriormente discutido, também precisam de estratégias para minimizar a carga global da dor.[8] Recomenda-se que o paciente com episódios frequentes de dor aguda e internação seja acompanhado de perto por uma equipe multidisciplinar para avaliação e manejo dos fatores médicos, psicológicos e sociais que podem estar contribuindo para a dor. Qualquer etiologia identificável para dor (p. ex., necrose avascular do quadril) deve ser tratada de maneira adequada. O paciente deve receber terapia modificadora da doença, como hidroxiureia em doses apropriadas, monitorando-se a adesão a essa terapia. Comorbidades psicológicas como ansiedade, depressão e distúrbios do sono são comuns em pacientes que apresentam dor frequente, devendo ser tratadas. Aconselhamento relacionado com os opioides para discutir benefícios e eventos adversos de curto e longo prazos também deve ser fornecido.[9]

Referências bibliográficas

1. Platt OS, Thorington BD, Brambilla DJ, Milner PF, Rosse WF, Vichinsky E, et al. Pain in sickle cell disease. Rates and risk factors. N Engl J Med. 1991; 325(1):11-6.
2. Almeida LEF, Kamimura S, de Souza Batista CM, Spornick N, Nettleton MY, Walek E, et al. Sickle cell disease subjects and mouse models have elevated nitrite and cGMP levels in blood compartments. Nitric Oxide. 2020; 94:79-91.

3. Darbari DS, Sheehan VA, Ballas SK. The vaso-occlusive pain crisis in sickle cell disease: Definition, pathophysiology, and management. Eur J Haematol. 2020; 105(3):237-46.

4. Field JJ, Ballas SK, Campbell CM, Crosby LE, Dampier C, Darbari DS, et al. AAAPT Diagnostic Criteria for Acute Sickle Cell Disease Pain. J Pain. 2019; 20(7):746-59.

5. Dampier C, Palermo TM, Darbari DS, Hassell K, Smith W, Zempsky W. AAPT Diagnostic Criteria for Chronic Sickle Cell Disease Pain. J Pain. 2017; 18(5):490-8.

6. Smith WR, Penberthy LT, Bovbjerg VE, McClish DK, Roberts JD, Dahman B, et al. Daily assessment of pain in adults with sickle cell disease. Ann Intern Med. 2008; 148(2):94-101.

7. Brandow AM, Carroll CP, Creary S, Edwards-Elliott R, Glassberg J, Hurley RW, et al. American Society of Hematology 2020 guidelines for sickle cell disease: management of acute and chronic pain. Blood Adv. 2020; 4(12):2656-701.

8. Field JJ. Five lessons learned about long-term pain management in adults with sickle cell disease. Hematology Am Soc Hematol Educ Program. 2017; 2017(1):406-11.

9. Pecker LH, Darbari DS. Psychosocial and affective comorbidities in sickle cell disease. Neurosci Lett. 2019; 705:1-6.

Capítulo 3 — Anemia de Fanconi sem Doador Compatível

1 C

Na maioria dos pacientes, as primeiras manifestações hematológicas ocorrem aos 6 anos de idade.[2,3] A anemia de Fanconi é uma doença genética rara, caracterizada por fragilidade cromossômica, falência progressiva da medula óssea (MO), anormalidades congênitas e risco aumentado de câncer.[2] Cerca de 60% dos pacientes têm ao menos uma alteração no exame físico, sendo as mais comuns a baixa estatura e manchas cutâneas café com leite. Pode-se observar, também, anormalidades esqueléticas do rádio e dos polegares, microcefalia, microftalmia, anormalidades renais e hipogonadismo. Existem pacientes com exame físico normal, podendo-se suspeitar do diagnóstico quando membros da família têm a anemia de Fanconi ou quando evoluem com anemia aplástica, leucemia ou tumores sólidos (comuns na anemia de Fanconi).[2]

2 D

Quando a criança apresenta pancitopenia, entre os diagnósticos diferenciais deve-se incluir leucemia, síndrome mielodisplásica (SMD) e aplasia de MO adquirida ou constitucional. Por isso, é imprescindível a análise da MO pelo mielograma e biópsia de MO. Uma vez confirmada a aplasia medular, o teste de fragilidade cromossômica em sangue periférico é mandatório, pois cerca de 30% das aplasias nas crianças são constitucionais e a anemia de Fanconi é a mais frequente.[3] Uma importante descoberta na caracterização da anemia de Fanconi consiste na instabilidade cromossômica espontânea e a hipersensibilidade das células dos pacientes ao efeito indutor de quebras cromossômicas dos agentes clastogênicos, como a mitomicina C e o diepoxibutano (DEB teste), exame diagnóstico de referência para essa doença.[3-5]

A hemoglobina fetal pode estar elevada na anemia de Fanconi e o cariótipo sem a pesquisa da quebra cromossômica não conclui pelo diagnóstico.[2] O sequenciamento molecular do gene *FANC* é um complemento ao diagnóstico, sendo descritos 23 genes que, quando mutados, causam a anemia de Fanconi: *FANCA, FANCB, FANCC, FANCD1/BRCA2, FANCD2, FANCE, FANCF, FANCG, FANCI, FANCJ/BRIP1, FANCL, FANCM, FANCN/PALB2, FANCO/RAD51C, FANCP/SLX4, FANCQ/ERCC4, FANCR/RAD51, FANCS/BRCA1, FANCT/UBE2T, FANCU/XRCC2, FANCV/REV7, FANCW/RFWD3* e *FANCY/FAP100*,[1] todos de transmissão autossômica recessiva, exceto o gene *FANCB*, que é de transmissão ligada ao X.[5]

3 C

Quando o paciente com anemia de Fanconi evolui com falência de medula óssea, o transplante de células-tronco hematopoiéticas (TCTH) é o único tratamento com perspectiva de cura hematológica. Esse procedimento deve ser realizado preferencialmente antes do início da necessidade transfusional de hemácias ou plaquetas. As chances de cura são de cerca de 90% quando o paciente é jovem, tem um irmão compatível e a doença encontra-se em fase de aplasia. Os resultados dos transplantes que utilizam doadores não aparentados melhoraram significativamente na última década e se aproximam daqueles observados nos TCTH aparentados compatíveis.[3,6]

Se o paciente com anemia de Fanconi em aplasia medular não tem doador aparentado compatível, deve-se incluir a busca de doador não aparentado e iniciar terapia com andrógenos. Os andrógenos mais utilizados na anemia de Fanconi são oximetolona, danazol e oxandrolona.[2,6-8]

A oximetolona foi um dos primeiros andrógenos a ser utilizado na anemia de Fanconi e apresenta taxa de resposta hematológica ao redor de 70%. A dose a ser utilizada varia de 0,5 a 2 mg/kg.[9] O principal inconveniente é o efeito virilizante desse medicamento, principalmente quando utilizado em meninas.[6] O danazol é um andrógeno com menor potencial de virilização[2] e tem resposta hematológica semelhante à da oximetolona. A dose preconizada é de 2 a 4 mg/kg de peso do paciente, podendo atingir 7 mg/kg.[7,10] A oxandrolona também foi eficaz no controle da aplasia medular na anemia de Fanconi, com pouco evento adverso virilizante. A dose de oxandrolona sugerida é de 0,1 mg/kg/dia para homens e 0,0625 mg/kg/dia para mulheres.[8]

O transplante haploidêntico de medula óssea com ciclofosfamida pós-transplante é uma opção terapêutica para aqueles pacientes sem resposta ao andrógeno e que não têm doador compatível. O grupo de transplante de medula óssea pediátrico do Hospital de Clínicas da Universidade Federal do Paraná, em Curitiba, relatou uma sobrevida global de 73% para 30 pacientes com anemia de Fanconi transplantados com essa modalidade de TCTH.[11]

4 A

O seguimento clínico/laboratorial regular, incluindo análise citogenética e morfológica da medula óssea, é mandatório nos pacientes com anemia de Fanconi não candidatos a TCTH, pois permite identificar precocemente e predizer a progressão clonal. Esse fato possibilita um tratamento rápido e adequado. No Quadro 3.1, há uma sugestão de esquema de monitoramento.[1,12]

Quadro 3.1. Esquema de monitoramento laboratorial na anemia de Fanconi

HMG normal ou com citopenias leves, sem displasia significativa e sem anormalidade cromossômica:
• HMG a cada 3 a 4 meses
• Avaliação anual de MO (mielograma e BMO) com morfologia e cariótipo
HMG normal ou com citopenias leves, sem displasia significativa que caracterize SMD, com uma anormalidade cromossômica:
• Mandatório o monitoramento mais frequente da MO pela possibilidade de progressão para SMD/LMA
• HMG mensal
• Avaliação a cada 3 a 6 meses de MO (mielograma e BMO), conforme a alteração clonal, com morfologia e cariótipo
Rápida queda nas células do HMG:
• Se não houver causa aparente definida (p. ex., infecção viral, secundária a medicações): avaliação imediata de MO e BMO com citogenética
• HMG mensal
• Avaliação de MO a cada 3 a 6 meses

BMO: biópsia de medula óssea; HMG: hemograma; LMA: leucemia mieloide aguda; MO: medula óssea; SMD: síndrome mielodisplásica.
Fonte: Sroka et al., 2020;[1] e Latour, 2016.[12]

Referências bibliográficas

1. Sroka I, Frohnmayer L, van Ravenhorst S, Wirkkula L (eds.). Fanconi Anemia Clinical Care Guidelines. 5. ed. Eugene, Oregon: Fanconi Anemia Research Fund; 2020.
2. Shimamura A, Alter BP. Pathophysiology and management of inherited bone marrow failure syndromes. Blood Rev. 2010; 24(3):101-22.
3. Bonfim C, Ribeiro L, Nichele S, Bitencourt M, Loth G, Koliski A, et al. Long-term survival, organ function, and malignancy after hematopoietic stem cell transplantation for Fanconi anemia. Biol Blood Marrow Transplant. 2016; 22(7):1257-63.
4. Pilonetto DV, Pereira NF, Bitencourt MA, Magdalena NI, Vieira ER, Veiga LB, et al. FANCD2 Western blot as a diagnostic tool for Brazilian patients with Fanconi anemia. Braz J Med Biol Res. 2009; 42(3):237-43.
5. Paustian L, Chao MM, Hanenberg H, Schindler D, Neitzel H, Kratz CP, et al. Androgen therapy in Fanconi anemia: A retrospective analysis of 30 years in Germany. Pediatr Hematol Oncol. 2016; 33(1):5-12.
6. MacMillan ML, Hughes MR, Agarwal S, Daley GQ. Cellular therapy for Fanconi anemia: the past, present, and future. Biol Blood Marrow Transplant. 2011; 17(1 Suppl):S109-47.
7. Scheckenbach K, Morgan M, Filger-Brillinger J, Sandmann M, Strimling B, Scheurlen W, et al. Treatment of the bone marrow failure in Fanconi anemia patients with danazol. Blood Cells Mol Dis. 2012; 48(2):128-31.
8. Rose SR, Kim MO, Korbee L, Wilson KA, Ris MD, Eyal O, et al. Oxandrolone for the treatment of bone marrow failure in Fanconi anemia. Pediatr Blood Cancer. 2014; 61(1):11-9.
9. Ribeiro LL, Nichele S, Bitencourt MA, Loth G, Petterle R, Pilonetto D, et al. Treatment of bone marrow failure in 49 Fanconi anemia patients with oxymetholone. São Paulo: apresentação oral no Congresso Brasileiro de Hematologia e Hemoterapia – Hemo; 19-22 nov. 2015.
10. Calado RT, Clé DV. Treatment of inherited bone marrow failure syndromes beyond transplantation. Hematology Am Soc Hematol Educ Program. 2017; 2017(1):96-101.

11. Bonfim C, Ribeiro L, Nichele S, Loth G, Bitencourt M, Koliski A, et al. Haploidentical bone marrow transplantation with post-transplant cyclophosphamide for children and adolescents with Fanconi anemia. Biol Blood Marrow Transplant. 2017; 23(2):310-7.

12. Peffault de Latour R, Soulier J. How I treat MDS and AML in Fanconi anemia. Blood. 2016; 127(24):2971-9.

Capítulo 4 — Hemostasia e Anticoagulação na Oxigenação por Membrana Extracorpórea

1 E

Os regimes de anticoagulação são extremamente variáveis e a estratégia de monitoramento laboratorial ideal é controversa na oxigenação por membrana extracorpórea (ECMO). Protocolos específicos foram desenvolvidos, mas há uma variabilidade prática significativa. Em resumo, 97% dos centros relatam usar o tempo de coagulação ativado (TCA), muitos deles fazendo testes de anticoagulação adicionais.[1]

Para o paciente em questão, a hiperbilirrubinemia afetou o monitoramento da terapia da heparina não fracionada (HNF) com o nível do fator anti-Xa, dada a natureza cromogênica do ensaio, tornando os resultados laboratoriais não confiáveis para monitoramento de anticoagulação.[2] Portanto, o TCA era o principal método de monitoramento. Não existe um padrão-ouro amplamente aceito em anticoagulação em ECMO em neonatos,[3] de modo que os centros usam uma combinação de métodos:

- Tempo de coagulação ativado (TCA): mede o tempo para o sangue total coagular quando ativado por caolim, celite ou grânulos de vidro (ativadores de superfície da cascata de coagulação, pela via de coagulação intrínseca), em um tubo de ensaio a 37°C. É importante ressaltar que os resultados do TCA variam de acordo com os ativadores usados e que se trata de um teste funcional global de hemostasia que pode ser obtido à beira do leito, com rápida rotatividade e baixo custo.[3] O TCA está prolongado na presença de anticoagulantes, mas também por hemodiluição, hipotermia, diminuição dos níveis de fatores de coagulação, elevação do dímero D, hipofibrinogenemia, trombocitopenia e hipocalcemia grave. As diretrizes da Extracorporeal Life Support Organization (ELSO) sugerem um TCA alvo entre 180 e 220 segundos em pacientes com ECMO sem complicações.[4]

- Tempo de tromboplastina parcial ativada (TTPA): mede o tempo para o plasma recalcificado, citratado e pobre em plaquetas coagular quando ativado com um ativador da via intrínseca. Os valores basais de TTPA são fisiologicamente prolongados em neonatos em relação aos valores de TTPA em outras faixas etárias pediátricas. Os valores de TTPA são afetados pela deficiência dos fatores de coagulação, hiperbilirrubinemia, hiperlipidemia, anticorpos antifosfolípides e proteína C-reativa elevada.[3]

- Antifator Xa: mede a inibição do fator Xa pela heparina no plasma e é mais específico para a avaliação do efeito da heparina, porque não é afetado por outras proteínas de coagulação ou plaquetas. A maioria dos centros usa anti-Xa com níveis-alvo entre 0,3 e 0,7 UI/mL para HNF.[1] Alternativamente, outros centros usam faixas-alvo variadas, dependendo do risco de sangramento do paciente (ou seja, alvos mais baixos, quando o risco de sangramento é percebido como alto) e a duração da ECMO (ou seja, alvos crescentes com cursos de ECMO prolongados).
- Tromboelastografia (TEG): alguns centros especializados utilizam a tromboelastografia, um teste de coagulação viscoelástica de hemostasia que descreve a formação, a força e a dissolução do coágulo em tempo real.[1] Apesar das tentativas, seu principal desafio continua sendo a falta de padronização entre os centros.

2 B

O efeito anticoagulante da heparina requer antitrombina (AT) e os RN apresentam níveis fisiologicamente mais baixos de AT circulante em comparação a crianças mais velhas e adultos. A prática varia entre os centros de ECMO no que diz respeito à abordagem do monitoramento de rotina da AT e à sua reposição.[5] Nesse caso, dosar o nível de AT pode ser razoável, pois se pode enfrentar resistência significativa à heparina (baixos níveis de anti-Xa, baixos TCA ou TTPA apesar das doses crescentes de HNF) e a reposição de AT pode se tornar necessária para obter anticoagulação adequada, quando da documentação de uma deficiência grave de AT circulante. Na ausência de concentrado de AT, pode-se usar plasma, no qual cada mililitro de plasma por quilo leva a um aumento de cerca de 1% de antitrombina circulante.

3 D

A hemólise é uma complicação conhecida da ECMO, resultante de forças de cisalhamento nas hemácias e no circuito mecânico e pode ser medida pela hemoglobina livre no plasma (> 50 mg/dL).[5,6] Do mesmo modo, a hiperbilirrubinemia resultante da hemólise pode ocorrer e afetar o monitoramento do laboratório de anticoagulação.[7] A trombocitopenia é comum durante a ECMO e mais pronunciada em neonatos que em crianças mais velhas. A trombocitopenia grave, decorrente do consumo de plaquetas, pode resultar na necessidade de transfusão de plaquetas, disfunção de múltiplos órgãos, formação de microtrombos e desregulação imunológica.[3]

4 D

Um aumento súbito das pressões pré ou pós-membrana pode ocorrer em decorrência da formação de coágulos no oxigenador (Figura 4.2), a complicação mecânica mais frequente em pacientes em ECMO (51% a 58%).[6] O uso de monitores de pressão auxilia na detecção desses coágulos, prevenindo a falha dos oxigenadores, assim como na sua detecção precoce. Uma vez identificados coágulos, especialmente na vigência de colapso da oxigenação, oclusão do circuito, ou em risco iminente de embolização para o paciente, a troca desse componente da ECMO é recomendável.[7]

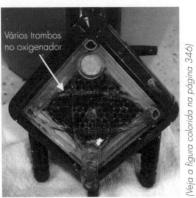

Figura 4.2. *Oxigenador com formação de coágulos.*
Fonte: Hospital for Sick Children (SickKids)

5 D

O sangramento em pacientes em ECMO pode ser desafiador e contribuir para a mortalidade. As causas do sangramento são provavelmente multifatoriais, pois os pacientes em ECMO, em geral, apresentam insuficiência de múltiplos órgãos e podem ter sepse precedendo o início da ECMO.[5] As estratégias devem incluir a avaliação do sangramento, definindo se é localizado ou generalizado, a descontinuação da anticoagulação até que o sangramento seja controlado, a reposição de volume e hemocomponentes/hemoderivados para corrigir a coagulopatia (manter plaquetas > 75.000 a 100.000/mm³ e fibrinogênio > 1,5 g/L) e, dependendo do caso, a consideração de antifibrinolíticos.[8]

Referências bibliográficas

1. Bembea MM, Annich G, Rycus P, Oldenburg G, Berkowitz I, Pronovost P. Variability in anticoagulation management of patients on extracorporeal membrane oxygenation: an international survey. Pediatr Crit Care Med. 2013; 14(2):e77-84.
2. Kostousov V, Nguyen K, Hundalani SG, Teruya J. The influence of free hemoglobin and bilirubin on heparin monitoring by activated partial thromboplastin time and anti-Xa assay. Arch Pathol Lab Med. 2014; 138(11):1503-6.
3. Cashen K, Meert K, Dalton H. Anticoagulation in neonatal ECMO: an enigma despite a lot of effort! Front Pediatr. 2019; 7:366.
4. Bridges BC, Ranucci M, Lequier LL. Anticoagulation and disorders of haemostasis. In: Brogan RV, Lequier L, Lorusso R, MacLaren G, Peek G (eds.). Extracorporeal Life Support: The ELSO Red Book. 5. ed. Ann Arbor, MI: ELSO; 2017.
5. Murphy DA, Hockings LE, Andrews RK, Aubron C, Gardiner EE, Pellegrino VA, et al. Extracorporeal membrane oxygenation-hemostatic complications. Transfus Med Rev. 2015; 29(2):90-101.
6. Barton R, Ignjatovic V, Monagle P. Anticoagulation during ECMO in neonatal and paediatric patients. Thromb Res. 2019; 173:172-7.
7. Ezetendu C, Jarden A, Hamzah M, Stewart R. Bivalirudin anticoagulation for an infant with hyperbilirubinemia and elevated plasma-free hemoglobin on ECMO. J Extra Corpor Technol. 2019; 51(1):26-8.
8. Thomas J, Kostousov V, Teruya J. Bleeding and thrombotic complications in the use of extracorporeal membrane oxygenation. Semin Thromb Hemost. 2018; 44(1):20-9.

Capítulo 5 — Adolescente com Tosse e Dispneia

1 A

O linfoma não Hodgkin (LNH) é o quinto câncer mais comum na população pediátrica. A distribuição dos subtipos de linfoma muda da infância para a idade adulta. As crianças geralmente apresentam linfomas de células B de alto grau [Burkitt (LB), linfoma difuso de grandes células B (LDGCB) e linfoma de grandes células B primário do mediastino (LGCBPM)] ou linfomas de células T [linfoblástico ou linfoma anaplásico de grandes células (LAGC)] enquanto os adultos são mais propensos a apresentar linfomas de baixo grau, como folicular, da zona marginal ou linfoma de células do manto (LCM). Nos primeiros anos da infância, LB é o subtipo de LNH mais comum, ultrapassado pelo LDGCB ou pelo LGCBPM no grupo de adolescentes e adultos jovens.[1]

2 C

O LNH pediátrico é estadiado de acordo com a classificação de Murphy.[2] O Quadro 5.1 mostra a definição dos estágios; portanto, o paciente em questão tem doença em estágio III por apresentar massa mediastinal primária.

Quadro 5.1. Estadiamento do LNH em pediatria: Sistema de Estadiamento de Murphy

Estágio	
Estágio I	• Tumor único (extranodal) ou área anatômica única (nodal), excluindo mediastino ou abdome
Estágio II	• Tumor único (extranodal) com envolvimento de linfonodo regional • ≥ duas áreas nodais no mesmo lado do diafragma • Dois tumores únicos (extranodais) ± envolvimento de linfonodo regional no mesmo lado do diafragma • Tumor primário do trato gastrintestinal, geralmente na região ileocecal, ± envolvimento apenas dos linfonodos mesentéricos associados
Estágio III	• Dois tumores únicos (extranodais) em lados opostos do diafragma • ≥ duas áreas nodais acima e abaixo do diafragma • Todos os tumores intratorácicos primários (mediastinal, pleural, tímico) • Todas as doenças intra-abdominais primárias extensas • Todos os tumores paraespinais ou epidurais, independentemente de outros locais de tumor
Estágio IV	• Qualquer um dos anteriores com envolvimento inicial do sistema nervoso central e/ou medula óssea

Fonte: Adaptado de Murphy, 1980.[2]

Com a ampla disponibilidade de imagens e técnicas laboratoriais mais avançadas, um grupo internacional de oncologistas pediátricos se reuniu para revisar essa classificação, incorporando novas entidades histológicas e métodos diagnósticos aprimorados.[3] O Sistema de Estadiamento Internacional Revisado tem a intenção de facilitar um estadiamento mais preciso para crianças e adolescentes e possibilitar a comparação entre diferentes estudos.

3 E

Foi bem estabelecido que as imunodeficiências, sejam primárias (como imunodeficiência comum variável, ataxia teleangiectasia ou síndrome de quebras de Nijmegen, síndrome de proliferação ligada ao X etc.), sejam secundárias, como aquelas induzidas pelo vírus da imunodeficiência humana ou imunossupressores (administrados pós-transplante de órgão sólido, transplante de medula óssea ou para doenças autoimunes), aumentam o risco de LNH.[4]

4 D

O resultado do tratamento de crianças e adolescentes com LNH é relativamente bom com quimioterapia intensiva e atinge quase 90% de sobrevida na Europa e na América do Norte.[4] Os critérios usados para estratificação de risco e atribuição de grupo de tratamento se diferenciam ligeiramente entre os dois grupos principais de LNH pediátrico, mas têm sido amplamente consistentes com os seguintes critérios para os grupos FAB/LMB (franco-americano-britânico/linfoma maligno de Burkitt) e BFM (Berlin-Frankfurt-Münster):

- Estadiamento.
- Ressecção.
- Envolvimento do sistema nervoso central.
- Envolvimento da medula óssea.
- Resposta no dia 7.

O grupo BFM, adicionalmente, levou em consideração os seguintes critérios para atribuição de risco: desidrogenase láctica, envolvimento abdominal e osso multifocal.

O número de ciclos de quimioterapia depende da carga da doença caracterizada pela estratificação de risco e consiste em quimioterapia intensiva multiagente sem resistência cruzada. Metotrexato em alta dose (HDMTX), com doses entre 0,5 e 8 g/m^2, bem como quimioterapia intratecal são administrados para tratar e prevenir doenças do sistema nervoso central. A radioterapia não faz parte do tratamento.

5 A

O papel do rituximabe, um anticorpo monoclonal anti-CD20, é reconhecido há muito tempo por prolongar a sobrevida em pacientes adultos com LNH. Em pediatria, o rituximabe não foi adotado imediatamente e só recentemente se tornou o padrão de tratamento para alguns pacientes. Pacientes pediátricos de alto risco tratados com rituximabe adicionado a uma quimioterapia-padrão de um protocolo LMB tiveram melhora na sobrevida livre de eventos em 3 anos de 94% em comparação a 82% naqueles que não o receberam.[5] Melhora semelhante no resultado também foi relatada com o protocolo-padrão BFM em pacientes com doença de alto e baixo risco.[6] Para os casos de LGCBPM, como o do paciente do caso clínico, o tratamento quimioterápico com EPOCH com dose ajustada para pediatria (etoposídeo, doxorrubicina, ciclofosfamida, vincristina, prednisona) e rituximabe (DA-EPOCH-R) tornou-se o padrão de tratamento. Biologicamente, o LGCBPM não se diferencia entre pacientes adultos e adolescentes e, portanto, a adoção desse regime em pacientes mais jovens que parecem evoluir pior com a terapia-padrão para células B faz sentido e mostrou resultados aceitáveis,[7] embora não esteja claro se é melhor que o LMB-padrão ou protocolo BFM com rituximabe.

Referências bibliográficas

1. Sandlund JT, Martin MG. Non-Hodgkin lymphoma across the pediatric and adolescent and young adult age spectrum. Hematology Am Soc Hematol Educ Program. 2016; 2016(1):589-97.
2. Murphy SB. Classification, staging and end results of treatment of childhood non-Hodgkin's lymphomas: dissimilarities from lymphomas in adults. Semin Oncol. 1980; 7:332-9.
3. Rosolen A, Perkins SL, Pinkerton CR, Guillerman RP, Sandlund JT, Patte C, et al. Revised International Pediatric Non-Hodgkin Lymphoma Staging System. J Clin Oncol. 2015; 33(18):2112-8.
4. Minard-Colin V, Brugieres L, Reiter A, Cairo MS, Gross TG, Woessmann W, et al. Non-Hodgkin lymphoma in children and adolescents: progress through effective collaboration, current knowledge, and challenges ahead. J Clin Oncol. 2015; 33(27):2963-74.
5. Minard-Colin V, Auperin A, Pillon M, Burke GAA, Barkauskas DA, Wheatley K, et al. Rituximab for high-risk, mature b-cell non-Hodgkin's lymphoma in children. N Engl J Med. 2020; 382(23):2207-19.
6. Maschan A, Myakova N, Aleinikova O, Abugova Y, Ponomareva N, Belogurova M, et al. Rituximab and reduced-intensity chemotherapy in children and adolescents with mature B-cell lymphoma: interim results for 231 patients enrolled in the second Russian-Belorussian multicentre study B-NHL-2010M. Br J Haematol. 2019; 186(3):477-83.
7. Giulino-Roth L, O'Donohue T, Chen Z, Bartlett NL, LaCasce A, Martin-Doyle W, et al. Outcomes of adults and children with primary mediastinal B-cell lymphoma treated with dose-adjusted EPOCH-R. Br J Haematol. 2017; 179(5):739-47.

Capítulo 6 — Razões para Adesão à Terapia Quelante de Ferro

As transfusões crônicas de concentrado de hemácias introduzidas para o tratamento das crianças com betatalassemia (β-tal) na década de 1960 melhoraram a sobrevida, ao mesmo tempo que foram responsáveis pelos óbitos por doença cardíaca na adolescência e em adultos jovens. Sinais de doença cardíaca podem ser vistos a partir dos 10 anos de idade (pericardite) ou na 2ª década de vida (cardiomegalia, arritmia e falência cardíaca).[1,2] Crianças em terapia de quelação de ferro inadequada (baixa adesão, dificuldade de acesso aos quelantes) podem ter sobrecarga cardíaca de ferro grave já a partir dos 7 anos de idade.[3]

Estudos em diferentes centros (Reino Unido e Itália) mostraram que a principal causa de morte até o ano 2000 foi cardiopatia por sobrecarga de ferro (54% e 67%, respectivamente), seguida de infecção (9% e 6,8%, respectivamente). A doença hepática foi responsável por 0,35% dos óbitos no Reino Unido e 4,1% na Itália.[2,4] Com a terapia quelante de ferro, os pacientes nascidos após 1970 tiveram menor risco de morrer por doença cardíaca, quando comparados àqueles que nasceram antes de 1970 (p < 0,00005).[4]

2 D

A sobrecarga de ferro provoca principalmente falência do miócito, disfunção endotelial e arritmia. As características da disfunção cardíaca estão descritas no Quadro 6.1. A hipertensão pulmonar pode ocorrer como causa não associada ao ferro e deve ser investigada anualmente com ecocardiograma. O tratamento da cardiopatia nos pacientes com β-tal tem suas peculiaridades e deve ser feito com cardiologista experiente nessa patologia.[4]

Quadro 6.1. Características da disfunção cardíaca na betatalassemia maior

Fisiopatologia	O excesso de NTBI provoca lesão oxidativa nos miócitos, resultando em disfunção cardíaca, arritmia e fibrose miocárdica A sobrecarga de ferro, mesmo se grave, pode ser reversível após semanas a meses de terapia intensiva de quelação de ferro
Prevenção	O objetivo é prevenir a disfunção cardíaca, mantendo RM T2* $\geq$ 20 ms (valor normal)
Tratamento	Se sobrecarga de ferro grave: terapia quelante combinada, mesmo na fase de leve comprometimento da função ventricular, independentemente dos sintomas Se insuficiência cardíaca: a desferroxamina (50 mg/kg/dia) deve ser associada a um quelante de ferro oral

NTBI: non-transferrin-bound iron – ferro não ligado à transferrina; RM T2: ressonância magnética com a técnica de T2*. Fonte: Elaborado pelas autoras.*

Apesar de o excesso de ferro ser reversível, adultos com β-tal que tiveram sobrecarga cardíaca de ferro no passado têm evoluído com frequência para doenças cardiovasculares e arritmias.[5] A terapia quelante de ferro e o seu monitoramento adequado reduziram muito a mortalidade secundária à sobrecarga cardíaca de ferro nos países ocidentais.[6] A avaliação da sobrecarga cardíaca pela ressonância magnética pela técnica do T2* (RM T2*) é a melhor ferramenta disponível para estabelecer quelação de ferro adequada e prevenir disfunção cardíaca. Entretanto, alguns países não têm acesso adequado a essa tecnologia. A ferritina sérica $\geq$ 3.000 ng/mL foi recentemente definida como preditor do desenvolvimento de doença cardíaca (HR: 44,85, IC95% 18,85 a 106,74), com sobrevida livre de doença cardíaca em 5 e 10 anos de 58% e 39%, respectivamente, enquanto 98% dos pacientes com ferritina < 3.000 ng/mL não desenvolveram doença cardíaca em 10 anos de seguimento.[7] Apesar de não ser o ideal, nos serviços onde não se tem acesso a RM T2*, o valor da ferritina dosado a cada 3 meses pode se tornar uma forma indireta para indicação de intensificação da quelação de ferro.[8]

A deferiprona combinada à desferroxamina aumenta a remoção de ferro do miocárdio, mesmo nos casos graves, além de melhorar a função cardíaca. O deferasirox também demonstrou melhorar T2* cardíaco e o ferro do miocárdio, independentemente da gravidade da sobrecarga de ferro.[7,9]

3 B

O excesso de NTBI (*non-transferrin-bound iron*, ferro não ligado à transferrina) provoca lesão oxidativa nos hepatócitos, resultando em fibrose, cirrose e carcinoma hepatocelular.[6] Este é o câncer mais frequente nos pacientes adultos com β-tal como consequência da sobrecarga de ferro no fígado e das infecções virais (hepatites C e B).[5]

A RM T2*, junto com a ferritina sérica, auxilia na definição da terapia quelante de ferro. A biópsia hepática deve ser reservada para situações em que a análise histológica é necessária. A terapia quelante de ferro deve ser adequada em função da sobrecarga de ferro no fígado, com o objetivo de manter a concentração hepática de ferro (CHF) < 7 mg/g de peso seco (sobrecarga leve). O valor normal do ferro no fígado é < 2 mg/g de peso seco.[6] Sobrecarga hepática de ferro moderada foi observada em crianças com β-tal a partir de 2 anos de idade.[10]

A desferroxamina, a deferiprona e o deferasirox em monoterapia são eficazes para a remoção do ferro hepático. No caso de necessidade de intensificação da quelação, a terapia combinada é indicada.[9]

Outras complicações hepáticas não relacionadas com a sobrecarga de ferro na β-tal incluem infecções virais (hepatites B e C), obstrução biliar e colecistite, trombose de veia porta e hipertensão portal, medicamentos e doença hepática gordurosa não alcoólica.[6]

4 A

A sobrecarga de ferro provoca complicações endócrinas, de crescimento e retardo puberal (Quadro 6.2), as quais devem ser prevenidas com a terapia quelante de ferro adequada. Recomenda-se a avaliação endocrinológica a partir dos 9 anos de idade (Quadro 6.3).[6]

Quadro 6.2. Alterações endocrinológicas secundárias à sobrecarga de ferro

Retardo de crescimento: baixo peso aos 4 anos, atraso na idade óssea a partir de 6 a 7 anos
Hipogonadismo hipogonadotrópico: atraso da puberdade, amenorreia secundária, principal causa de infertilidade em mulheres
Hipotireoidismo
Intolerância à glicose e diabetes melito: início na 2ª década de vida
Hipoparatireoidismo: após os 16 anos
Insuficiência suprarrenal: em adultos, afeta o eixo hipotálamo pituitária-suprarrenal

Fonte: Elaborado pelas autoras.

Quadro 6.3. Exames anuais para avaliação endocrinológica em pacientes com β-tal a partir de 9 anos de idade (ou antes se indicado)

Gráfico da curva de crescimento, com medida das alturas em pé e sentado a cada 6 meses
Radiografia da idade óssea, se baixa estatura
Estágio puberal de Tanner
Função tireoidiana: TSH, T4L
Eixo gonadal hipofisário: LH, FSH, testosterona (homens) e estradiol (mulheres)
Eixo de crescimento hipofisário: IGF-1, proteína de ligação do fator de crescimento da insulina-3, teste de estimulação do hormônio do crescimento (se necessário)
Homeostase do cálcio: cálcio, fósforo, fosfatase alcalina, paratormônio e vitamina D 25-OH séricos
Tolerância à glicose: glicemia de jejum a cada 3 meses, teste de tolerância à glicose anual
Densitometria óssea anual a partir da adolescência (protocolo pediátrico)
Insuficiência suprarrenal: níveis de cortisol [basal e após estimulação com hormônio adrenocorticotrófico (ACTH) ou insulina] a cada 1 a 2 anos, especialmente em pacientes com sobrecarga de ferro e/ou deficiência de hormônio do crescimento

Fonte: Elaborado pelas autoras.

A osteoporose, além da sobrecarga de ferro atuando nos osteoblastos, é causada por vários fatores, incluindo expansão da medula óssea, hipogonadismo, hipotireoidismo, hipoparatireoidismo, deficiência de fator de crescimento e de IGF-1, diabetes, atraso puberal, alteração do perfil das citocinas, toxicidade óssea da desferroxamina, deficiência de vitamina D e hipercalciúria.[5]

A RM T2* também avalia a sobrecarga de ferro no pâncreas. A siderose em outros órgãos não se correlacionou significativamente com a hemossiderose pancreática.[11] Depósito de ferro no pâncreas de crianças com 2 anos de vida foi observado, mas nenhuma com risco aumentado para intolerância à glicose.[10]

O Quadro 6.4 mostra os valores de referência para a normalidade e para a sobrecarga de ferro no coração, fígado e pâncreas. A Figura 6.1 apresenta imagens da RM desses órgãos.

Quadro 6.4. Valores de referência para normalidade e sobrecarga de ferro

Sobrecarga	Coração		Fígado	Pâncreas*
	T2* ms (1.5T)	MIC mg/g	LIC mg/g	T2* ms (1.5T)
Ausente	≥ 20	≤ 1,16	≤ 2	≥ 20
Leve	15-20	1,16-1,65	2-7	—
Moderada	10-15	1,65-2,71	7-15	—
Grave	< 10	> 2,71	≥ 15	—

*LIC: liver iron concentration, concentração de ferro no fígado; MIC: myocardial iron concentration, concentração de ferro no miocárdio. * Para o T2* pancreático, somente há classificação de normal (≥ 20 ms) ou anormal (< 20 ms), sem graduação de gravidade.*
Fonte: Elaborado pelas autoras.

180 | HEMATOLOGIA E HEMOTERAPIA PEDIÁTRICA

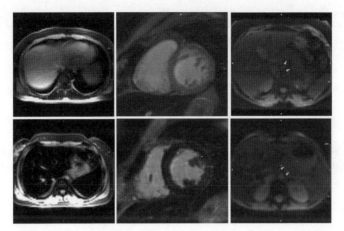

Figura 6.1. *Imagens da ressonância magnética cardíaca, hepática e pancreática em pacientes com betatalassemia maior. Na linha superior: imagens de fígado, coração e pâncreas, respectivamente, sem sobrecarga de ferro. Na linha inferior: imagens dos três órgãos com sobrecarga de ferro.*
Fonte: Imagens cedidas pelo Dr. Juliano de Lara Fernandes (Radiologia Clínica de Campinas).

Referências bibliográficas

1. Engle MA, Ehlers KH, O'Loughlin JE, Giardina PJ, Hilgartner MW. Beta thalassemia and heart disease: three decades of gradual progress. Trans Am Clin Climatol Assoc. 1985; 96:24-33.
2. Modell B, Khan M, Darlison M, Westwood MA, Ingram D, Pennell DJ. Improved survival of thalassaemia major in the UK and relation to T2* cardiovascular magnetic resonance. J Cardiovasc Magn Reson. 2008; 10(1):42.
3. Fernandes JL, Fabron A Jr, Verissimo M. Early cardiac iron overload in children with transfusion-dependent anemias. Haematologica. 2009; 94(12):1776-7.
4. Borgna-Pignatti C, Rugolotto S, De Stefano P, Zhao H, Cappellini MD, Vecchio GC, et al. Survival and complications in patients with thalassemia major treated with transfusion and deferoxamine. Haematologica. 2004; 89(10):1187-93.
5. Motta I, Mancarella M, Marcon A, Vicenzi M, Cappellini MD. Management of age-associated medical complications in patients with β-thalassemia. Expert Rev Hematol. 2020; 13(1):85-94.
6. Cappellini MD, Cohen A, Porter J, Taher A, Viprakasit V. Guidelines for the management of transfusion dependent thalassemia. 3. ed. Nicosia, Cyprus: Thalassaemia International Federation; 2014.
7. Derchi G, Dessì C, Bina P, Cappellini MD, Piga A, Perrotta S, et al. Webthal®. Risk factors for heart disease in transfusion-dependent thalassemia: serum ferritin revisited. Intern Emerg Med. 2019; 14(3):365-70.
8. Viprakasit V, Ajlan A, Aydinok Y, Al Ebadi BAA, Dewedar H, Ibrahim AS, et al. MRI for the diagnosis of cardiac and liver iron overload in patients with transfusion-dependent thalassemia: An algorithm to guide clinical use when availability is limited. Am J Hematol. 2018; 93(6):E135-E137.
9. Di Maggio R, Maggio A. The new era of chelation treatments: effectiveness and safety of 10 different regimens for controlling iron overloading in thalassaemia major. Br J Haematol. 2017; 178(5):676-88.
10. Berdoukas V, Nord A, Carson S, Puliyel M, Hofstra T, Wood J, et al. Tissue iron evaluation in chronically transfused children shows significant levels of iron loading at a very young age. Am J Hematol. 2013; 88(11):E283-5.
11. Assis RA, Ribeiro AA, Kay FU, Rosemberg LA, Nomura CH, Loggetto SR, et al. Pancreatic iron stores assessed by magnetic resonance imaging (MRI) in beta thalassemic patients. Eur J Radiol. 2012; 81(7):1465-70.
12. Taher AT, Musallam KM, Cappellini MD. β-Thalassemias. N Engl J Med. 2021; 384:727-43.

| Capítulo 7 | Cianose, Pletora e Tremores de Extremidades no Recém-Nascido |

1 D

A policitemia neonatal é definida pela dosagem da hemoglobina (Hb) acima de 22 g/dL ou do hematócrito (Ht) venoso acima de 65% e ocorre em 1% a 5,4% dos nascidos vivos a termo. As repercussões da policitemia decorrem primariamente da hiperviscosidade sanguínea. O diagnóstico de hiperviscosidade denota a presença de cinética de fluxo sanguíneo alterada, sendo o Ht um dos indicadores da sua presença. O Ht do recém-nascido (RN) apresenta variações nas primeiras 24 horas de vida, com pico em 2 horas após o nascimento, retornando aos valores iniciais entre 12 e 18 horas de vida. Em razão da interferência do baixo fluxo sanguíneo, o Ht capilar é significativamente mais alto que o venoso, podendo superestimar o valor em até 10%, e, portanto, não deve ser usado para diagnóstico da policitemia.[1]

2 C

A ocorrência de policitemia está associada à maior produção de eritrócitos pelo feto em condições de hipóxia crônica (insuficiência placentária, restrição de crescimento intrauterino, diabetes na gestação, doenças hipertensivas, inserção anômala do cordão umbilical, tabagismo, disfunção tireoidiana materna, nascimento pós-termo, peso de nascimento pequeno ou grande para a idade gestacional, anomalias cromossômicas, habitação em altas altitudes) ou com transfusão sanguínea (transfusões feto-fetal, materno-fetal e, menos significativamente, com a transfusão placentária).[1] No diabetes materno, existe ainda um estímulo direto da insulina e de outros fatores de crescimento à eritropoiese medular.[2] A presença de fatores de risco antenatais ou durante o parto é indicação para a triagem de policitemia nos RN.

A transfusão placentária tem sido favorecida pelas recomendações atuais de clampeamento tardio do cordão umbilical, de 1 a 3 minutos após o nascimento para os neonatos acima de 34 semanas de idade gestacional e de 30 a 60 segundos após o nascimento para os prematuros menores de 34 semanas, desde que apresentem boa vitalidade ao nascimento. Em recém-nascidos a termo, como no caso apresentado, o clampeamento tardio do cordão não se associou à ocorrência de policitemia, como avaliado em metanálise.[3]

3 A

Como comentado na questão anterior, a hipóxia crônica e as transfusões sanguíneas feto-fetal e materno-fetal constituem os principais mecanismos que promovem o aumento da concentração de Hb e do Ht do RN policitêmico, associada ou não à síndrome de hiperviscosidade.

As manifestações clínicas se associam mais à hiperviscosidade que à policitemia. Além da massa eritrocitária, a deformidade das hemácias, a concentração de proteínas plasmáticas, as plaquetas, os leucócitos, o pH sanguíneo e os fatores endoteliais contribuem para a hiperviscosidade do sangue.[1,4,5] Quando o Ht e a viscosidade do sangue do cordão umbilical em RN com idade gestacional acima de 34 semanas são avaliados simultaneamente, apenas 47% dos RN com policitemia apresentaram também hiperviscosidade e apenas 24% dos RN com hiperviscosidade apresentavam também policitemia.[4]

As repercussões clínicas da policitemia e da hiperviscosidade podem ser percebidas em diversos órgãos e sistemas, incluindo desconforto respiratório, hipertensão pulmonar, cianose, pletora, disfunção miocárdica, hipotensão arterial, acidose metabólica, hipoglicemia, hipocalcemia, recusa alimentar, enterocolite necrosante, hiperbilirrubinemia, plaquetopenia, trombose renal e de outros territórios vasculares, oligúria, insuficiência renal, priapismo, tremores, apneia, letargia, hipotonia e hemorragia intracraniana.[6] A maior massa eritrocitária determina maior produção de bilirrubina, sobrecarregando a capacidade de conjugação da bilirrubina pelo hepatócito, o que agrava a icterícia fisiológica do RN.[7] Com relação à repercussão hemodinâmica, os RN policitêmicos tendem a apresentar redução do débito cardíaco, em decorrência do maior conteúdo arterial de oxigênio e do aumento das resistências vasculares pulmonar e sistêmica.[5]

4 D

As modalidades de tratamento disponíveis para a policitemia são a hidratação e a exsanguineotransfusão parcial. A reidratação pode ser usada para aqueles RN nos quais tenha sido demonstrado algum grau de desidratação, como perda excessiva de peso. A hiper-hidratação pode representar uma estratégia para RN assintomáticos com hematócrito capilar entre 65% e 70%.[6] Apesar dessa recomendação, um estudo clínico randomizado e controlado com 55 RN não demonstrou que a hiper-hidratação, com o incremento de 25 mL/kg na oferta hídrica em 6 a 8 horas, tenha modificado a indicação de exsanguineotransfusão parcial em 48 horas de seguimento.[8]

O Ht venoso acima de 70% e a presença de sintomas atribuídos à policitemia/hiperviscosidade têm sido indicações formais para a realização da exsanguineotransfusão parcial. O volume de sangue a ser retirado do RN por meio de um cateter venoso central depende da sua volemia (estimada em 80 mL/kg de peso) e do Ht-alvo (em geral ao redor de 55%) do procedimento. Esse volume pode ser calculado pela fórmula:[1]

$$\text{Volume a ser retirado} = \frac{80 \times (\text{Ht observado} - \text{Ht-alvo})}{\text{Ht observado}}$$

O procedimento deve ser realizado em cerca de 15 minutos. Paralelamente à retirada de sangue do RN, o mesmo volume de cristaloide (soro fisiológico), albumina diluída a 5% ou plasma deve ser administrado por acesso venoso periférico.[9] Recomenda-se jejum de 24 horas após a exsanguineotransfusão parcial para prevenção da enterocolite necrosante, a complicação mais fortemente associada ao procedimento. Outras complicações associadas são hipotensão arterial, sepse e relacionadas ao cateter central.

A exsanguineotransfusão parcial reduz o Ht e a viscosidade sanguínea e melhora o fluxo sanguíneo cerebral em RN sintomáticos.[10] Apesar da melhora do fluxo sanguíneo cerebral, a exsanguineotransfusão parcial não promove melhora na oxigenação cerebral, quando avaliado por espectrofotometria próxima ao infravermelho, assim como não tem impacto no prognóstico dessas crianças, quando se avalia seu crescimento ou desenvolvimento neuropsicomotor.[10-13]

Referências bibliográficas

1. Bashir BA, Othman SA. Neonatal polycythaemia. Sudan J Paediatr. 2019; 19(2):81-3.
2. Peters S, Andrews C, Sen S. Care of infants born to women with diabetes. Curr Diab Rep. 2020; 20(8):39.
3. McDonald SJ, Middleton P, Dowswell T, Morris PS. Effect of timing of umbilical cord clamping of term infants on maternal and neonatal outcomes. Cochrane Database Syst Rev. 2013; (7):CD004074.
4. Drew JH, Guaran RL, Grauer S, Hobbs JB. Cord whole blood hyperviscosity: measurement, definition, incidence and clinical features. J Paediatr Child Health. 1991; 27(6):363-5.
5. Sarkar S, Rosenkrantz TS. Neonatal polycythemia and hyperviscosity. Semin Fetal Neonatal Med. 2008; 13(4):248-55.
6. Jeevasankar M, Agarwal R, Chawla D, Paul VK, Deorari AK. Polycythemia in the newborn. Indian J Pediatr. 2008; 75(1):68-72.
7. Mitra S, Rennie J. Neonatal jaundice: aetiology, diagnosis and treatment. Br J Hosp Med (Lond). 2017; 78(12):699-704.
8. Sundaram M, Dutta S, Narang A. Fluid supplementation versus no fluid supplementation in late preterm and term neonates with asymptomatic polycythemia: a randomized controlled trial. Indian Pediatr. 2016; 53(11):983-6.
9. de Waal KA, Baerts W, Offringa M. Systematic review of the optimal fluid for dilutional exchange transfusion in neonatal polycythaemia. Arch Dis Child Fetal Neonatal Ed. 2006; 91(1):F7-10.
10. Bada HS, Korones SB, Pourcyrous M, Wong SP, Wilson WM 3rd, Kolni HW, et al. Asymptomatic syndrome of polycythemic hyperviscosity: effect of partial plasma exchange transfusion. J Pediatr. 1992; 120 (4 Pt 1):579-85.
11. Ozek E, Soll R, Schimmel MS. Partial exchange transfusion to prevent neurodevelopmental disability in infants with polycythemia. Cochrane Database Syst Rev. 2010; (1):CD005089.
12. Deorari AK, Paul VK, Shreshta L, Singh M. Symptomatic neonatal polycythemia: comparison of partial exchange transfusion with saline versus plasma. Indian Pediatr. 1995; 32(11):1167-71.
13. Dempsey EM, Barrington K. Short and long term outcomes following partial exchange transfusion in the polycythaemic newborn: a systematic review. Arch Dis Child Fetal Neonatal Ed. 2006; 91(1):F2-6.

Capítulo 8 — Trombocitopenia Imune Crônica que Sangra

1 D

A trombocitopenia imune (PTI), anteriormente denominada púrpura trombocitopênica idiopática ou imunológica, é uma doença autoimune adquirida, frequente na população pediátrica, benigna, e com resolução espontânea em até 80% dos casos dentro dos primeiros 12 meses do diagnóstico. Caracteriza-se por plaquetopenia isolada (< 100.000/mm^3), geralmente precedida por quadro viral ou vacinal entre 7 e 30 dias.[1-3]

Ocorre em decorrência da perda de autotolerância aos antígenos plaquetários com aumento da destruição plaquetária, bem como da supressão de sua produção. A plaquetopenia não é apenas secundária à presença de autoanticorpos, mas também por anormalidades na imunidade celular, incluindo um desbalanço na resposta Th1/Th2, diminuição de células T reguladoras e aumento de células Th17.[2]

De acordo com a duração da doença, pode-se dividir a PTI, seguindo a mais recente classificação, em recém-diagnosticada (dentro dos primeiros 3 meses do diagnóstico), persistente (dentro de 3 a 12 meses do diagnóstico) e crônica (acima de 12 meses do diagnóstico).[3] Portanto, o paciente em questão tem o diagnóstico de PTI crônica.

2 A

Visto que a maioria das crianças diagnosticadas com PTI evolui com remissão dentro do primeiro ano após o diagnóstico, diante de um paciente pediátrico com PTI crônica e que não responde como esperado ao tratamento-padrão, é importante primeiro reavaliar o diagnóstico para excluir causas não imunes de trombocitopenia e PTI secundária.[4] A partir disso, se a criança plaquetopênica não sangrar e não houver prejuízo na qualidade de vida, pode-se optar por observação clínica, independentemente da contagem plaquetária.[5] Essa decisão pode ser embasada no fato de que, mesmo com contagem plaquetária baixa, definida como < 20.000/mm³, a taxa de sangramento é pequena em crianças com PTI crônica.[6]

3 C

Para o paciente com PTI crônica refratária e que necessita de tratamento, há algumas opções terapêuticas, cuja ordem de escolha baseia-se no que há de evidências em relação à eficácia e à segurança.

Quando o paciente não responde bem aos medicamentos de primeira linha, como corticoterapia (prednisona ou prednisolona 4 mg/kg/dia por 4 a 7 dias ou 2 mg/kg/dia por 7 a 21 dias ou metilprednisona intravenosa 30 mg/kg/dia por 3 dias), imunoglobulina intravenosa (IgIV) (0,8 a 1 g/kg/dia por 1 a 2 dias) ou imunoglobulina anti-D (50 a 75 mcg/kg intravenoso ou subcutâneo), pode-se recorrer às opções consideradas de segunda linha: rituximabe (RTX), agonistas de receptor de trombopoetina (AR-TPO) e esplenectomia.[6]

O RTX, anticorpo monoclonal anti-CD20, tem taxa de resposta com plaquetas acima de 50.000/mm³ em, aproximadamente, 60% dos pacientes refratários. No entanto, essa resposta pode, com frequência, não ser sustentada em longo prazo (33% em 1 ano e 26% em 5 anos). Pode promover hipogamaglobulinemia prolongada com redução da resposta de anticorpos. A dose recomendada é de 375 mg/m², via intravenosa, semanal, por 4 semanas.[4]

Os AR-TPO ligam-se ao receptor de trombopoietina e estimulam a maturação de megacariócitos e a produção de plaquetas, tendo mostrado boa eficácia e segurança no tratamento da PTI.[4] Em 2015, o eltrombopague foi aprovado pela Food and Drug Administration (FDA) para uso em crianças acima de 1 ano com PTI crônica. No Brasil, é liberado pela Agência Nacional de Vigilância Sanitária (Anvisa) para uso em crianças acima de 6 anos de idade. A taxa de resposta com plaquetas acima de 50.000/mm³ é de cerca de 80%, sem significativos eventos adversos ou toxicidade em longo prazo. A dose recomendada é de 25 a 75 mg/dia, via oral.[4,6] Já o romiplostim foi aprovado em 2018 no Brasil para uso em população pediátrica a partir de 1 ano de idade. Sua taxa de resposta reportada é de 50% a 70%, e a dose recomendada é de 1 a 10 mcg/kg 1 vez/semana, via subcutânea. Trata-se de uma opção terapêutica com eficácia e segurança similares às do eltrombopague.[7]

Antes da liberação do uso dos AR-TPO, a esplenectomia consistia na opção terapêutica mais confiável em longo prazo, em crianças com taxa de resposta completa de cerca de 76% e de resposta parcial (entre 50.000 e 150.000 plaquetas/mm^3) de 10,5%.[8] Deve-se lembrar que a retirada cirúrgica do baço implica um aumento do risco de sepse por germes encapsulados. Dessa maneira, é importante que o paciente seja vacinado contra pneumococo, meningococo e hemófilos influenza tipo b pelo menos 2 semanas antes do procedimento cirúrgico. O uso de profilaxia com penicilina por pelo menos 2 anos após a esplenectomia nos pacientes com PTI é indicado com base na experiência com crianças com doença falciforme, com o objetivo de reduzir o risco de infecções. Ressalta-se que o paciente pode apresentar infecções após a suspensão da antibioticoprofilaxia.[9] No entanto, com o surgimento de novas opções terapêuticas, a indicação da esplenectomia vem diminuindo.

A última diretriz da Sociedade Americana de Pediatria sugere que, se disponível e adequado para a faixa etária, a medicação de escolha para a PTI crônica seja o AR-TPO, quando comparada ao RTX e à esplenectomia, seguida do uso do rituximabe.[10] É importante levar em consideração a disponibilidade das medicações no serviço e a opinião da família para a escolha terapêutica.

4 D

Para os pacientes que esgotaram as opções terapêuticas de maior eficácia e segurança e se mantêm sintomáticos ou com prejuízo na qualidade de vida, há uma série de outras opções, porém com menos comprovação de eficácia, por serem estudos pequenos e não uniformes.[6]

Entre os agentes imunossupressores disponíveis, têm-se ciclosporina, azatioprina, ciclofosfamida, micofenolato e dapsona. Pode-se iniciá-los em combinação com outros agentes de primeira ou segunda linha (p. ex., corticosteroide ou AR-TPO) ou, ainda, utilizar dois deles com mecanismos de ação diferentes.[4]

5 D

De 3.581 crianças com diagnóstico inicial de PTI primária, 2,8% foram posteriormente identificadas como PTI secundária, sendo as infeções e as doenças autoimunes as mais frequentes.[11] Assim, doenças autoimunes como lúpus eritematoso sistêmico e hipotireoidismo podem ter seu diagnóstico suspeitado na PTI crônica, com a coleta de exames como fator antinúcleo (FAN), anti-DNA e anticorpos antitireoidianos, importantes para a investigação diagnóstica da plaquetopenia crônica. Outras causas de plaquetopenia crônica observadas foram câncer, anemia aplástica e medicamentos.[11]

Embora as imunodeficiências primárias sejam tipicamente marcadas por um aumento na suscetibilidade às infecções, manifestações autoimunes como citopenias são particularmente comuns, sendo a imunodeficiência comum variável, a deficiência de IgA e a síndrome linfoproliferativa autoimune (ALPS) as mais associadas à plaquetopenia crônica.[12] Assim, a investigação de imunodeficiências pela dosagem de imunoglobulinas e imunofenotipagem de linfócitos deve ser considerada nos pacientes com diagnóstico de PTI crônica, mesmo na ausência de infecções graves.[12]

Referências bibliográficas

1. Schifferli A, Holbro A, Chitlur M, Coslovsky M, Imbach P, Donato H, et al. A comparative prospective observational study of children and adults with immune thrombocytopenia: 2-year follow-up. Am J Hematol. 2018; 93(6):751-9.
2. Johnsen J. Pathogenesis in immune thrombopenia: new insights. Hematology Am Soc Hematol Educ Program. 2012; 2012:306-12.
3. Rodeghiero F, Stasi R, Gernsheimer T, Michel M, Provan D, Arnold DM, et al. Standardization of terminology, definitions and outcome criteria in immune thrombocytopenic purpura of adults and children: report from an international working group. Blood. 2009; 113(11): 2386-93.
4. Cuker A, Neunert C. How I treat refractory immune thrombocytopenia. Blood. 2016; 128(12):1547-54.
5. Neunert CE, Buchanan GR, Imbach P, Bolton-Maggs PH, Bennett CM, Neufeld E, et al. Bleeding manifestations and management of children with persistent and chronic immune thrombocytopenia: data from the Intercontinental Cooperative ITP Study Group (ICIS). Blood. 2013; 121(22):4457-62.
6. Despotovic J, Grimes A. Pediatric ITP: is it different from adult ITP? Hematology Am Soc Hematol Educ Program. 2018; 2018(1):405-11.
7. Zhang J, Liang Y, Ai Y, et al. Eltrombopag versus romiplostim in treatment of children with persistent or chronic immune thrombocytopenia: a systematic review incorporating an indirect comparison meta--analysis. Scientific Reports. 2018; 8(576):1-9.
8. Mantadakis E, Buchanan GR. Elective splenectomy in children with idiopathic thrombocytopenic purpura. J Pediatr Hematol Oncol. 2000; 22(2):148-53.
9. Loggetto SR, Braga JA, Veríssimo MP, Bernardo WM, Medeiros L, Hoepers AT. Guidelines on the treatment of primary immune thrombocytopenia in children and adolescents: Associação Brasileira de Hematologia, Hemoterapia e Terapia Celular Guidelines Project: Associação Médica Brasileira – 2012. Rev Bras Hematol Hemoter. 2013; 35(6):417-27.
10. Neunert C, Terrell D, Arnold D, Buchanan G, Cines D, Cooper N, et al. American Society of Hematology 2019 guidelines for immune thrombocytopenia. Blood Adv. 2019; 3(23):3829-66.
11. Notarangelo LD. Primary Immunodeficiencies (PIDs) presenting with citopenias. Hematology Am Soc Hematol Educ Program. 2009; 2009:1139-43.
12. Schifferli A, Heiri A, Imbach PA, Kuehne T. Analysis of Children with Secondary ITP an Observational Study of Children of the Parc-ITP Registry of the Intercontinental Cooperative ITP Study Group (ICIS). Blood. 2018; 132(Suppl. 1):1146.

Capítulo 9 — Talassemia Alfa ou Beta?

Nunca se deve confiar totalmente nos valores de HbA_2 na deficiência de ferro, pois essa condição pode diminuí-los. Para evitar a perda de um diagnóstico de β-tal menor, marcadores de ferro (idealmente ferro sérico, transferrina e ferritina) também devem ser realizados quando da solicitação da eletroforese de hemoglobina (EFHb).[1]

Cromatografia de troca catiônica de alto desempenho (*high-performance liquid chromatography*, HPLC) e focalização isoelétrica são normais no traço de alfatalassemia (α-tal). Assim, uma pessoa sem deficiência de ferro, com hipocromia e microcitose e HbA$_2$ normal ou diminuída deve ser investigada para o gene α-tal por amplificação de sonda dependente de ligação múltipla (MLPA). Vale lembrar que é possível identificar a Hb Bart's (γ4) na triagem neonatal e, fora da idade do recém-nascido, a HbH (β4).[1]

As diferenças entre anemia ferropriva e talassemias são apresentadas no Quadro 9.1 e na Figura 9.1. No fenótipo portador silencioso da α-tal, o eritrograma é normal, justificando a EFHb normal do pai.[2,3] O valor de HbF no 1º mês de vida é entre 40% e 90%, diminuindo gradativamente até 1 ano de vida, quando são atingidos os níveis normais de adulto (1% a 2%).

Quadro 9.1. Comparação entre o hemograma na anemia ferropriva e no traço de alfa e betatalassemia

	Betatalassemia	Alfatalassemia	Deficiência de ferro
Hipocromia e microcitose	Sim, estável		Sim, mas varia com a fase e o grau da deficiência
Número de eritrócitos	Aumentado ou normal		Normal ou diminuído
RDW	Normal		Aumentado
Coloração azul de cresil brilhante	—	Corpos de inclusão de HbH	—

RDW: red cell distribution width (amplitude de distribuição dos glóbulos vermelhos).
Fonte: Elaborada pelos autores.

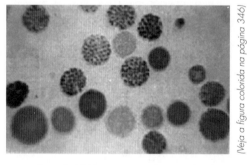

Figura 9.1. *Precipitados intraeritrocitários de HbH em sangue de portador do traço alfatalassemia, incubado a 37°C com azul de cresil brilhante por 60 minutos.*
Fonte: www.hemoglobinopatias.com.br/talassemias/tal-alfa.htm.

2 D

Por ser uma doença autossômica recessiva, os indivíduos heterozigotos para o gene β-tal são assintomáticos, enquanto os compostos homozigotos e heterozigotos para os genes β^0 ou β$^+$ têm a doença β-tal (intermediária ou maior). β^0 refere-se à ausência total de produção de betaglobina no alelo afetado e β$^+$ a alelos com alguma produção de betaglobina (cerca de 10%). Na β^{++}, a diminuição na produção de betaglobina é muito leve.[4]

Na β-tal ocorre uma mutação no gene da betaglobina no cromossomo 11, diminuindo a síntese das cadeias de betaglobina. O excesso de cadeias de alfaglobina danifica os precursores eritroides na medula óssea, resultando em eritropoiese ineficaz, hemólise e anemia.[4-6]

Conhecer o genótipo do paciente é importante para diferenciar entre β-tal menor e intermediária e entre β-tal intermediária e maior, bem como para prever o fenótipo de longo prazo em casos limítrofes. A β-tal menor não precisa de tratamento e a β-tal maior requer transfusões crônicas de glóbulos vermelhos e terapia de quelação de ferro. O espectro clínico da β-tal intermediária varia: casos quase assintomáticos, principalmente na infância; casos com anemia leve a moderada e nenhuma ou eventual transfusão (cirurgia, infecção, gravidez); e casos com agravamento do fenótipo que precisam de transfusões repetidas, como na β-tal maior, para prevenir complicações em longo prazo.[4] As mutações da betaglobina mais frequentes no Brasil estão na Tabela 9.2.[7]

Tabela 9.2. Distribuição molecular das mutações da betatalassemia mais frequentes nos estados de São Paulo, do Rio Grande do Sul e de Pernambuco

Mutações	Genótipo	Ribeirão Preto[1]	São Paulo[2]	Campinas[3]	Rio Grande do Sul[4]	Pernambuco[5]
Cd 39 (C→T)	β[0]	47,0%	64,0%	54,3%	50,9%	7,7%
IVS-I-110 (G→A)	β[+]	15,0%	20,0%	18,3%	18,1%	3,0%
IVS-I-6 (T→C)	β[++]	27,0%	7,0%	18,3%	9,5%	53,6%
IVS-I-1 (G→A)	β[0]	—	6,0%	4,3%	12,9%	5,9%
IVS-I-5 (G→C)	β[+]	—	—	—	—	14,9%
Outras		11%	3,0%	4,8%	8,6%	14,9%

1. Costa et al., 1990; 2. Martins et al., 1993; 3. Fonseca et al., 1998; 4. Reichert 2006; 5. Bezerra et al., 2007. Fonte: Bezerra MAC, 2007.[7]

3 E

Também de herança autossômica recessiva, dependendo do número de genes alfadeletados (1 a 4), os pacientes terão a manifestação clínica de α-tal (Tabela 9.3).[4]

Tabela 9.3. Relação genótipo/fenótipo na alfatalassemia

Genótipo	Fenótipo	Genes alfadeletados	% Hb Bart's no RN*	Eritrograma
αα/α-	Portador silencioso	1	1-3	Normal
αα/−; α-/α-	Traço alfatalassemia	2	3-6	Anemia leve
α-/−	Doença da HbH	3	5-30	Anemia moderada a grave
−/−	Alfatalassemia (hidropsia fetal)	4	100	Anemia grave

*Hb: hemoglobina; RN: recém-nascido. *Bender et al., 2020.[8] Fonte: Elaborada pelos autores.*

Deleções do gene da α-globina, como $-\alpha^{3.7}$ e $-\alpha^{4.2}$ são comuns e vêm de cruzamentos desiguais. Portanto, cromátides com três genes de alfaglobina, as triplicações $\alpha\alpha\alpha^{anti-3.7}$ e $\alpha\alpha\alpha^{anti-4.2}$ (ganho no número de cópias do gene da alfaglobina) apresentam a mesma prevalência.[5,6] Ganhos de número de cópias de ordem superior, como a quadruplicação de genes de alfaglobina, são menos frequentes.[9]

4 B

O fenótipo da talassemia depende da interação dos *loci* dos genes da alfa e betaglobina, que são herdados de forma independente.[5,6] Geralmente, a condição clínica de β-tal é menos grave quando co-herdada com α-tal porque menos alfaglobina é produzida, compensando seu excesso resultante da mutação de β-tal. Ao contrário, a associação com a triplicação ou quadruplicação do gene da alfaglobina promove um quadro cada vez mais grave, como a β-tal intermediária, pois o ganho do número de cópias do gene da alfaglobina exacerba o excesso relativo de alfaglobina causado pela mutação β-tal.[5,6,9]

Vários relatos de triplicação ou quadruplicação do gene da alfaglobina e mutação de um gene *beta* foram descritos na literatura, com gravidade variável, desde assintomático a cansaço, esplenomegalia, deformidade óssea frontal até casos mais graves dependentes de transfusão.[5,9,10]

No caso clínico apresentado, o genótipo do paciente é β/β⁰, αα/ααα. Uma única mutação β⁰ heterozigota não é suficiente para causar o fenótipo da β-tal intermediária, mas a associação com a triplicação do gene da alfaglobina transforma um traço assintomático em uma doença com anemia e sinais clínicos. Com o diagnóstico de β-tal intermediária, o paciente deve ter acompanhamento médico específico em busca de complicações futuras como colelitíase, sobrecarga de ferro, hematopoiese extramedular, úlceras de perna, trombose, hipertensão pulmonar, insuficiência cardíaca, osteoporose, hipogonadismo, hipotireoidismo e diabetes melito. O seguimento em longo prazo de pacientes com β-tal intermediária sem transfusão de sangue, quelação de ferro ou terapia para aumento de Hb fetal mostrou que, quando Hb < 10 g/dL, o risco de desenvolver morbidade é 6,89 vezes maior em comparação a pacientes com Hb ≥ 10 g/dL.[11]

Portanto, o estudo molecular de pacientes heterozigotos para β-tal com fenótipo intermediário deve incluir a análise da sequência genética e a análise da variação do número de cópias da alfaglobina por MLPA. A análise da sequência genética por si só não identifica a variação no número de cópias (deleções, triplicações, quadruplicações).[5,6,9]

Referências bibliográficas

1. Bain BJ. Distúrbios dos eritrócitos e das plaquetas. In: Bain BJ (ed.). Células sanguíneas: um guia prático. 5. ed. Porto Alegre: Artmed; 2016.
2. Campanaro CM, Chopard MRT. Anemias: investigação e diagnóstico diferencial. In: Loggetto SR, Braga JAP, Tone LG (eds.). Hematologia e hemoterapia pediátrica. São Paulo: Atheneu; 2014.
3. Loggetto SR, Veríssimo MPA. Talassemias. In: Loggetto SR, Braga JAP, Tone LG (eds.). Hematologia e hemoterapia pediátrica. São Paulo: Atheneu; 2014.
4. Cappellini MD, Cohen A, Porter J, Taher A, Viprakasit V. Guidelines for the Management of Transfusion Dependent Thalassemia. 3. ed. Nicosia, Cyprus: Thalassemia International Federation; 2014.

5. Gurunathan A, Tarango C, McGann PT, Niss O, Quinn CT. Non-transfusion-dependent β-thalassemia because of a single β-thalassemia mutation and coinherited α-globin gene triplication: need for increased awareness to prevent incorrect and delayed diagnosis. J Pediatr Hematol Oncol. 2020; 42(6):e494-6.
6. Theodoridou S, Balassopoulou A, Boutou E, Delaki EE, Yfanti E, Vyzantiadis TA, et al. Coinheritance of triplicated alpha-globin gene and beta-thalassemia mutations in adulthood: ten years of referrals in northern Greece. J Pediatr Hematol Oncol. 2020; 42(8):e762-4.
7. Bezerra MAC. Aspectos clínicos, bioquímicos e moleculares das síndromes talassêmicas em população do Estado de Pernambuco [Dissertação de Mestrado]. Campinas: Faculdade de Ciências Médicas da Universidade Estadual de Campinas; 2007.
8. Bender MA, Yusuf C, Davis T, Dorley MC, Aguinaga MP, Ingram A, Chan MS, et al. Newborn Screening Practices and Alpha-Thalassemia Detection – United States, 2016. MMWR Morb Mortal Wkly Rep. 2020; 69(36):1269-72.
9. Origa R, Sollaino MC, Borgna-Pignatti C, Piga A, Feliu Torres A, Masile V, et al. α-globin gene quadruplication and heterozygous β-thalassemia: a not so rare cause of thalassemia intermedia. Acta Haematol. 2014; 131(3):162-4.
10. Steinberg-Shemer O, Ulirsch JC, Noy-Lotan S, Krasnov T, Attias D, Dgany O, et al. Whole-exome sequencing identifies an α-globin cluster triplication resulting in increased clinical severity of β-thalassemia. Cold Spring Harb Mol Case Stud. 2017; 3(6):a001941.
11. Musallam KM, Cappellini MD, Daar S, Taher AT. Morbidity-free survival and hemoglobin level in non-transfusion-dependent β-thalassemia: a 10-year cohort study. Ann Hematol. 2021.

Capítulo 10 — Achados Incidentais em Exames de Laboratório de Hemostasia

Segundo a literatura científica, a fase pré-analítica concentra a maior parte dos equívocos que podem promover resultados não consistentes com o quadro clínico do paciente. Estima-se que problemas nessa etapa sejam responsáveis por cerca de 70% dos erros ocorridos no laboratório. Entre eles, além dos fatores relacionados com o próprio paciente, destacam-se garroteamento prolongado, punção traumática, amostra de sangue com volume inadequado, condições de armazenamento e local da punção.[1]

O sistema hemostático está em desenvolvimento no neonato. Assim, algumas particularidades contribuem para que os exames de coagulação tempo da protrombina (TP), relação normatizada internacional (RNI) e tempo de tromboplastina parcial ativada (TTPA) sejam diferentes, principalmente no 1º mês de vida. De qualquer modo, níveis funcionais das proteínas da coagulação (fatores de coagulação) aumentam após o nascimento, atingindo valores próximos aos dos adultos por volta dos 6 meses de idade.[2]

Apesar de frequente na prática pediátrica, a coleta de exames por meio de cateteres deve ser evitada, visto que a maioria desses acessos contém heparina. O excesso de heparina é uma das causas adquiridas do prolongamento concomitante de TP e TTPA.[2,3]

O modelo fisiológico da cascata de coagulação não consegue ser representado apenas pelos exames convencionais de coagulação [TP, TTPA e tempo de trombina (TT)]. Embora estes constituam os exames de triagem para distúrbios hemorrágicos, apresentam limitações por não avaliarem todo o processo de hemostasia, uma vez que não incluem a função do endotélio nem a fibrinólise.[2]

Testes viscoelásticos, como a tromboelastografia, demonstram a dinâmica da formação, estabilização e dissolução do coágulo, refletindo a hemostasia de uma maneira mais próxima do que acontece *in vivo*. Anormalidades dos inibidores da fibrinólise (em amostra de sangue no citrato), como a deficiência nas dosagens de alfa-2-antiplasmina e PAI-1 (inibidor do ativador do plasminogênio tipo I), são causas raras de sangramento por aumento da atividade do sistema fibrinolítico.[2]

2 B

A deficiência de vitamina K é comum no recém-nascido em virtude da função hepática imatura e da baixa transferência de vitamina K pela placenta ou pelo leite materno.[2,3] Assim, tanto a Academia Americana de Pediatria quanto o Ministério da Saúde do Brasil preconizam a administração de vitamina K ao nascimento.[4,5] A dose de vitamina K para prevenção de doença hemorrágica do RN é vitamina K1 0,5 a 1 mg, intramuscular (IM), dose única, ao nascer ou nas primeiras horas de vida.[3,5]

Quando a deficiência da vitamina K é leve, apenas o TP pode ser prolongado por um efeito predominante sobre o fator VII. No entanto, na deficiência grave de vitamina K, tanto o TP quanto o TTPA podem estar alterados. Clinicamente, nos casos leves, pode não haver sangramentos.[2]

A deficiência de vitamina K em crianças, embora menos frequente que em neonatos, pode ser encontrada em pacientes com ingesta inadequada de vegetais verdes, como espinafre, brócolis, agrião e couve, além de nozes, castanhas, uva e amora, todos alimentos ricos em filoquinona, que é a vitamina K_1 dietética. Outras causas relacionadas seriam a utilização de antibióticos de amplo espectro em longo prazo ou doenças que cursam com síndrome de má-absorção.[1]

A terapia de reposição de vitamina K em crianças menores de 1 ano é vitamina K1 1 a 2 mg, VO ou IM ou IV, em dose única ou a depender da avaliação médica por 1 a 3 dias. Nas crianças acima de 1 ano de idade, a dose de vitamina K1 é de 5 a 10 mg, VO ou IM ou IV, por 1 a 3 dias.[3,5]

A heparina atua como cofator da antitrombina, inibindo principalmente a ativação do fator X e da trombina. Assim, seu monitoramento é feito classicamente pelo TTPA e pela atividade heparínica (anti-Xa). O RNI é empregado no controle da terapia anticoagulante com antagonistas da vitamina K, como a varfarina.[4,5]

3 D

O teste de mistura ou teste de correção a 50% consiste em um estudo de mistura entre o plasma do paciente e o plasma normal na proporção 1:1. O resultado do teste evidencia deficiência de fatores de coagulação (quando a mistura corrige o tempo de coagulação alterado) ou a presença de um inibidor inespecífico (a mistura não corrige o TP ou TTPA). O inibidor inespecífico mais comum relacionado com o prolongamento do TTPA é o anticoagulante lúpico. Este é frequentemente um achado incidental em crianças e não está associado a sangramento clínico. Pode aparecer de maneira transitória após episódios infecciosos.[2]

Vale ressaltar que a presença do anticoagulante lúpico permanente pode representar um dos critérios para a síndrome do anticorpo antifosfolípide (trombofilia adquirida, na qual episódios de trombose arterial ou venosa são frequentes).[2,3]

Inibidores de fatores específicos também interferem na correção dos testes de triagem ao se misturarem ao plasma normal. É o que acontece nos hemofílicos que desenvolvem inibidores específicos contra o fator VIII ou o fator IX, nos quais a mistura também não apresenta correção.[2]

Pacientes com deficiência de fator V em nível hemostático podem apresentar prolongamento do TP e do TTPA e não apresentar sangramento relevante em condições rotineiras. Já as deficiências graves de fator VII, os casos de afibrinogenemia e as hepatopatias cursam com clínica de sangramento. Nessas situações clínicas, os exames de investigação diagnóstica apresentam alterações esperadas.[2,3]

Referências bibliográficas

1. Winter WE, Flax SD, Harris NS. Coagulation testing in the core laboratory. Lab Med. 2017; 48(4):295-313.
2. Blanchette VS, Brandão LR, Breakey VR, Revel-Vilk (eds.). Sickkids handbook of pediatric thrombosis and hemostasis. 2. ed. Basel: Krager; 2017.
3. Orkin SH, Nathan DG, Ginsburg D, Look AT, Fisher DE, Lux IV S (eds.). Nathan and Oski's hematology of infancy and childhood. 8. ed. Philadelphia: Saunders; 2014.
4. Garcia DA, Baglin TP, Weitz JI, Samama MM. Parenteral anticoagulants: Antithrombotic Therapy And Prevention Of Thrombosis. 9. ed. American College of Chest Physicians Evidence-Based Clinical Practice Guidelines. Chest. 2012 Feb; 141(2 Suppl):e24S-e43S.
5. Brasil. Ministério da Saúde. Secretaria de Atenção à Saúde. Departamento de Ações Programáticas e Estratégicas. Atenção à saúde do recém-nascido: guia para os profissionais de saúde. Brasília: MS; 2014.

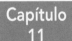

Capítulo 11 — Imunodeficiência e Citopenia

A imunodeficiência combinada grave (SCID, *severe combined immunodeficiency*) tem frequência aproximada de 1:50.000 nascidos vivos, promovendo deficiência grave do desenvolvimento dos linfócitos T e comprometendo a imunidade celular e humoral (imunodeficiência combinada). Os linfócitos T estão diminuídos, com todas as subpopulações muito reduzidas. A linfocitopenia persistente (< 2.500 a 3.000/mm³) é um sinal de alerta, porque reflete a redução das células T. Os linfócitos B podem estar presentes, mas não são funcionais, pois não interagem com as células T auxiliadoras, comprometendo a produção de anticorpos. Os linfócitos NK (imunidade inata) podem estar em número normal ou reduzido, pois desenvolvem-se separadamente dos linfócitos T e B.

A radiografia de tórax pode ser altamente informativa, mostrando a ausência de imagem tímica (Figura 11.1), sinal de alerta muito valioso para o diagnóstico de SCID.

O retardo na queda do coto umbilical além dos 30 dias de vida compreende um sinal de alerta importante para as síndromes de deficiência de adesão leucocitária, que, diferentemente do grupo das SCID, apresentam leucocitose persistente de todas as séries, mesmo sem sinais de infecção.

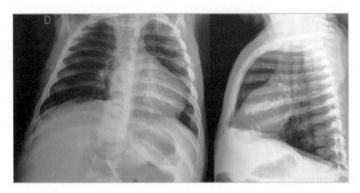

Figura 11.1. *Radiografia de tórax de frente e perfil mostrando ausência da sombra tímica em lactente com SCID. Fonte: Imagens cedidas pela Profa. Olga Takano, da UFMT.*

2 D

Pacientes com SCID são suscetíveis a praticamente todos os tipos de infecções, desde aquelas causadas por bactérias e vírus patogênicos até as que têm germes oportunistas como agentes etiológicos. A resistência anti-infecciosa desses pacientes é conferida apenas pela imunidade natural ou inata (fagócitos, sistema complemento, entre outros elementos), já que a imunidade adaptativa, tanto a celular quanto a humoral, está seriamente comprometida. As primeiras manifestações podem ser bronquiolite (vírus sincicial respiratório – VSR), candidíase oral recorrente e pneumonias por *Pneumocystis jirovecii*, citomegalovírus ou bactérias patogênicas. A infecção pelo bacilo de Calmette-Guérin (BCG) é um dos maiores riscos, particularmente onde sua administração é compulsória e precoce, como no Brasil. Dificuldade de ganho de peso, diarreia crônica, estado geral e nutricional comprometidos também são achados frequentes em lactentes com SCID. Ao nascimento, as crianças são assintomáticas, iniciando-se as manifestações clínicas em tempo variável, desde os primeiros dias até 2 a 3 meses de vida.

3 D

O defeito genético deve ser identificado pela técnica de *next generation sequencing* (NGS) por meio de: i) painel multigenes com os genes associados à SCID (ver Tabela 11.1) – opção mais rápida e menos onerosa; ii) painéis multigenes mais amplos com todos os genes já descritos como associados aos erros inatos da imunidade (EII) – cerca de 430 genes; ou iii) exoma completo ou genoma completo que, por seu custo mais elevado, deve ser solicitado quando os painéis multigenes não identificam o defeito. Havendo conhecimento da mutação gênica na família, pode-se solicitar o sequenciamento do gene ou a pesquisa da mutação já identificada pela técnica clássica de sequenciamento de Sanger, também utilizada nas opções anteriores de NGS para confirmação da mutação.

A triagem neonatal para SCID, já realizada de rotina nos Estados Unidos e em vários países europeus e no Japão, baseia-se na detecção dos TREC (*T-cell receptor excision circles* ou *thymic recent emigrant cells*) em sangue em papel de filtro por meio de técnica de reação em cadeia da polimerase em tempo real (RT-PCR). Trata-se de um método sensível e com alta especificidade e que identifica fragmentos de DNA oriundos do processo de rearranjo gênico para a formação dos receptores de linfócitos T e se encontram presentes em células recém--liberadas do timo e que ainda não encontraram o antígeno que o seu receptor reconhece. Níveis muito reduzidos de TREC foram observados em todas as formas de SCID.

4 A

O estabelecimento do diagnóstico é feito com base na clínica e na linfocitopenia T persistente, cabendo destacar que não se deve esperar os resultados dos testes genéticos para a adoção das medidas terapêuticas cabíveis, visando sobretudo à reconstituição imunológica. A SCID é considerada uma emergência pediátrica e algumas medidas a serem tomadas de imediato estão descritas a seguir:

- Manter a criança o mais longe possível de riscos de infecção, idealmente isolada em hospital, o que na prática nem sempre é possível – lembrando que uma fonte importante de VSR é representada pelos irmãos que frequentam creches e escolas.
- Tratar as infecções detectadas com antibióticos de largo espectro, antifúngicos e antivirais, com atenção muito especial para a BCGíte.
- Coletar exames microbiológicos de todos os sítios e materiais possíveis para buscar identificar agentes infecciosos e conhecer seu padrão de resistência aos antimicrobianos.
- Evitar qualquer tipo de vacina.
- Todo hemocomponente deve ser irradiado para eliminar os linfócitos viáveis, responsáveis pela reação do tipo enxerto *versus* hospedeiro.
- Iniciar terapia de reposição com gamaglobulina intravenosa em uma dose inicial de 400 a 500 mg/kg a cada 25 a 28 dias.
- Encaminhar o paciente para serviço especializado em transplante alogênico de medula óssea, onde será submetido à tipagem dos antígenos leucocitários humanos, assim como os familiares mais próximos, com preferência para os irmãos.

Referências consultadas e recomendadas

- Bousfiha A, Jeddane L, Picard C, Al-Herz W, Ailal F, Chatila T, et al. Human inborn errors of immunity: 2019 Update of the IUIS Phenotypical Classification. J Clin Immunol. 2020; 40(1):66-81.
- Carneiro-Sampaio M, Jacob CM, Leone CR. A proposal of warning signs for primary immunodeficiencies in the first year of life. Pediatr Allergy Immunol. 2011; 22(3):345-6.

- Chinn IK, Orange JS. Immunodeficiency disorders. Pediatr Rev. 2019; 40(5):229-42.
- Cirillo E, Giardino G, Gallo V, D'Assante R, Grasso F, Romano R, et al. Severe combined immunodeficiency – an update. Ann N Y Acad Sci. 2015; 1356:90-106.
- Fischer A, Hacein-Bey-Abina S. Gene therapy for severe combined immunodeficiencies and beyond. J Exp Med. 2020; 217(2):e20190607.
- Levy A, Rangel-Santos A, Torres LC, Silveira-Abreu G, Agena F, Carneiro-Sampaio M. T cell receptor excision circles as a tool for evaluating thymic function in young children. Braz J Med Biol Res. 2019; 52(7):e8292.
- Pai SY. Treatment of primary immunodeficiency with allogeneic transplant and gene therapy. Hematology Am Soc Hematol Educ Program. 2019; 2019(1):457-65.
- Thomas C, Hubert G, Catteau A, Danielo M, Riche VP, Mahlaoui N, et al. Review: Why screen for severe combined immunodeficiency disease? Arch Pediatr. 2020; 27(8):485-9.
- van Gent R, van Tilburg CM, Nibbelke EE, Otto SA, Gaiser JF, Janssens-Korpela PL, et al. Refined characterization and reference values of the pediatric T- and B-cell compartments. Clin Immunol. 2009; 133(1):95-107.
- Zago CA, Jacob CM, de Albuquerque Diniz EM, Lovisolo SM, Zerbini MCN, Dorna M, et al. Autoimmune manifestations in SCID due to IL7R mutations: Omenn syndrome and cytopenias. Hum Immunol. 2014; 75(7):662-6.

Capítulo 12 — Transplante de Células-Tronco Hematopoiéticas na Talassemia

1 C

Para que o crescimento e o desenvolvimento da criança com talassemia maior sejam adequados, é obrigatório iniciar um programa de transfusão regular de concentrado de hemácias (CH) filtradas e fenotipadas a cada 3-4 semanas, assim que a Hb cair abaixo de 8 g/dL, e, a partir desse início, manter a Hb pré-transfusão sempre entre 9,5 e 10,5 g/dL. Cada unidade de CH contém cerca de 200 mg de ferro e, como o organismo humano não tem meios fisiológicos de eliminação do excesso de ferro, as transfusões em longo prazo representam a principal causa da sobrecarga de ferro, já observada em crianças a partir dos 2 aos 6 anos de idade.[1] A manutenção da ferritina sérica inferior a 1.000 ng/mL está associada a menor morbidade e mortalidade na idade adulta. Ao contrário, ferritina acima de 2.500 ng/mL está significativamente associada a maior risco de insuficiência cardíaca que, durante o último século, representou a principal causa de morte em pacientes com talassemia dependente de transfusão (TDT).[2] Atualmente, três quelantes de ferro (desferroxamina, deferiprona e deferasirox) estão disponíveis, podendo ser usados em monoterapia ou em combinação. Uma estratégia de quelação de ferro é obrigatória para otimizar os resultados para cada paciente que recebe terapia de transfusão crônica.[3]

2 B

As transfusões de CH seguras e a quelação de ferro eficaz melhoraram dramaticamente a taxa de sobrevida e a qualidade de vida em pacientes com TDT e mudaram essa doença pediátrica fatal para uma condição crônica, embora progressiva, compatível com a sobrevida em longo prazo. O transplante alogênico de células-tronco hematopoiéticas (TCTH), após sua primeira aplicação clínica em uma criança italiana em 1982 em Seattle,[4] continua sendo a única terapia potencialmente curativa disponível para pacientes com TDT. Quarenta anos depois, milhares de pacientes foram tratados com TCTH, na maioria dos casos empregando um doador familiar com antígeno leucocitário humano (HLA, *human leukocyte antigen*) idênti-co. A maioria foi curada com sobrevida livre de talassemia superior a 80%.[5] Com base nesses resultados de sucesso, atualmente, é prática comum oferecer esse tratamento a qualquer criança com TDT, quando um irmão doador HLA compatível está disponível. Na ausência de um doador familiar compatível, também é aconselhável iniciar a busca por um doador não aparentado nos registros internacionais de doadores voluntários de medula óssea.[6,7]

3 C

A experiência inicial com TCTH demonstrou claramente que os melhores resultados são obtidos em pacientes jovens, bem quelados, com sobrecarga de ferro limitada e sem lesão or-gânica grave. A elevada sobrecarga hepática de ferro causada por regimes de condicionamento pré-transplante está fortemente correlacionada com toxicidade hepática e, consequentemente, com resultados ruins e alta morbidade e mortalidade. Assim, o LIC (*liver iron concentration*, concentração hepática de ferro) de 7 mgFe/g de peso seco (ps) de fígado é usado como um limite para avaliar a resposta à terapia de quelação de ferro e, quando necessário, para alterar e/ou aumentar os quelantes.[8] Além disso, LIC maior de 15 mgFe/g de ps de fígado está associado a fibrose hepática progressiva e sobrecarga cardíaca de ferro que pode evoluir para insuficiência cardíaca.[9] Nesse sentido, no final da década de 1980, o grupo de Pesaro desenvolveu uma classificação prognóstica para predizer o desfecho do transplante em pacientes menores de 17 anos. A classificação de Pesaro considerou a qualidade da quelação recebida, a presença de hepatomegalia medindo mais de 2 cm e qualquer grau de fibrose hepática. Com essas variáveis, os pacientes são estratificados em três grupos, com 0, 1 ou 2 a 3 fatores de risco, que se corre-lacionam fortemente com os resultados do transplante.[10]

Outra complicação no contexto do TCTH é a rejeição do enxerto, evento consideravelmen-te mais frequente na talassemia do que em pacientes transplantados para leucemia, ocorrendo em até 10% dos receptores. Isso se deve a vários fatores, incluindo: (i) aloimunização para trans-fusões de CH; (ii) baço grande; e (iii) expansão da medula eritropoiética.

Além disso, no cenário de transplante de doador não relacionado, a tipagem molecular de alta resolução para *loci* HLA classes I e II e a adoção de critérios de compatibilidade rigorosos na seleção do doador (ou seja, identidade para *loci* HLA A, B, C e DRB1 ou disparidade única para *loci* classe I), reduz claramente o risco de desenvolver complicações imunomediadas.[6,11] Essa estratégia permite, no cenário de doador não relacionado, a reprodução dos resultados obtidos em transplantes de doadores irmãos relacionados.

Os estudos de Fleischhauer *et al.* demonstraram que o risco de recorrência da talas-semia após um TCTH não relacionado também está associado à presença de incompati-bilidades HLA DPB1 não permissivas na direção do enxerto *versus* hospedeiro. Assim, é aconselhável, sempre que possível, evitar essa condição na escolha de um doador para pacientes com talassemia.[12]

HEMATOLOGIA E HEMOTERAPIA PEDIÁTRICA | *197*

4 C

O bussulfano tem sido amplamente empregado como agente mieloablativo, geralmente em combinação com a ciclofosfamida. Os regimes com base em bussulfano foram associados a complicações relevantes [doença veno-oclusiva (VOD, *veno-occlusive disease*), bronquiolite obliterante], que podem aumentar a mortalidade relacionada com o transplante. O uso de bussulfano oral em crianças está sujeito a grandes variações interpacientes, determinando a superexposição que aumenta a toxicidade relacionada com o transplante (VOD), ou subexposição, que poderia promover rejeição do enxerto.[13] Além disso, o bussulfano intravenoso (IV) requer ajuste da dose em tempo real de acordo com o nível plasmático da medicação.[14] Chiesa *et al.* demonstraram que o monitoramento do medicamento terapêutico após a primeira dose é fortemente recomendado para minimizar o risco de toxicidade relacionada com o transplante e com a falta de eficácia.[15]

Treossulfano, um pró-fármaco com dois grupos hidroxila e diferentes modos de alquilação, é capaz de destruir com eficiência as células progenitoras hematopoiéticas e é facilmente administrado mesmo em crianças pequenas. O treossulfano está associado a toxicidade extramedular limitada,[16] tem farmacocinética linear com baixa variabilidade interpaciente e demonstrou ser uma alternativa válida ao bussulfano. O treossulfano em combinação com tiotepa e fludarabina é eficaz e bem tolerado antes do TCTH. Essas combinações podem ajudar a abolir as diferenças nos resultados observados entre pacientes pertencentes a diferentes classes de risco de Pesaro.

Por fim, a globulina antilinfócito T (ATLG) pré-transplante, administrada com o objetivo de modular a alorreatividade do doador e do receptor, pode contribuir para a obtenção de menores taxas de mortalidade relacionada com o tratamento e de falha do enxerto.[17,18]

Concluindo, com base em nossa experiência, sugerimos o uso de treossulfano mais tiotepa, fludarabina e ATLG como um regime de condicionamento para pacientes com talassemia com um doador totalmente compatível. O bussulfano IV com dose ajustada (para obter níveis plasmáticos ideais de bussulfano) em combinação com tiotepa, fludarabina e ATLG é uma opção alternativa em pacientes com maior risco de rejeição do enxerto.

Referências bibliográficas

1. Berdoukas V, Nord A, Carson S, Puliyel M, Hofstra T, Wood J, et al. Tissue iron evaluation in chronically transfused children shows significant levels of iron loading at a very young age. Am J Hematol. 2013; 88(11):E283-5.
2. Borgna-Pignatti C, Cappellini MD, De Stefano P, Del Vecchio GC, Forni GL, Gamberini MR, et al. Survival and complications in thalassemia. Ann N Y Acad Sci. 2005; 1054:40-7.
3. Porter JB. Optimizing iron chelation strategies in beta-thalassaemia major. Blood Rev. 2009; (suppl. 1):S3-7.
4. Thomas ED, Buckner CD, Sanders JE, Papayannopoulou T, Borgna-Pignatti C, De Stefano P, et al. Marrow transplantation for thalassaemia. Lancet. 1982; 2(8292):227-9.
5. Baronciani D, Angelucci E, Potschger U, Gaziev J, Yesilipek A, Zecca M, et al. Hemopoietic stem cell transplantation in thalassemia: a report from the European Society for Blood and Bone Marrow Transplantation Hemoglobinopathy Registry, 2000–2010. Bone Marrow Transplant. 2016; 51:536-41.
6. La Nasa G, Argiolu F, Giardini C, Pession A, Fagioli F, Caocci G, et al. Unrelated bone marrow transplantation for beta-thalassemia patients: The experience of the Italian Bone Marrow Transplant Group. Ann N Y Acad Sci. 2005; 1054:186-95.
7. Strocchio L, Locatelli F. Hematopoietic stem cells transplantation in thalassemia. Hematol Oncol Clin N Am. 2018; 32:317-29.

8. Telfer PT, Prestcott E, Holden S, Walker M, Hoffbrand AV, Wonke B. Hepatic iron concentration combined with long-term monitoring of serum ferritin to predict complications of iron overload in thalassaemia major. Br J Haematol. 2000; 110:971.
9. Kirk P, Roughton M, Porter JB, Walker JM, Tanner MA, Patel J, et al. Cardiac T2* magnetic resonance for prediction of cardiac complications in thalassemia major. Circulation. 2009; 120(20):1961-8.
10. Lucarelli G, Clift RA, Galimberti M, Polchi P, Angelucci E, Baronciani D, et al. Marrow transplantation for patients with thalassemia: results in class 3 patients. Blood. 1996; 87(5):2082-8.
11. Petersdorf EW, Gooley TA, Anasetti C, Martin PJ, Smith AG, Mickelson EM, et al. Optimizing outcome after unrelated marrow transplantation by comprehensive matching of HLA class I and II alleles in the donor and recipient. Blood. 1998; 92(10):3515-20.
12. Fleischhauer K, Locatelli F, Zecca M, Orofino MG, Giardini C, De Stefano P, et al. Graft rejection after unrelated donor hematopoietic stem cell transplantation for thalassemia is associated with nonpermissive HLA-DPB1 disparity in host-versus-graft direction. Blood. 2006; 107(7):2984-92.
13. Slattery JT, Sanders JE, Buckner CD, Schaffer RL, Lambert KW, Langer FP, et al. Graft-rejection and toxicity following bone marrow transplantation in relation to busulfan pharmacokinetics. Bone Marrow Transplant. 1995; 16(1):31-42.
14. Nath CE, Earl JW, Pati N, Stephen K, Shaw PJ. Variability in the pharmacokinetics of intravenous busulphan given as a single daily dose to paediatric blood or marrow transplant recipients. Br J Clin Pharmacol. 2008; 66(1):50-9.
15. Chiesa R, Cappelli B, Crocchiolo R, Frugnoli I, Biral E, Noè A, et al. Unpredictability of intravenous busulfan pharmacokinetics in children undergoing hematopoietic stem cell transplantation for advanced beta thalassemia: limited toxicity with a dose-adjustment policy. Biol Blood Marrow Transplant. 2010; 16(5):622-8.
16. Casper J, Knauf W, Kiefer T, Wolff D, Steiner B, Hammer U, et al. Treosulfan and fludarabine: a new toxicity-reduced conditioning regimen for allogeneic hematopoietic stem cell transplantation. Blood. 2004; 103(2):725-31.
17. Bernardo ME, Zecca M, Piras E, Vacca A, Giorgiani G, Cugno C, et al. Treosulfan-based conditioning regimen for allogeneic haematopoietic stem cell transplantation in patients with thalassaemia major. Br J Haematol. 2008; 143(4):548-51.
18. Bertaina A, Bernardo ME, Mastronuzzi A, La Nasa G, Locatelli F. The role of reduced intensity preparative regimens in patients with thalassemia given hematopoietic transplantation. Ann N Y Acad Sci. 2010; 1202:141-8.

Capítulo 13 — Anemia Microcítica – Quando o Ferro Oral não Basta?

A Organização Mundial da Saúde[1] recomenda o uso da concentração de ferritina sérica ou plasmática para estimar estoques corporais de ferro. Para crianças até 5 anos, uma ferritina < 12 ng/mL é considerada baixa e, acima dos 5 anos, o valor de corte para deficiência é de 15 ng/mL. Esses valores devem ser utilizados em pacientes "aparentemente saudáveis", ou seja, sem uma doença infecciosa ou inflamatória conhecida, uma vez que a ferritina é uma proteína de fase aguda e se eleva desproporcionalmente aos níveis reais de ferro corporal nessas situações. Para pacientes com inflamação ou em regiões em que infecções crônicas são muito prevalentes (p. ex., regiões de malária), o valor recomendado para considerar ferritina baixa é < 30 ng/mL para crianças menores de 5 anos e < 70 ng/mL para os demais.

A saturação da transferrina pode ser calculada pelo quociente do ferro sérico e pela capacidade total de ligação ao ferro (CTLF ou TIBC, *total iron-binding capacity*) e, na anemia ferropriva, tem valores abaixo de 16%. Em pacientes com saturação da transferrina abaixo de 10%, o tratamento empírico com ferro oral pode ser tentado, porém o paciente deve ser avaliado pela possibilidade de refratariedade.

2 C

Na anemia ferropriva, a deficiência de ferro começa a ser imediatamente revertida com a administração de suplemento de ferro na forma oral, desde que a adesão ao tratamento seja adequada e a absorção intestinal do ferro seja normal. O ferro absorvido é transportado aos eritroblastos ligado à transferrina, e, uma vez internalizado, o ferro é incorporado ao grupamento heme na síntese de hemoglobina. Isso causa aumento da produção de reticulócitos, que é detectável em 1 a 2 semanas, seguido de aumento dos níveis totais de hemoglobina (Hb). O ferro será quase inteiramente utilizado para síntese de novos glóbulos vermelhos, de modo que aumentos de ferritina são apenas transitórios e a normalização dos níveis de ferritina só deve ser esperada após a recuperação dos níveis de Hb e dos índices hematimétricos, como o volume corpuscular médio (VCM) e a hemoglobina corpuscular média.

Após 4 a 6 semanas de tratamento, a expectativa é de que os níveis de Hb se elevem pelo menos 1 g/dL.[2,3] A falta dessa resposta significa que a anemia não é ferropriva ou, em se tratando de deficiência de ferro comprovada, que a quantidade de ferro absorvida não foi suficiente para gerar um balanço positivo de ferro com produção compensatória de novos eritrócitos. Isso ocorre mais comumente devido à perda de ferro superior à capacidade de absorção intestinal, por exemplo, com a presença de sangramento persistente.

Outra causa de refratariedade a ferro consiste em defeitos de absorção do ferro oral. Em alguns casos, pode ser desejável verificar isso por meio de um teste de absorção de ferro. Nesse teste, o paciente tem o ferro sérico medido em jejum de 6 horas e novamente 90 minutos após uma dose de 4 a 6 mg/kg de sulfato ferroso oral. O teste confirma absorção normal se há um aumento de pelo menos 50 mcg/dL nos níveis de ferro sérico.

3 D

Em um paciente com anemia microcítica que não responde a ferro, além de sangramento, anemia da inflamação, síndromes de má-absorção e raros casos de intoxicação por chumbo, os diagnósticos diferenciais devem incluir as causas hereditárias: talassemias alfa e beta, anemia sideroblástica hereditária e anemia ferropriva refratária a ferro (IRIDA, *iron-refractory iron deficiency anemia*).[4]

A IRIDA é uma doença autossômica recessiva rara, reconhecida pela primeira vez em 2008,[5] e é causada por mutações no gene *TMPRSS6*, que codifica a enzima matriptase-2. Essa enzima é uma protease hepática que regula a produção de hepcidina, a principal molécula controladora do trânsito de ferro. Na ausência de produção normal de matriptase-2, o fígado produz grande quantidade de hepcidina, que se liga a seu receptor, a ferroportina, que é internalizada e degradada. A ferroportina é fundamental para o transporte de ferro pelas membranas celulares, de modo que ocorre bloqueio na capacidade de absorção de ferro pelos enterócitos duodenais e na capacidade de liberação de ferro reciclado pelos macrófagos. Assim, pacientes com IRIDA têm ferro sérico baixo, causando saturação da transferrina muito baixa e anemia ferropriva moderada a grave. No entanto, frequentemente, apresentam níveis de ferritina normais[6] por acumularem ferro no meio intracelular, o que estimula a expressão de ferritina. Heterozigotos para IRIDA não apresentam deficiência de ferro nem microcitose (opção A). Atualmente, o diagnóstico de IRIDA só pode ser feito por meio de sequenciamento gênico, mas futuramente a dosagem elevada de hepcidina sérica pode se tornar a ferramenta principal para diagnóstico. Em resumo, a apresentação clínica típica da IRIDA inclui:

- Herança autossômica recessiva sem predileção por etnia.
- Anemia moderada a grave (6 a 9 g/dL) de início precoce (idade < 2 anos).
- Microcitose grave (VCM 46 a 65 fL).
- Saturação da transferrina < 10% com ferro sérico muito baixo.
- Ferritina variável (maioria dos casos com ferritina normal).
- Ausência de alteração de fâneros (alopecia, coiloníquia) ou alteração do desenvolvimento.
- Resposta a ferro oral ausente ou mínima.
- Resposta parcial a ferro intravenoso com hipoferremia recorrente.

Já as talassemias, também de herança autossômica recessiva, são muito prevalentes na população brasileira. As mutações causadoras de talassemia beta no Brasil são, com frequência, de origem mediterrânea (Portugal, Itália e Grécia, principalmente), enquanto as de talassemia alfa podem também ter origem africana ou asiática. Nas talassemias com anemia moderada a grave (Hb < 9 g/dL), a eletroforese de hemoglobina é anormal e permite o diagnóstico (aumento de Hb fetal e/ou aumento de HbA_2 na talassemia beta e presença de HbH na talassemia alfa). Ocorre anemia leve na forma heterozigota da talassemia beta (traço talassêmico beta ou talassemia beta menor) e pode haver apenas anemia leve no traço talassêmico alfa ou microcitose isolada no portador assintomático de talassemia alfa, com eletroforese de hemoglobina normal (opção B). Vale ressaltar que o diagnóstico das talassemias pode ser feito já durante o 1° ano de vida, não sendo necessário aguardar os 5 anos de idade.

A anemia sideroblástica congênita tem herança recessiva ligada ao cromossomo X (opção C) e é causada por mutações do gene *ALAS2*, que codifica a enzima ALA sintetase 2. Ela é responsável pela primeira etapa na via de biossíntese do grupamento heme nos eritroblastos. Isso promove dificuldade de hemoglobinização, anemia microcítica e acúmulo de ferro nas mitocôndrias, gerando os característicos sideroblastos em anel visíveis na coloração para ferro da medula óssea. Em alguns casos, mulheres heterozigotas para anemia sideroblástica podem apresentar microcitose.

4 D

Em virtude da raridade da doença, as evidências para guiar o tratamento da IRIDA são limitadas. Aceita-se que pacientes devem ser tratados independentemente da gravidade da anemia, reservando-se a transfusão a situações em que a urgência justifica o procedimento (opção A). A maioria dos casos descritos na literatura não responde ao tratamento oral com ferro convencional, mas o aumento de dose não é indicado (opção B). Um estudo prospectivo mostrou que pacientes com IRIDA podem responder ao uso combinado de ferro com ácido ascórbico, possivelmente mediado por um aumento da expressão de ferroportina, cujo mecanismo não está completamente elucidado.[7] Para os pacientes refratários, recomenda-se o uso de ferro intravenoso (opção D), capaz de melhorar os níveis de Hb parcial ou totalmente, porém há preocupação com custo e com o acúmulo gradual de ferro nos macrófagos em longo prazo.[8] Os níveis ideais de ferritina recomendados variam de 50 a 200 ng/mL, e os pacientes desenvolvem hipoferremia rapidamente nos intervalos entre as infusões. Como o mecanismo básico da IRIDA é o aumento da produção de hepcidina e sabe-se que a eritropoietina é um inibidor da produção de hepcidina, postula-se que o uso de eritropoietina possa ser útil, mas não há evidências de sua eficácia, e pacientes com função renal normal e anemia ferropriva tipicamente têm uma produção endógena muito alta de eritropoietina. Desse modo, até o momento não há evidências para se recomendar o uso de eritropoietina nesses pacientes (opção C).

Referências bibliográficas

1. World Health Organization. WHO guideline on use of ferritin concentrations to assess iron status in individuals and populations. Geneva: WHO; 2020.
2. Camaschella C. Iron deficiency anemia. N Engl J Med. 2015; 372:1832-43.
3. Hershko C, Camaschella C. How I treat unexplained refractory iron deficiency anemia. Blood. 2014; 123(3):326-33.
4. DeLoughery TG. Microcytic anemia. N Engl J Med. 2014 Oct 2; 371(14):1324-31.
5. Finberg KE, Heeney MM, Campagna DR, Aydinok Y, Pearson HA, Hartman KR, et al. Mutations in TMPRSS6 cause iron-refractory iron deficiency anemia (IRIDA). Nat Genet. 2008; 40(5):569-71.
6. de Falco L, Silvestri L, Kannengiesser C, Morán E, Oudin C, Rausa M, et al. Functional and clinical impact of novel Tmprss6 variants in iron-refractory iron deficiency anemia patients and genotype-phenotype studies. Hum Mutat. 2014; 35(11):1321-9.
7. Sourabh S, Bhatia P, Jain R. Favourable improvement in haematological parameters in response to oral iron and vitamin C combination in children with Iron Refractory Iron Deficiency Anemia (IRIDA) phenotype. Blood Cells Mol Dis. 2019 Mar; 75:26-29.
8. Heeney MM, Finberg KE. Iron-refractory iron deficiency anemia (IRIDA). Hematol Oncol Clin North Am. 2014; 28(4):637-52.

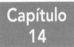

Capítulo 14 — Plaquetopenia no Recém-Nascido

1 B

A trombocitopenia neonatal (TN), assim como nos adultos, é definida quando há uma contagem plaquetária menor que 150.000/mm³. O risco e a gravidade da trombocitopenia aumentam nos neonatos internados em unidade de terapia intensiva, e os fatores predisponentes incluem prematuridade, sepse, asfixia, restrição do crescimento intrauterino e enterocolite necrosante, estando a gravidade relacionada com níveis plaquetários menores que 50.000/mm³.[1,2]

A etiologia da TN varia de acordo com a doença de base, mas se baseia no aumento do consumo e/ou na diminuição da produção de plaquetas (Quadro 14.1), sendo na maioria das vezes leve (100.000 a 150.000/mm^3), sem a necessidade de intervenção. A trombocitopenia precoce ocorre dentro de 72 horas após o nascimento e está frequentemente associada à restrição de crescimento intrauterino. A trombocitopenia tardia ocorre após 72 horas de nascimento e tem como causas mais frequentes a sepse e a enterocolite necrosante.[3,4]

Quadro 14.1. Causas de trombocitopenia de acordo com o mecanismo de ação

Destruição	Diminuição da produção	Outras causas
Trombocitopenia de causa imunológica • Aloimune • Autoimune • Induzida por drogas	Trombocitopenia congênita	Infecção: destruição e/ou diminuição da produção de plaquetas
Sequestro • Hiperesplenismo • Síndrome de Kasabach-Merritt	• Supressão medular por drogas • Infiltração medular	Asfixia
Ativação plaquetária e consumo • Coagulação intravascular disseminada • Trombose • Doença de von Willebrand tipo IIb	Pré-eclâmpsia	Diluição

Fonte: Fernandes, 2020.[4]

2 C

Classificação da etiologia – algumas considerações:

- Trombocitopenia de causa imunológica: a mais frequente no período neonatal, com a presença de autoanticorpos, aloanticorpos e anticorpos induzidos pelo uso de alguns medicamentos, que interagem com antígenos da membrana plaquetária, com a formação de complexos imunes que se unem aos receptores Fc das células reticuloendoteliais, promovendo a eliminação das plaquetas.

  - Trombocitopenia autoimune neonatal: ocorre pela presença de anticorpos maternos que interagem com plaquetas fetais, em situações de diagnóstico materno de trombocitopenia imune e/ou doenças autoimunes, como o lúpus eritematoso sistêmico. Não há correlação entre a incidência de trombocitopenia no neonato e o tempo do diagnóstico da trombocitopenia autoimune na mãe, condições clínicas maternas, esplenectomia prévia, tipo de parto e tratamento realizado durante a gestação. Os fatores de risco para o neonato se relacionam com a idade materna, a gravidade da trombocitopenia materna no momento do parto (< 50.000/mm^3), o sexo masculino e a presença de autoanticorpos antiplaquetários.[5]

  - Trombocitopenia aloimune neonatal: surge quando as plaquetas do feto contêm um antígeno herdado do pai que não está presente na mãe. A gravidade depende do grau de trombocitopenia, podendo apresentar desde petéquias e equimoses até sangramento em sistema nervoso central. A confirmação diagnóstica se dá pela identificação de um anticorpo materno que se liga às plaquetas paternas, mas não às maternas, direcionadas contra um antígeno plaquetário humano específico, incompatível entre o pai e a mãe.[6]

- Sequestro (incomum no período neonatal):
  - Hiperesplenismo: todas as situações que tenham associação com esplenomegalia podem apresentar trombocitopenia.
  - Kasabach-Merritt: hemangioma gigante no qual a trombocitopenia resulta da redução da sobrevida das plaquetas causada pelo sequestro na malformação vascular.[7]
- Ativação plaquetária e consumo:
  - Doença de von Willebrand tipo IIb: o fator de von Willebrand com estrutura anormal tem uma afinidade aumentada pela glicoproteína Ib, promovendo a formação de agregados plaquetários e a consequente diminuição na contagem de plaquetas na circulação.
  - Coagulação intravascular disseminada: o dano tecidual resultante da doença de base promove a liberação de substâncias pró-coagulantes na corrente sanguínea, com a ativação da hemostasia, formação e deposição de fibrina na microcirculação. Com a ativação da via fibrinolítica, ocorre a formação de produtos de degradação de fibrina, que, por sua vez, prejudicam a ativação plaquetária. Essa ativação contínua do sistema de coagulação e depósito de fibrina levam ao consumo dos fatores de coagulação e das plaquetas.[8]
  - Trombose: pode estar associada à presença de trombocitopenia e deve ser investigada na presença de sepse, uso de cateteres ou prematuridade.[8]
- Diminuição da produção: a supressão medular com diminuição da produção de plaquetas pode ocorrer em algumas doenças genéticas, infiltrações medulares por doenças linfoproliferativas (leucemia neonatal, neuroblastoma), cromossomopatias (trissomias do 21, 18, 13 e síndrome de Turner) ou em neonatos nascidos de mães que apresentaram pré-eclâmpsia ou outras causas de insuficiência placentária.[4]
- Outras causas: a TN decorrente das infecções pode ocorrer por mais de um mecanismo, com diminuição da produção ou aumento da destruição de plaquetas, bem como decorrer de infecções bacterianas, virais e fúngicas. Algumas medicações também estão relacionadas com a produção e/ou com a destruição de plaquetas, como os anticonvulsivantes (carbamazepina, fenitoína e ácido valproico) além dos agentes quimioterápicos e, mais raramente, a administração de heparina.[4]

3 A

As trombocitopenias congênitas representam um grupo heterogêneo de patologias nas quais a redução do número de plaquetas pode não ser evidente ao nascimento, podendo ser acompanhada de alteração na função da plaqueta, dependendo da doença de base. As manifestações hemorrágicas variam muito, podendo ser leves ou até mesmo fatais. Algumas trombocitopenias congênitas podem apresentar alterações fenotípicas clássicas que facilitam o diagnóstico, como a trombocitopenia com ausência de rádio, a síndrome de Wiskott-Aldrich (infecções de repetição, eczemas e plaquetopenia) e doença relacionada com o gene *MYH9*. Os avanços na biologia molecular propiciaram um melhor entendimento da patogênese e diagnóstico das trombocitopenias congênitas.[9]

As trombocitopenias congênitas podem ser classificadas de acordo com a morfologia das plaquetas:[9]

- Plaquetas pequenas: síndrome de Wiskott-Aldrich e trombocitopenia ligada ao X.
- Plaquetas de tamanho normal: anemia de Fanconi, disqueratose congênita, síndrome de Shwachman-Diamond, trombocitopenia amegacariocítica congênita, trombastenia de Glanzmann, trombocitopenia com ausência do rádio, trombocitopenia com sinostose radioulnar e distúrbios plaquetários com predisposição para doença linfoproliferativa (mutação ANKRD26 e mutação ETV6).
- Plaquetas gigantes: síndrome de Bernard-Soulier, síndrome de DiGeorge, MYH9, síndrome de Paris-Trousseau, surdez autossômica dominante associada à trombocitopenia (mutação DIAPH1).

Referências bibliográficas

1. Wiedmeier SE, Henry E, Sola-Visner MC, Christensen RD. Platelet reference ranges for neonates, defined using data from over 47.000 patients in a multihospital healthcare system. J Perinatol. 2009; 29:130-6.
2. Ferrer-Marin F, Liu ZJ, Gutti R, Sola- Visner N. Neonatal thrombocytopenia and megakaryocytopoiesis. Semin Hematol. 2010; 47:281-8.
3. Gunnink SF, Vloog R, Fijnvandraat K, Bom JG, Stanworth SJ, Lopriore E. Neonatal thrombocytopenia: etiology, management and outcome. Expert Rev Hematol. 2014; 7(3):387-95.
4. Fernandes CJ. Neonatal thrombocytopenia: Etiology. UpToDate. 2020.
5. Braga JAP, Loggetto SR, Hoepers ATC, Bernardo WM, Medeiros L, Veríssimo MPA. Guidelines on the diagnosis of primary immune thrombocytopenia in children and adolescents: Associação Brasileira de Hematologia, Hemoterapia e Terapia Celular Guidelines Project: Associação Médica Brasileira – 2012. Rev Bras Hematol Hemoter. 2013; 35(5):358-65.
6. Kamphuis MM, Paridaans NP, Porcelijn L, Lopriore E, Oepkes D. Incidence and consequences of neonatal alloimmune thrombocytopenia: a systematic review. Pediatrics. 2014; 133(4):715-21.
7. Kelly M. Kasabach-Merritt phenomenon. Pediatr Clin North Am. 2010; 57(5):1085-9.
8. Levi M. Disseminated intravascular coagulation. Crit Care Med. 2007; 35(9):2191-5.
9. Kumar R, Kahr WH. Congenital thrombocytopenia: clinical manifestations, laboratory abnormalities, and molecular defects of a heterogeneous group of conditions. Hematol Oncol Clin North Am. 2013; 27(3):465-94.

Capítulo 15 — Falência Medular Adquirida sem Doador Compatível

A anemia aplástica é definida como uma pancitopenia causada por redução na produção das células hematopoiéticas de origem congênita ou adquirida, na ausência de infiltração intrínseca ou extrínseca da medula óssea.[1] Todo quadro de aplasia na faixa etária pediátrica deve ter descartada a possibilidade de aplasia constitucional, como a anemia de Fanconi e as telomeropatias, que podem se apresentar sem estigmas genéticos aparentes, além do tratamento e do prognóstico se diferenciarem significativamente.[2] Portanto, o teste de instabilidade cromossômica e a avaliação de comprimento telomérico são essenciais para o diagnóstico diferencial. A presença de linfopenia B, detectada em citometria de fluxo, e a monocitopenia devem alertar sobre a possibilidade de alteração no gene *GATA2*.[3] Idealmente, deve ser realizado um painel NGS (*next generation sequencing*) para identificar as mutações associadas à aplasia.[3]

A citogenética de medula óssea também é necessária para a diferenciação de mielodisplasia hipocelular.[4,5] As alterações mais comumente relatadas são dos cromossomos 5 e 7. A definição desse diagnóstico é importante pela redução da resposta à imunossupressão e pela maior possibilidade de evolução clonal em pacientes com síndrome mielodisplásica.[4]

Imunofenotipagem de sangue periférico para hemoglobinúria paroxística noturna (HNP) deve ser realizada pela possível manifestação conjunta dessas duas patologias. A presença de um clone HPN alerta para a menor possibilidade de resposta à terapia imunossupressora,[4] ajudando, portanto, a definir a indicação de transplante não aparentado ou haploidêntico como primeira linha.

A fragilidade osmótica não é necessária na avaliação da suspeita diagnóstica de aplasia. Tanto a esferocitose hereditária quanto a anemia hemolítica esferocítica adquirida têm apresentações clínicas muito diferentes da anemia aplástica grave.

2 E

A classificação da anemia aplástica baseia-se nos valores de neutrófilos, plaquetas, reticulócitos e na celularidade da medula óssea,[6] conforme descrito no Quadro 15.1. A definição da gravidade da doença é necessária para a indicação de tratamento e predição de resposta à terapia imunossupressora.[6] Cerca de 1/3 dos casos de anemia aplástica não grave têm remissão espontânea do quadro. Os demais podem evoluir posteriormente com maior gravidade ou se manter estáveis durante anos.[1] Uma maior contagem de linfócitos também prediz uma melhor resposta à terapia imunossupressora.[7]

Quadro 15.1. Classificação da anemia aplástica

Moderada ou não grave	Grave	Muito grave
Celularidade da biópsia da medula óssea < 30%	Celularidade da biópsia da medula óssea < 30%	Mesmos critérios da anemia aplástica grave, porém com neutrófilos < 200/mm³
Citopenia de pelo menos duas séries:	Pelo menos dois dos seguintes critérios:	
• Neutrófilos < 1.500/mm³	• Neutrófilos < 500/mm³	
• Plaquetas < 50.000/mm³	• Plaquetas < 20.000/mm³	
• Hemoglobina < 10 g/dL	• Reticulócitos < 20.000/mm³	
Sem critérios de gravidade		

Fonte: Adaptado de Bacigalupo, 2017.[6]

3 B

A primeira escolha para tratamento de uma anemia aplástica grave recém-diagnosticada consiste no transplante de medula óssea com doador irmão compatível, se disponível, com uma sobrevida global acima de 90% em crianças[2,6,8] e acima de 80% em adolescentes.[5]

Os resultados do transplante de medula óssea com doadores não aparentados ou haploidênticos têm tido uma considerável melhora nas últimas décadas, creditada à melhora da seleção de doadores e do cuidado e suporte durante o transplante, sendo comparáveis aos de transplantes de doadores aparentados compatíveis.[2,6,9,10] Esse tipo de transplante já pode ser considerado de primeira terapia em algumas situações e em centros com experiência. No entanto, segundo a maioria dos consensos, ainda está reservado para não respondedores à imunossupressão.[2,3,9]

A terapia imunossupressora é feita idealmente com ciclosporina (5 a 6 mg/kg/dia com manutenção do nível sérico entre 200 e 400 ng/mL) associada à timoglobulina de cavalo, com uma taxa de resposta parcial ou completa de 63% a 80% na população pediátrica.[2,8] Cerca de 30% dos pacientes apresentam recidiva e cerca de 10% a 20% podem ter evolução clonal para leucemia mieloide aguda ou mielodisplasia.[8] No Brasil, a timoglobulina de cavalo não está disponível e é substituída pela timoglobulina de coelho na dose de 2 mg/kg/dia por 5 dias. Ainda assim, a medicação não é de fácil acesso em grande parte dos centros de hematologia no Brasil, sendo assim proposto um protocolo com o uso de ciclosporina e prednisona:[11]

- Ciclosporina: 12 mg/kg/dia via oral de 12/12 horas do dia 1 ao 8, seguida de 7 mg/kg/dia via oral de 12/12 horas do dia 9 até 1 ano. Monitorar o nível sérico de ciclosporina, mantendo entre 200 e 400 ng/mL. Redução gradual após 1 ano de 5% ao mês até a suspensão completa.

- Prednisona: 2 mg/kg/dia do dia 1 ao 14, 1 mg/kg/dia do dia 15 ao 45, com posterior redução de 20% por semana até a suspensão.

A resposta à terapia imunossupressora é avaliada com pelo menos dois hemogramas com, no mínimo, 4 semanas de diferença e baseia-se nos seguintes critérios:[4]

- Sem resposta: manutenção dos critérios laboratoriais de anemia aplástica grave.

- Resposta parcial: independência transfusional, sem critérios laboratoriais de anemia aplástica grave.

- Resposta completa: hemoglobina normal para a idade, neutrófilos acima de 1.500/mm^3 e plaquetas acima de 150.000/mm^3.

É muito importante ressaltar que não se deve aguardar a resposta à terapia imunossupressora para iniciar a busca de doadores alternativos para uma eventual falha terapêutica.

Referências bibliográficas

1. Barone A, Lucarelli A, Onofrillo D, Verzegnassi F, Bonanomi S, Cesaro S, et al. Diagnosis and management of acquired aplastic anemia in childhood. Guidelines from the Marrow Failure Study Group of the Pediatric Haemato-Oncology Italian Association (AIEOP). Blood Cells Mol Dis. 2015; 55(1):40-7.

2. Yoshida N, Kojima S. Updated Guidelines for the Treatment of Acquired Aplastic Anemia in Children. Curr Oncol Rep. 2018; 20(9):67.

3. Samarasinghe S, Veys P, Vora A, Wynn R. Paediatric amendment to adult BSH Guidelines for aplastic anaemia. Br J Haematol. 2018; 180(2):201-5.
4. Marsh JCW, Ball SE, Cavenagh J, Darbyshire P, Dokal I, Gordon-Smith EC, et al. Guidelines for the diagnosis and management of aplastic anaemia. Br J Haematol. 2009; 147(1):43-70.
5. Young NS. Aplastic anemia. N Engl J Med. 2018; 379(17):1643-56.
6. Bacigalupo A. How I treat acquired aplastic anemia. 2017; 129(11):9.
7. Scheinberg P, Wu CO, Nunez O, Young NS. Predicting response to immunosuppressive therapy and survival in severe aplastic anaemia. Br J Haematol. 2009; 144(2):206-16.
8. Kumar R, Kimura F, Ahn KW, Hu Z-H, Kuwatsuka Y, Klein JP, et al. Comparing outcomes with bone marrow or peripheral blood stem cells as graft source for matched sibling transplants in severe aplastic anemia across different economic regions. Biol Blood Marrow Transplant. 2016; 22(5):932-40.
9. Bacigalupo A. Alternative donor transplants for severe aplastic anemia. Hematology. 2018; 2018(1):467-73.
10. Arcuri LJ, Nabhan SK, Cunha R, Nichele S, Ribeiro AAF, Fernandes JF, et al. Impact of CD34 cell dose and conditioning regimen on outcomes after haploidentical donor hematopoietic stem cell transplantation with post-transplant cyclophosphamide for relapsed/refractory severe aplastic anemia. Biol Blood Marrow Transplant. 2020; 26(12):2311-7.
11. Medeiros LA. Tratamento imunossupressor com ciclosporina e prednisona na anemia aplástica: seguimento de 20 anos e estudo dos fatores preditores de resposta num centro de referência brasileiro. [Dissertação de mestrado]. 2011. Disponível em: https://acervodigital.ufpr.br/handle/1884/33840. Acesso em: 2 fev. 2021.

Capítulo 16 Refratariedade Plaquetária

1 E

O baixo incremento da transfusão de plaquetas é visto em vários cenários clínicos. A refratariedade à transfusão de plaquetas ocorre quando o incremento plaquetário esperado não é alcançado após múltiplas transfusões de plaquetas. Sepse e febre alta são as causas não imunes mais comuns. E hiperesplenismo/esplenomegalia, sangramento, coagulação intravascular disseminada, síndrome de obstrução sinusoidal hepática (doença veno-oclusiva hepática), doença do enxerto contra o hospedeiro, aumento do índice de massa corporal e gravidez também estão relacionados com causas não imunes.[1,2] As causas imunológicas constituem a minoria dos casos de refratariedade plaquetária,[2] incluindo anticorpos anti-HLA (*human leukocyte antigen*, antígenos leucocitários humanos), anticorpos anti-HPA (*human platelet antigens*, antígenos plaquetários humanos) antígenos ABO, autoanticorpos, anticorpos dependentes de drogas e complexos imunes.[1,3]

As técnicas de doação de sangue e seu armazenamento também são relevantes quando se considera a resposta do paciente à transfusão de plaquetas. A dose de plaquetas, a fonte (aférese *versus* randômica), a compatibilidade ABO doador-receptor e o tempo de armazenamento das plaquetas provavelmente têm um efeito no incremento pós-transfusão.[4]

2 D

Causas não imunes de refratariedade plaquetária constituem a maioria dos casos e geralmente são causas específicas do paciente.[1] Vários estudos observacionais indicam que a incidência de aloimunização plaquetária isoladamente ocorre em menos de 20% dos casos.[1,3]

Os antígenos plaquetários causadores da refratariedade incluem o sistema de antígenos leucocitários humanos e aqueles específicos das plaquetas, o sistema de antígenos plaquetários humanos.[5-7] O desenvolvimento de anticorpos anti-HLA é a causa imunológica predominante da refratariedade plaquetária[7] e ocorre com frequência em pacientes que requerem transfusão frequente de plaquetas.

Ao examinar pacientes que desenvolvem aloimunização HLA, aqueles com neoplasias hematológicas apresentam uma taxa mais elevada de aloimunização.[2]

3 E

A refratariedade plaquetária resulta em piores desfechos clínicos, bem como maior necessidade de transfusão e aumento do tempo de internação hospitalar, resultando em maior carga de cuidados.[3]

Na suspeita de refratariedade plaquetária, várias abordagens são sugeridas para otimizar o resultado da transfusão de plaquetas, como infundir plaquetas frescas, plaquetas de aférese de doador único e plaquetas ABO compatíveis.[8-10] Os antígenos do grupo sanguíneo A e/ou B estão presentes nas plaquetas em níveis baixos; portanto, a destruição das plaquetas transfundidas por mecanismo ABO imune mediada é possível, embora não seja comum.[2]

4 E

Para determinar se um paciente é refratário às plaquetas e pode necessitar de pesquisa de anticorpos anti-HLA, usa-se o cálculo do incremento plaquetário por meio do incremento plaquetário pós-transfusão (PPI, *post-transfusion platelet increment*) ou do incremento da contagem corrigida (CCI, *corrected count increment*), entre 10 e 60 minutos após dois episódios de transfusão de plaquetas.[3]

PPI = contagem de plaquetas pós-transfusão − contagem de plaquetas pré-transfusão

CCI = [PPI × área de superfície corporal (m^2)] ÷ dose de plaquetas $(\times 10^{11})$

O paciente é considerado refratário às plaquetas se o PPI for $< 10.000/mm^3$ ou o CCI < 5.000 a $10.000/mm^3$.

Plaquetas HLA compatíveis são recomendadas quando os anticorpos são identificados e se houver um incremento plaquetário adequado quando estas são administradas. Se não houver resposta adequada, as transfusões de plaquetas devem ser interrompidas.[10] A Figura 16.1 é o algoritmo sugerido pelas diretrizes da International Society of Blood Transfusion (ISBT) de 2014 para investigar e gerenciar a refratariedade plaquetária.[10]

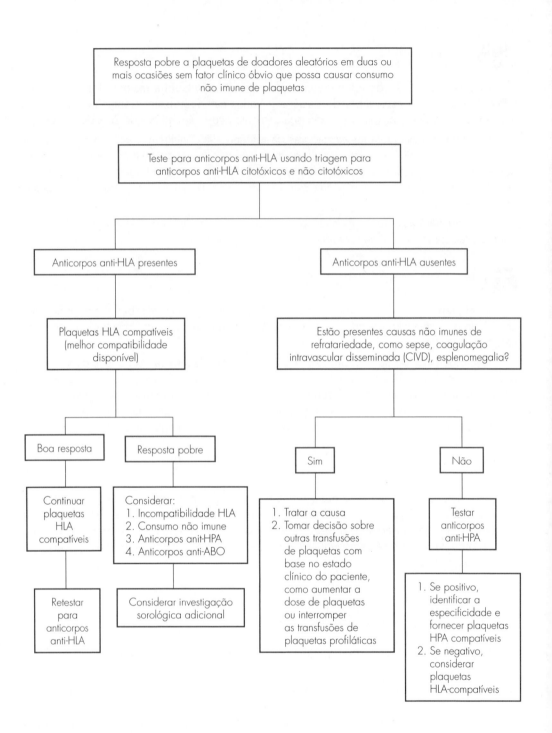

Figura 16.1. *Algoritmo para investigação da refratariedade plaquetária, segundo a ISBT (2014). Fonte: Modificada de Phekoo et al, 1997.*[11]

Referências bibliográficas

1. Legler TJ, Fischer I, Dittmann J, Simson G, Lynen R, Humpe A, et al. Frequency and causes of refractoriness in multiply transfused patients. Ann Hematol. 1997; 74(4):185-9.
2. Slichter SJ, Davis K, Enright H, Braine H, Gernsheimer T, Kao KJ, et al. Factors affecting post transfusion platelet increments, platelet refractoriness, and platelet transfusion intervals in thrombocytopenic patients. Blood. 2005; 105(10):4106-14.
3. Stanworth SJ, Navarrete C, Estcourt L, Marsh J. Platelet refractoriness – practical approaches and ongoing dilemmas in patient management. Br J Haematol. 2015; 171(3):297-305.
4. Triulzi DJ, Assmann SF, Strauss RG, Ness PM, Hess JR, Kaufman RM, et al. The impact of platelet transfusion characteristics on posttransfusion platelet increments and clinical bleeding in patients with hypoproliferative thrombocytopenia. Blood. 2012; 119(23):5553-62.
5. Delaflor-Weiss E, Mintz PD. The evaluation and management of platelet refractoriness and alloimmunization. Transfus Med Rev. 2000; 14(2):180-96.
6. Tinmouth AT, Semple E, Shehata N, Branch DR. Platelet immunopathology and therapy: a Canadian Blood Services Research and Development Symposium. Transfus Med Rev. 2006; 20(4):294-314.
7. Laundy GJ, Bradley BA, Rees BM, Younie M, Hows JM. Incidence and specificity of HLA antibodies in multitransfused patients with acquired aplastic anemia. Transfusion. 2004; 44(6):814-25.
8. Trial to Reduce Alloimmunization to Platelets Study Group. Leukocyte reduction and ultraviolet B irradiation of platelets to prevent alloimmunization and refractoriness to platelet transfusions. N Engl J Med. 1997; 337(26):1861-9.
9. Fontão-Wendel R, Silva LC, Saviolo CB, Primavera B, Wendel S. Incidence of transfusion-induced platelet-reactive antibodies evaluated by specific assays for the detection of human leucocyte antigen and human platelet antigen antibodies. Vox Sang. 2007; 93(3):241-9.
10. Murphy M. Managing the platelet refractory patient. ISBT Science Series. 2014; 9:234-8.
11. Phekoo KJ, Hambley H, Schey SA, Win N, Carr R, Murphy MF. Audit of practice in platelet refractoriness. Vox Sanguinis. 1997; 73:81-6.

Capítulo 17 Quando Investigar Trombofilia?

As diretrizes para o diagnóstico e o manejo da trombofilia em crianças ainda não são bem definidas devido à etiologia multifatorial da trombose e à heterogeneidade dos estudos. Portanto, a pesquisa de trombofilia deve ser ponderada, individualizada e realizada nos casos em que os resultados dos exames modificarão a condução do caso.[1,2]

É recomendado realizar a pesquisa para trombofilia hereditária em pacientes com trombose idiopática, principalmente aqueles com história familiar positiva para trombose, para identificar os pacientes com maior risco de recorrência de trombose e, por meio da detecção da trombofilia, selecionar aqueles que podem se beneficiar com a anticoagulação profilática.[3,4]

A pesquisa de trombofilia em pacientes com fatores de risco identificados não é recomendada. Na infância, a trombose venosa profunda raramente é idiopática. Em cerca de 90% dos casos, é secundária a fatores de risco, como trauma, cirurgia, infecções, cardiopatias, doenças preexistentes e uso de cateter venoso central, e, na maioria das vezes, há o envolvimento de múltiplos fatores de risco simultâneos.[1-5]

Não se recomenda a investigação de trombofilia para pacientes com trombose relacionada com o cateter, pois a presença do cateter é o principal fator de risco para trombose em crianças.[3-5]

Finalmente, também não é recomendada a pesquisa de trombofilia em pacientes sem história pessoal e familiar para trombose que necessitem utilizar anticoncepcionais hormonais.[3-5]

2 C

Após o término do tratamento da trombose, recomenda-se realizar a investigação de trombofilia, pois a positividade de um exame diagnóstico de trombofilia não altera o manejo agudo dos pacientes com trombose, exceto nos casos de púrpura *fulminans*.[3-5]

No momento do diagnóstico da trombose aguda, há consumo e redução transitória dos anticoagulantes naturais, como a proteína C, a proteína S e a antitrombina. Além disso, outras patologias alteram os exames diagnósticos para trombofilia, como infecção (anticorpos antifosfolípides reagentes), inflamação (elevação do fator VIII da coagulação e da lipoproteína A) e síndrome nefrótica (redução das proteínas C, S e antitrombina).[3-5]

O uso de antagonistas da vitamina K pode reduzir as proteínas C e S (vitamina K-dependentes) e os níveis de antitrombina podem estar reduzidos nos pacientes em uso de heparinas.[3-5]

Portanto, a pesquisa de algumas trombofilias hereditárias nas situações citadas pode resultar em um diagnóstico incorreto da doença.

3 D

Para o diagnóstico de síndrome do anticorpo antifosfolípide, é necessária a presença de um critério laboratorial e de um critério clínico. O critério clínico é definido pela presença da trombose vascular e/ou morbidade gestacional de acordo com as definições a seguir:[6]

- Trombose vascular:
  - Um ou mais episódios de trombose arterial ou venosa.
- Morbidade gestacional:
  - Um ou mais óbitos fetais morfologicamente normais (> 10 semanas de gestação).
  - Um ou mais nascimentos prematuros de fetos morfologicamente normais (< 34 semanas de gestação), decorrente de eclâmpsia, pré-eclâmpsia grave ou insuficiência placentária.
  - Três ou mais abortamentos espontâneos (< 10 semanas de gestação), excluindo malformações fetais e alterações cromossômicas maternas ou paternas.

Na Pediatria, foi proposta a exclusão do critério clínico morbidade gestacional, porém essa modificação ainda não foi validada.[7]

O critério laboratorial reside na presença de um anticorpo antifosfolípide reagente (anticoagulante lúpico, anticorpo anticardiolipina e/ou anti-beta-2 glicoproteína 1) em duas ocasiões com intervalo mínimo de 12 semanas. No entanto, é importante destacar que tais anticorpos podem estar reagentes de forma transitória em decorrência de infecção, inflamação e uso de medicamentos.[6-8]

O início e a intensidade da terapia anticoagulante nos pacientes com trombofilia hereditária e trombose aguda devem ser os mesmos daqueles pacientes sem o diagnóstico de trombofilia. Portanto, não é necessário aumentar a dose do anticoagulante.[3,4,8]

A púrpura *fulminans* é uma síndrome aguda grave, causada pela deficiência da proteína C e/ou proteína S, caracterizada por necrose cutânea hemorrágica e sinais de coagulação intravascular disseminada durante os primeiros dias de vida neonatal. Por se tratar de uma patologia potencialmente letal, é recomendado início do tratamento imediato com plasma fresco congelado 10 a 20 mL/kg a cada 6-12 horas, em associação à anticoagulação terapêutica com heparina não fracionada ou heparina de baixo peso molecular.[9]

Trombose em crianças é um evento raro e secundário a múltiplos fatores de risco. A trombofilia se caracteriza por um estado de hipercoagulabilidade e uma maior predisposição à ocorrência da trombose.[3,4,6,8,10,11]

O risco do primeiro evento trombótico e o risco de recorrência variam de acordo com a trombofilia hereditária identificada. A anticoagulação prolongada e a profilaxia em situações de risco para trombose devem ser individualizadas, ponderando-se o risco da recorrência e o risco de sangramento. A decisão deve ser compartilhada com a família.[3-8,10,11]

Referências bibliográficas

1. Goldenberg NA, Bernard TJ. Venous thromboembolism in children. Hematol Oncol Clin North Am. 2010; 24:151-66.
2. Betensky M, Bittles MA, Colombani P, Goldenberg NA. How we manage pediatric deep venous thrombosis. Semin Intervent Radiol. 2017; 34(1):35-49.
3. Raffini L, Thornburg C. Testing children for inherited thrombophilia: more questions than answers. Br Haematol. 2009; 147(3):277-88.
4. van Ommen CH, Nowak-Gottl U. Inherited thrombophilia in pediatric venous thromboembolic disease: Why and who to test. Front Pediatr. 2017; 5:50.
5. Jaffray J, Bauman M, Massicotte P. The impact of central venous catheters on pediatric venous thromboembolism. Front Pediatr. 2017; 5:5.
6. Miyakis S, Lockshin MD, Atsumi T, Branch DW, Brey RL, Cervera R, et al. International consensus statement on an update of the classification criteria for definite antiphospholipid syndrome (APS). J Thromb Haemost. 2006; 4(2):295-306.
7. Aguiar CL, Soybilgic A, Avcin T, Myones BL. Pediatric antiphospholipid syndrome. Curr Rheumatol Rep. 2015; 17:27.
8. Yang JY, Chan AK. Pediatric thrombophilia. Pediatr Clin North Am. 2013; 60(6):1443-62.
9. Price VE, Ledingham DL, Krumpel A, Chan AK. Diagnosis and management of neonatal purpura fulminans. Semin Fetal Neonatl Med. 2011; 16(6):318-22.
10. Klaassen ILM, Van Ommen CH, Middeldorp S. Manifestations and clinical impact of pediatric inherited thrombophilia. Blood. 2015; 125(7):1073-7.
11. Young G, Albisetti M, Bonduel M, Brandao L, Chan A, Friedrichs F, et al. Impact of inherited thrombophilia on venous thromboembolism in children. A systematic review and meta-analysis of observational studies. Circulation. 2008; 118(13):1373-82.

Capítulo 18 — Dor Lombar e Dificuldade para Deambular

As dores nas costas aparecem em 80% dos pacientes com compressão medular. A incontinência ou retenção urinária e outras anormalidades intestinais, como obstipação, também podem ocorrer no início do quadro. Em seguida, aparecem perda de força muscular e déficits sensoriais. Em crianças muito pequenas, as alterações neurológicas poderão ser os primeiros sinais a serem percebidos pelo cuidador. As alterações neurológicas dependem do nível medular no qual ocorreu a compressão (Quadro 18.1). Um pequeno número de casos pode evoluir com insuficiência respiratória, necessitando de suporte ventilatório.

Quadro 18.1. Localização clínica da compressão medular

Sinal	Medula espinal	Cone medular	Cauda equina
Fraqueza	Simétrico, profundo	Simétrico, variável	Assimétrico, pode ser leve
Reflexo tendinoso	Aumentado ou ausente	Aumentado no joelho Diminuído no tornozelo	Diminuído e assimétrico
Babinsky	Extensor	Extensor	Plantar
Sensório	Simétrico, nível sensorial	Simétrico	Assimétrico, radicular
Anormalidade de esfíncter	Poupada até maior gravidade	Envolvimento precoce	Pode ser poupada
Progressão	Rápida	Variável, pode ser rápida	Variável, pode ser rápida

Fonte: Adaptado de Lange et al., 1997.

De todas as crianças e adolescentes com câncer, 4% desenvolverão a síndrome de compressão medular. Estudo com 2.259 crianças no St. Jude Children's Research Hospital demonstrou que os sarcomas são responsáveis pela metade desses casos. Outros tumores também podem causar compressão medular, como neuroblastoma, linfoma, leucemia e tumor de células germinativas. Na Itália, uma análise retrospectiva demonstrou um pico de incidência na faixa etária de 3 anos e um predomínio do neuroblastoma como principal etiologia, seguido dos sarcomas. O fato é que, diferentemente dos adultos, é incomum a compressão medular secundária à metástase do corpo vertebral. Nas crianças, essa compressão se deve à infiltração de um tumor primário pelo forame intervertebral. Diante desse quadro, o sarcoma e o neuroblastoma são os tumores que mais comumente invadem o canal vertebral.

3 B

Como medicação de urgência, deve-se iniciar a dexametasona para redução do edema local. Para pacientes com sintomas neurológicos, a dose da dexametasona deverá ser de 1 a 2 mg/kg/dose, seguida de 1,5 mg/kg/dia dividido a cada 6 horas até a definição da causa e das características da compressão, as quais devem ser obtidas o mais rapidamente possível. Caso o paciente não tenha sintomas neurológicos, é possível iniciar a dexametasona na dose de 0,25 a 1 mg/kg/dia a cada 6 horas até o conhecimento da causa da compressão.

4 D

O exame da ressonância magnética deverá ser obtido o mais rapidamente possível para definir a lesão e sua extensão. A radiografia de coluna detecta lesão em apenas 50% dos casos. O exame de líquido cefalorraquidiano somente tem importância na avaliação do comprometimento da região subaracnoide. A proteína do líquido cefalorraquidiano poderá estar elevada em pacientes com bloqueio completo espinal, mas poderá estar normal na obstrução parcial. A cintilografia óssea poderá localizar a lesão, mas não define se há compressão.

5 A

Se a ressonância magnética da coluna evidenciar uma massa, o tratamento descompressivo deverá ser iniciado imediatamente. A dexametasona reduzirá a inflamação e, consequentemente, o edema, mas não constitui o tratamento de descompressão. Para a descompressão, é possível realizar a cirurgia naqueles tumores de etiologia desconhecida, caso no qual também será o método diagnóstico. Pode-se usar a radioterapia para os tumores radiossensíveis ou a quimioterapia para um quadro de compressão de etiologia conhecida e que responda rapidamente ao tratamento (como nos casos de leucemia, linfoma ou neuroblastoma).

A decisão do tratamento oncológico para descompressão deverá ser feita em conjunto com o oncologista pediatra, o cirurgião de coluna (ortopedista ou neurocirurgião) e o radioterapeuta. Quanto mais rápido for diagnosticado, e com menor déficit neurológico ao diagnóstico e tratamento de descompressão, melhor será a evolução neurológica desse paciente após o procedimento.

Referências consultadas

· Boussios S, Cooke D, Hayward C, Kanellos FS, Tsiouris AK, Chatziantoniou AA, et al. Metastatic spinal cord compression: unraveling the diagnostic and therapeutic challenges. Anticancer Res. 2018; 38(9):4987-97.
· De Martino L, Spennato P, Vetrella S, Capasso M, Porfito C, Ruotolo S, et al. Symptomatic malignant spinal cord compression in children: a single-center experience. Ital J Pediatr. 2019; 45(1):80.
· Freedman JL, Rheingold SR. Management of oncology emergencies. Lanzkowsky's manual of pediatric hematology and oncology. 6. ed. London: Elsevier; 2016. p. 615.
· Lange B, O'Neil JA, Goldwein JW, Packer RJ, RossIII AJ. Oncology emergencies. Principles and practice of pediatric oncology. 3. ed. Philadelphia: Lippincott-Raven; 1997. p. 1.039.

- Lawton AJ, Lee KA, Cheville AL, Ferrone ML, Rades D, Balboni TA, et al. Assessment and management of patients with metastatic spinal cord compression: a multidisciplinary review. J Clin Oncol. 2019; 37(1):61-71.
- Mota JMSC. Emergências oncológicas – síndrome de compressão medular na emergência. Revista Qualidade HC (Ribeirão Preto). 2018; 1-5.
- Ropper AE, Ropper AH. Acute spinal cord compression. N Engl J Med. 2017; 376(14):1358-69.

Capítulo 19 — Talassemia Intermediária – Ser ou Não Ser Dependente de Transfusão?

1 D

A talassemia não dependente de transfusão (TNDT) é o termo usado para identificar os pacientes que não necessitam de transfusões de hemácias regulares ao longo da vida para sobreviver, embora possam requerer transfusões ocasionais ou mesmo frequentes em determinadas situações clínicas e por períodos definidos.[1] A TNDT abrange três formas clinicamente distintas: betatalassemia intermediária, HbE/betatalassemia (formas leve e moderada) e alfatalassemia intermediária (doença da HbH).[2]

A distinção entre os vários fenótipos de talassemia baseia-se, principalmente, em parâmetros clínicos, embora as associações genótipo-fenótipo sejam comumente estabelecidas nas síndromes de talassemia alfa e beta. Em pacientes com betatalassemia intermediária, o modificador primário do fenótipo é a ampla diversidade de mutações que afetam o gene betaglobina no estado homozigoto ou no heterozigoto composto (> 350 mutações causadoras da doença, lista atualizada disponível em <http://globin.cse.psu.edu>). A diversidade de mutações e o consequente grau variável de desequilíbrio da cadeia alfa/betaglobina e a eritropoiese ineficaz são os principais determinantes para anemia e fenótipo mais leves na betatalassemia intermediária em relação à betatalassemia maior. Modificadores secundários são aqueles que estão envolvidos diretamente na modificação do grau de desequilíbrio da cadeia alfa/betaglobina, como co-herança de diferentes formas moleculares de alfatalassemia,[3] aumento da expressão da proteína estabilizadora da alfa-hemoglobina[4] e síntese eficaz de cadeias gama na vida adulta.

A HbE é causada por uma substituição g-para-a (GAG-AAG) no códon 26 do gene da betaglobina, que resulta na substituição de ácido glutâmico por lisina e produz uma hemoglobina (Hb) estruturalmente anormal e um mRNA não funcional com *splicing* anormal. A HbE é sintetizada a uma taxa reduzida e se comporta como uma beta$^+$-talassemia leve. Pacientes com HbE/betatalassemia co-herdam um alelo betatalassemia de um dos pais e a variante estrutural HbE do outro.[5] A doença da HbH é a forma intermediária da talassemia alfa.

2 B

A anemia na TNDT pode ser progressiva com a idade e está direta e independentemente associada ao aumento da morbidade. A eritropoiese ineficaz leva a um estado de sobrecarga

216 | HEMATOLOGIA E HEMOTERAPIA PEDIÁTRICA

primária de ferro na ausência de terapia transfusional, impulsionado pela desregulação da hepcidina.[6] A sobrecarga de ferro é cumulativa ao longo do tempo e, à medida que os pacientes avançam na idade, podem atingir limiares de sobrecarga de ferro clinicamente críticos associados a várias morbidades.[7] A eritropoiese ineficaz também pode promover expansão progressiva da medula óssea e alterações ósseas ou redução da densidade mineral, bem como hipercoagulabilidade pela produção de hemácias pró-trombóticas hemolisadas.[8] Assim, sem intervenção, os pacientes com TNDT apresentam morbidade aumentada à medida que avançam na idade, com uma incidência notável acima dos 35 anos[9] – com algumas complicações menos comumente vistas em pacientes com talassemia dependente de transfusão (TDT). Deve-se observar também que a qualidade de vida está diretamente relacionada com a idade e com a multiplicidade de morbidade na TNDT; portanto, acompanhamento psicológico também deve ser realizado.

Nenhum estudo clínico avaliou o papel da terapia transfusional crônica nos pacientes com TNDT. Geralmente são transfundidos ocasionalmente, como na gravidez, cirurgia ou durante infecções.[10] A indicação de cursos curtos de terapia transfusional regular é restrita a contextos clínicos específicos, como em casos de deficiência de crescimento ou baixo desenvolvimento sexual na infância e na adolescência. Para adultos mais velhos, a consideração de cursos regulares de transfusão também é sugerida para prevenção ou tratamento de certas morbidades (eventos trombóticos, hipertensão pulmonar, úlceras de perna, pseudotumores hematopoiéticos extramedulares) em pacientes de alto risco.[10]

Atenção cuidadosa deve ser dada aos riscos potenciais de sobrecarga de ferro e aloimunização (especialmente em pacientes esplenectomizados, grávidas ou pacientes nunca transfundidos anteriormente).[10]

A esplenectomia praticamente não é mais indicada, em razão do grande número de evidências de aumento de várias morbidades, incluindo aumento de risco trombótico e infecções.[11] A esplenectomia é restrita a pacientes com esplenomegalia sintomática ou hiperesplenismo.

Atualmente, a quelação de ferro se tornou o padrão de tratamento para todos os pacientes com mais de 10 anos de idade com sobrecarga de ferro.[10] A sobrecarga de ferro deve ser verificada em todos os pacientes com mais de 10 anos de idade com dosagem de ferritina sérica ou ressonância magnética, dependendo do custo e da disponibilidade. Pacientes com sobrecarga de ferro (ferritina sérica > 800 ng/mL ou concentração de ferro no fígado > 5 mgFe/g de peso seco)[11] devem iniciar terapia quelante de ferro com deferasirox, pois é o único quelante de ferro especificamente testado e aprovado para TNDT.[12] Os esquemas de avaliação do ferro devem ser conduzidos de acordo com diretrizes.[10]

3 C

Um estado de hipercoagulabilidade foi identificado em pacientes com talassemia beta, sendo atribuído principalmente a anormalidades nas plaquetas e a eritrócitos patológicos, embora se acredite que vários fatores adicionais estejam envolvidos, provocando trombose clínica (Figura 19.1).[12]

A incidência de trombose clínica é quatro vezes maior em pacientes com TNDT em comparação a pacientes com TDT, além de principalmente venosa e representar a principal causa de mortalidade.[13]

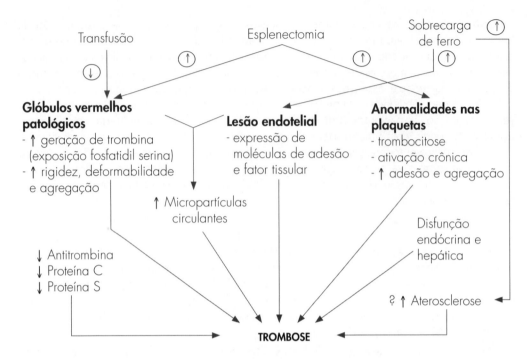

Figura 19.1. *Fatores que contribuem para um estado de hipercoagulabilidade e eventos trombóticos subsequentes na talassemia não dependente de transfusão.*
Fonte: Elaborada pelas autoras.

A frequência de trombose na TNDT é significativamente maior em pacientes > 35 anos (28,2%) em comparação a pacientes entre 18 e 35 anos (14,9%) ou menores de 18 anos (4,1%).[13] Esplenectomia, anemia (Hb < 9 g/dL) e sobrecarga de ferro (ferritina sérica > 800 ng/mL ou concentração de ferro no fígado > 5 mgFe/g de peso seco) foram identificadas como fatores de risco para trombose.[14] Adicionalmente, em pacientes esplenectomizados com TNDT, glóbulos vermelhos nucleados elevados (≥ 300 × 10⁶/L) e contagens de plaquetas ≥ 500.000/mm³ demonstraram aumentar ainda mais esse risco.[14]

Embora a incidência de acidente vascular cerebral seja relativamente baixa (~ 5%),[15] infartos silenciosos foram descritos em até 60% dos adultos com TNDT esplenectomizados (idade média de 32 anos), com uma correlação clara com o avanço da idade. Os pacientes que desenvolvem doença trombótica são tratados de acordo com as diretrizes locais ou internacionais para pacientes não talassêmicos.

Nem as transfusões nem a terapia anticoagulante ou antiplaquetária foram avaliadas em estudos clínicos no cenário da trombose. As transfusões de hemácias podem controlar a hipercoagulabilidade em pacientes com TNDT, melhorando a eritropoiese ineficaz e diminuindo os níveis de hemácias patológicas com potencial trombogênico.[14] A associação entre sobrecarga de ferro e doença trombótica também garante um papel para a terapia quelante de ferro na prevenção, embora isso não tenha sido substanciado mesmo em dados de estudos observacionais. A associação entre altas contagens de plaquetas e trombose, bem como uma menor taxa de recorrência de eventos trombóticos em pacientes esplenectomizados com TNDT que tomaram ácido acetilsalicílico após o primeiro evento de trombose, quando comparados àqueles que não o fizeram, sugere um papel potencial do ácido acetilsalicílico nesses pacientes.[10]

Referências bibliográficas

1. Musallam KM, Rivella S, Vichinsky E, Rachmilewitz EA. Non transfusion dependent thalassemias. Haematologica. 2013; 98(6):833-44.
2. Weatherall DJ. The definition and epidemiology of non-transfusion-dependent thalassemia. Blood Rev. 2012; 26(Suppl. 1):S3-6.
3. Galanello R. Recent advances in the molecular understanding of non-transfusion-dependent thalassemia. Blood Rev. 2012; 26(Suppl. 1):S7-S11.
4. Gell D, Kong Y, Eaton SA, Weiss MJ, Mackay JP. Biophysical characterization of the alpha-globin binding protein alpha-hemoglobin stabilizing protein. J Biol Chem. 2002; 277(43):40602-9.
5. Fucharoen S, Weatherall DJ. The hemoglobin E thalassemias. Cold Spring Harb Perspect Med. 2012; 2(8):a011734.
6. Taher AT, Musallam KM, Karimi M, El-Beshlawy A, Belhoul K, Daar S, et al. Overview on practices in thalassemia intermedia management aiming for lowering complication rates across a region of endemicity: the OPTIMAL CARE study. Blood. 2010; 115(10):1886-92.
7. Musallam KM, Cappellini MD, Taher AT. Iron overload in beta-thalassemia intermedia: an emerging concern. Curr Opin Hematol. 2013; 20(3):187-92.
8. Taher AT, Cappellini MD, Bou-Fakhredin R, Coriu D, Musallam KM. Hypercoagulability and vascular disease. Hematol Oncol Clin North Am. 2018; 32(2):237-45.
9. Taher AT, Musallam KM, El-Beshlawy A, Karimi M, Daar S, Belhoul K, et al. Age-related complications in treatment-naïve patients with thalassaemia intermedia. Br J Haematol. 2010; 150(4):486-9.
10. Taher A, Musallam K, Cappellini MD. Guidelines for the management of non transfusion dependent thalassaemia (NTDT). v. 2. Nicosia: Cyprus; 2017.
11. Musallam KM, Cappellini MD, Daar S, Karimi M, El-Beshlawy A, Graziadei G, et al. Serum ferritin level and morbidity risk in transfusion-independent patients with β-thalassemia intermedia: the ORIENT study. Haematologica. 2014; 99(11):e218-21.
12. Taher AT, Porter J, Viprakasit V, Kattamis A, Chuncharunee S, Sutcharitchan P, et al. Deferasirox reduces iron overload significantly in nontransfusion-dependent thalassemia: 1-year results from a prospective, randomized, double-blind, placebo-controlled study. Blood. 2012; 120(5):970-7.
13. Taher A, Isma'eel H, Mehio G, Bignamini D, Kattamis A, Rachmilewitz EA, et al. Prevalence of thromboembolic events among 8,860 patients with thalassaemia major and intermedia in the Mediterranean area and Iran. Thromb Haemost. 2006; 96(4):488-91.
14. Cappellini MD, Robbiolo L, Bottasso BM, Coppola R, Fiorelli G, Mannucci AP. Venous thromboembolism and hypercoagulability in splenectomized patients with thalassaemia intermedia. Br J Haematol. 2000; 111(2):467-73.
15. Musallam KM, Taher AT, Karimi M, Rachmilewitz EA. Cerebral infarction in beta-thalassemia intermedia: breaking the silence. Thromb Res. 2012; 130(5):695-702.

Capítulo 20
Adenomegalia, Febre, Sudorese e Emagrecimento

1 D

A paracoccidioidomicose (PCM) é a micose sistêmica mais prevalente na América Latina, especialmente no Brasil, onde concentra 80% dos casos, principalmente nos estados de São Paulo, do Paraná, do Rio Grande do Sul, de Goiás e de Rondônia. É causada por fungos termo-dimórficos de duas principais espécies: *Paracoccidioides brasiliensis* e *Paracoccidioides lutzii*. Não se trata de uma doença de notificação compulsória, e não há dados precisos sobre sua incidência. Estima-se que no Brasil varia de 0,71 a 3,70 casos por 100 mil habitantes por ano.[1-3]

Os fatores de risco para aquisição da PCM são as atividades relacionadas ao manejo do solo contaminado com o fungo. A infecção se dá por inalação do conídio, geralmente adquirida nas duas primeiras décadas de vida, com um pico de incidência entre 10 e 20 anos de idade e, na forma crônica, manifesta-se após vários anos.[1]

Diferencia-se de outras micoses sistêmicas por não ser usualmente relacionada com a imunodepressão.[1] A PCM apresenta baixa patogenicidade, a maioria dos indivíduos de área endêmica infectados por *Paracoccidioides* spp. não desenvolve a doença. Estes apresentam um padrão de resposta imune T-*helper* tipo 1, caracterizado pela síntese de citocinas que ativam macrófagos e linfócitos TCD4+ e TCD8+, resultando na formação de granulomas compactos e no controle da replicação do fungo.[1]

2 B

A forma aguda/subaguda da PCM ocorre em 5% a 25% dos casos, com mortalidade variável de 10% a 15%.[1,4] Um estudo recente brasileiro, em menores de 15 anos, relatou mortalidade menor (5,7%) e o parâmetro hipogamaglobulinemia (≤ 2,18 mg/dL) como fator preditor de mortalidade.[2] Essa forma clínica predomina em crianças e adolescentes e se caracteriza por rápida disseminação do fungo em múltiplos órgãos ou sistemas. Há envolvimento do sistema fagocítico-mononuclear, com adenomegalias generalizadas, hepatoesplenomegalia, manifestações digestivas, lesões cutâneo-mucosas, envolvimento osteoarticular e, raramente, comprometimento pulmonar.[1] Febre, geralmente diária, perda de peso, anorexia e emagrecimento também são frequentes. Ocorre anemia, eosinofilia (30% a 50% dos casos), hipoalbuminemia e hipergamaglobulinemia.[1,4] A forma crônica da PCM, a mais prevalente (74% a 86% dos casos), não é encontrada na criança.

3 B

O padrão-ouro para o diagnóstico da PCM consiste na visualização do fungo em exame direto, histopatológico ou cultura de espécimes variados (escarro, lesões cutâneas ou gânglios). As leveduras apresentam-se com paredes grossas, vacúolos no seu interior e brotamentos múltiplos ao redor da célula-mãe formando um aspecto característico em "roda de leme".[1,5] A sorologia específica

220 | HEMATOLOGIA E HEMOTERAPIA PEDIÁTRICA

tem importância no diagnóstico e para avaliação da resposta terapêutica. A imunodifusão dupla (IDD) (sensibilidade > 80% e especificidade > 90%) é o método de escolha. Os títulos se correlacionam com a gravidade da doença por *P. brasiliensis* e vão diminuindo em resposta ao tratamento. O critério de cura sorológica é a negativação ou permanência em títulos < 1:2. Não se dispõe de técnica sorológica validada para *P. lutzii*.[1] O *P. brasiliensis* e o *P. lutzii* são sensíveis à maioria dos antifúngicos sistêmicos e aos derivados sulfamídicos, os quais podem ser utilizados nas diferentes formas clínicas. Para casos leves e moderados, o itraconazol durante 9 a 18 meses é o medicamento de escolha. O sulfametoxazol + trimetoprima, durante 18 a 24 meses, constitui a segunda opção terapêutica, com a vantagem de ser fornecido pelo sistema público de saúde no Brasil.[1]

Referências bibliográficas

1. Shikanai-Yasuda MA, Mendes RP, Colombo AL, Queiroz-Telles F, Kono ASG, Paniago AMM, et al. Brazilian guidelines for the clinical management of paracoccidioidomycosis. Rev Soc Bras Med Trop. 2017; 50(5):715-40.
2. Romaneli MTDN, Tardelli NR, Tresoldi AT, Morcillo AM, Pereira RM. Acute-subacute paracoccidioidomycosis: A paediatric cohort of 141 patients, exploring clinical characteristics, laboratorial analysis and developing a non-survival predictor. Mycoses. 2019; 62(11):999-1005.
3. Peçanha PM, Ferreira MEB, Peçanha MAM, Schmidt EB, Araújo ML, Zanotti RL, et al. Paracoccidioidomycosis: epidemiological and clinical aspects in 546 cases studied in the state of Espírito Santo, Brazil. Am J Trop Med Hyg. 2017;97(3): 836-44.
4. Yeoh DK, Butters C, Curtis N. Endemic mycoses in children. Pediatr Infect Dis J. 2019; 38(6S Suppl. 1):S52-S59.
5. Canteros C. Paracoccidiodomicosis crónica de una enfermidad olvidada. Medicina (Buenos Aires). 2018; 78:180-4.

Capítulo 21 Plaquetose

1 B

A plaquetose (plaquetas > 450.000/mm³) é um achado comum em hemograma de crianças e pode ser subdividida em leve (450.000 a 700.000/mm³), moderada (700.000 a 900.000/mm³), grave (900.000 a 1.000.000/mm³) e extrema (> 1.000.000/mm³), para fins de avaliação das características e das consequências clínicas da plaquetose, bem como promover comparação com dados publicados.[1-4]

2 D

A plaquetose é classificada em primária (trombocitemia essencial e trombocitose familiar) e secundária (reacionais) (Quadro 21.1).

Quadro 21.1. Causas de trombocitose na criança e no adolescente

Primárias (raras)	• Trombocitemia essencial (TE) • Policitemia vera • Mielofibrose primária • Mielodisplasia com del(5q) • Anemia refratária com sideroblastos em anéis associada com trombocitose extrema • Leucemia mieloide crônica • Leucemia mieloide crônica atípica • Leucemia mielomonocítica crônica juvenil • Trombocitose familiar (predisposição herdada para TE) • Trombocitose hereditária (mutações nos genes *THPO/MPL*)

Secundárias	• Infecções: virais e bacterianas
	• Inflamatórias:
	  - Queimaduras
	  - Doença enxerto *versus* hospedeiro
	  - Doença de Kawasaki
	  - Desordens do tecido conjuntivo (lúpus eritematoso sistêmico, esclerose sistêmica, polimiosite)
	  - Artrite reumatoide
	  - Vasculites
	• Doença celíaca
	• Histiocitose de células de Langerhans
	• Cirurgia recente
	• Trauma/hemorragia
	• Tumores sólidos: hepatoblastoma, hepatocarcinoma, neuroblastoma e outros
	• Esplenectomia/asplenia funcional ou congênita
	• Deficiências de ferro, vitamina E e vitamina B_{12}
	• Anemias hemolíticas
	• Reações alérgicas
	• Nefrites
	• Pancreatite
	• Medicações:
	  - Adrenalina
	  - Análogos da trombopoietina
	  - Antibióticos (especialmente betalactâmicos)
	  - Cocaína e exposição materna à morfina (nos recém-nascidos)
	  - Corticosteroides
	  - Haloperidol
	  - Heparinas de baixo peso molecular
	  - Miconazol
	  - Rebote após quimioterapia mielossupressora
	  - Tretinoína (ATRA)
	  - Vincristina
	• Exercício físico extenuante

Falsas trombocitoses	• Microesferócitos (em queimadura grave) • Crioglobulinemia • Fragmentos de células neoplásicas • Esquizócitos • Bactérias • Corpúsculos de Pappenheimer

Fonte: Adaptado de Kucine et al., 2014;[4] Hofmann, 2015;[5] Harrison et al., 2010.[6]

É inequívoco que a plaquetose reacional é a mais comum. A plaquetose familiar compreende a trombocitose hereditária, secundária a mutações nos genes da trombopoietina (*THPO*) ou do receptor de trombopoietina (*MPL*) e a trombocitemia familiar, caracterizada por uma predisposição herdada para neoplasias mieloproliferativas cromossomo Philadelphia negativas.[1-3,6,7] A trombocitemia essencial é uma doença clonal, mieloproliferativa crônica Philadelphia negativa, rara na infância e adolescência, com incidência estimada em 1:10.000.000 crianças/ano, com ocorrência variável de mutações JAK2-V617F, MPL e CALR (calreticulina), além de ser considerada um diagnóstico de exclusão.[1-5,7-9] É assintomática na maioria dos pacientes, sendo a cefaleia o sintoma mais comum, seguido de sintomas vasomotores, como tontura, síncope, ataque isquêmico transitório, entre outros. Os fenômenos trombóticos são raros e as complicações hemorrágicas não têm sido descritas.[1-3,5,6,8-10]

3 D

A avaliação da plaquetose na pediatria inclui história familiar, pessoal e exame clínico minuciosos. Considerando as causas reacionais as mais frequentes, além dos exames laboratoriais, conforme a Figura 21.1, os exames de imagem podem ser solicitados se a história sugerir possível neoplasia.[4,6,10] Na suspeita de trombocitose primária, repetir o hemograma em 3 a 4 semanas para confirmar plaquetose persistente, análise dos genes *THPO* e *MPL*, aspirado de medula óssea com biópsia, citogenética e biologia molecular (JAK2-V617F, MPL e CALR).[4,6] A avaliação para BCR-ABL1 é recomendada apenas na suspeita de leucemia mieloide crônica, quando existem alterações atípicas no sangue periférico e na medula óssea.[5,6]

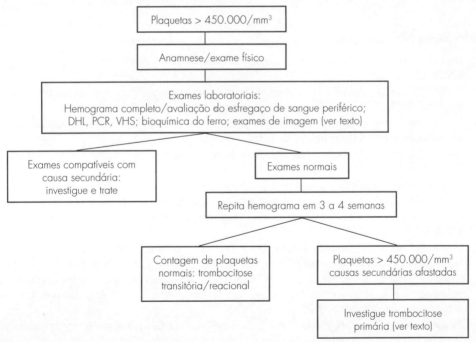

Figura 21.1. *Roteiro diagnóstico da plaquetose.*
DHL: desidrogenase láctica; PCR: proteína C-reativa; VHS: velocidade de hemossedimentação.
Fonte: Adaptada de Kucine et al., 2014;[4] Harrison et al., 2010.[6]

A abordagem terapêutica da plaquetose reacional remete ao tratamento da doença de base. Não se justificam profilaxia antitrombótica e medicações citorredutoras em crianças com plaquetose reacional, mesmo para contagem de plaquetas maior ou igual a 1.000.000/mm³.[1,6,10]

Na trombocitose primária, as complicações trombo-hemorrágicas também são infrequentes. Além disso, os pacientes pediátricos são, em sua maioria, classificados como de baixo risco, e a decisão de tratar deve levar em consideração os riscos (mielossupressão, risco leucemogênico) e os benefícios esperados.[1,3,6] Na presença de sintomas graves e trombose prévia, o ácido acetilsalicílico em baixas doses é indicado. É necessário ter cautela com crianças menores de 12 anos, devido ao risco de síndrome de Reye.[1,3,6] Medicações citorredutoras são indicadas para os pacientes que não melhoram com ácido acetilsalicílico, têm organomegalia progressiva, trombose recorrente, plaquetas maiores que 1.000.000 a 1.500.000/mm³, doença de von Willebrand adquirida e sangramento prévio relacionado com o uso de ácido acetilsalicílico.[1,3,6,8,10] Na ausência de diretrizes pediátricas, a hidroxiureia tem sido a medicação mais usada e o objetivo do tratamento, à semelhança de pacientes adultos, consiste em manter a contagem de plaquetas em torno de 400.000/mm³ para pacientes sintomáticos e em torno de 600.000/mm³ para aqueles sem complicações trombo-hemorrágicas prévias.[3,6,8,10]

Tendo em vista os aspectos abordados, o mais importante na criança com plaquetose é identificar quais pacientes necessitam e se beneficiariam do tratamento. Para tanto, é necessário melhor conhecimento sobre a história natural e fisiopatogenia da plaquetose na criança, bem como a consequente elaboração de diretrizes.

Referências bibliográficas

1. Dame C, Sutor AH. Primary and secondary thrombocytosis in childhood. Br J Haematol. 2005; 129(2):165-77.
2. Teofili I, Larocca LM. Advances in understanding the pathogenesis of familial thrombocythaemia. Br J Haematol. 2011; 152(6):701-12.
3. Fu R, Zhang L, Yang R. Paediatric essential thrombocythaemia: clinical and molecular features, diagnosis and treatment. Br J Haematol. 2013; 163(3):295-302.
4. Kucine N, Chastain KM, Mahler MB, Bussel JB. Primary thrombocytosis in children. Haematol. 2014; 99(4):620-8.
5. Hofmann I. Myeloproliferative neoplasms in children. J Hematopathol. 2015; 8(3):143-57.
6. Harrison CN, Bareford D, Butt N, Campbell P, Conneally E, Drummond M, et al. Guideline for investigation and management of adults and children presenting with a thrombocytosis. B J Haematol. 2010; 149(3):352-75.
7. Sarangi R, Pradhan S, Dhanawat A, Patanayak R, Benia G. Thrombocytosis in children: clinico-hematological profile from a single centre in Eastern India. J Lab Physicians. 2018; 10(1):34-7.
8. Giona F, Teofili L, Moleti MA, Martini M, Palumbo G, Amendola A, et al. Thrombocythemia and polycythemia in patients younger than 20 years at diagnosis: clinical and biologic features, treatment, and long-term outcome. Blood. 2012; 119(10):2219-27.
9. Barg AA, Toren A, Tamary H, Yacobovich J, Steinberg-Shemer O, Gilad O, et al. Essential thrombocythemia a retrospective case series. Pediatr Blood Cancer. 2020; 67(5):e28183.
10. Randi MG, Bertozzi I, Putti MC. Contemporary management of essential thrombocythemia in children. Expert Rev Hematol. 2019; 12(5):367-73.

Capítulo 22

Anemia Hemolítica Autoimune – Indo além do Teste de Coombs

1 E

Os pacientes que apresentam quadro clínico consistente com hemólise inexplicada devem ser avaliados para anemia hemolítica autoimune (AHAI) com teste de antiglobulina direto (TAD). Autoanticorpos quentes são a causa mais comum de AHAI em pediatria, seguidos pelo autoanticorpo Donath-Landsteiner visto na hemoglobinúria paroxística ao frio. A doença por aglutinina fria é relativamente incomum em pediatria, sendo mais prevalente em adultos com AHAI. Apesar de sua utilidade na prática clínica, o TAD pode ser falsamente negativo em 3% a 11% dos pacientes com AHAI.[1] A seguir, uma possível explicação para o TAD negativo em pacientes com AHAI:[2]

- A IgG patogênica está presente nas hemácias do paciente em quantidades abaixo do limite para a detecção do TAD de rotina, mas é reconhecida pelos macrófagos *in vivo*.
- Autoanticorpos de baixa afinidade ligam-se frouxamente aos seus epítopos e se desligam facilmente das hemácias. O TAD envolve a lavagem dos glóbulos vermelhos, o que pode resultar na perda dos autoanticorpos de baixa afinidade.
- O TAD de rotina não detecta autoanticorpos quentes IgA e IgM. O TAD de rotina é feito com anti-IgG e anti-C3, de modo que não são capazes de detectar autoanticorpos IgA ou IgM.
- Hemólise mediada por células (p. ex., células *natural killer*) no lugar de mediada por anticorpos.

2 B

O tratamento de primeira linha para a AHAI TAD-negativo é o glicocorticoide (prednisolona 1 a 2 mg/kg/dia). Para os casos graves, pode-se considerar a metilprednisolona em altas doses (30 mg/kg, com dose máxima de 1 g, 1 vez/dia por 3 dias), imunoglobulina intravenosa (IgIV) e/ou plasmaférese. Em um estudo, os pacientes pediátricos tiveram cerca de 55% (6/11) de resposta a IgIV, a maioria em adição à terapia com glicocorticoides.[3] A transfusão de glóbulos vermelhos é indicada na anemia hemolítica com risco de morte.

A resposta ao tratamento é classificada como resposta completa [hemoglobina (Hb) normal para a idade sem evidência de hemólise], resposta parcial (aumento da Hb ≥ 2 g/dL sem atingir o nível normal para a idade) ou sem resposta (aumento da Hb < 2,0 g/dL ou dependência transfusional). A taxa de resposta (completa ou parcial) com glicocorticoides é entre 70% e 80%. Há evidências que sugerem que o desmame da terapia com glicocorticoides por pelo menos 6 meses é mais bem-sucedido que uma redução gradual mais rápida dos glicocorticoides, que mais comumente resulta em recaída.[4] Esse regime mais longo de tratamento deve ser controlado em termos de eventos adversos dos glicocorticoides, incluindo o aumento do risco de infecções. Em um grande estudo de pacientes pediátricos com AHAI, 45% (119/265) necessitaram de terapia de segunda linha após glicocorticoides. A indicação para segunda linha de tratamento, em geral, é a ausência de resposta ao tratamento de primeira linha ou dependência de glicocorticoides (necessidade de pelo menos

0,1 a 0,2 mg/kg/dia de prednisona). Não há consenso em relação à terapia ideal de segunda linha, com vários tratamentos em consideração, incluindo rituximabe, ciclofosfamida, esplenectomia (geralmente reservada para casos refratários), transplante de células-tronco hematopoiéticas (reservado para casos refratários), alemtuzumabe, micofenolato mofetil e azatioprina.[5] O daratumumabe (anti-CD38) foi recentemente usado com sucesso em pacientes pediátricos com AHAI.[6,7]

3 D

A AHAI secundária é mais prevalente que a AHAI primária tanto em casos pediátricos quanto em adultos. O maior estudo de AHAI em idade pediátrica publicado mostrou que a AHAI é secundária em 167/265 (63%) dos casos (141/265 (53%) de causa imunológica e 26/265 (10%) de causa infecciosa).[8] As causas imunológicas incluíram doenças autoimunes (trombocitopenia imune, hepatite autoimune, lúpus eritematoso sistêmico, tireoidite e neutropenia imunológica) e imunodeficiências primárias (imunidade humoral – incluindo imunodeficiência comum variável, doença linfoproliferativa autoimune e imunodeficiência combinada). As principais causas infecciosas de AIHA foram micoplasma, eritrovírus humano B19 (parvovírus), vírus Epstein-Barr e citomegalovírus.[8]

O objetivo da avaliação inicial é estabelecer o diagnóstico e descartar causas secundárias. A apresentação clínica da AHAI inclui fadiga, icterícia, urina escura, esplenomegalia, hepatomegalia em alguns pacientes e colecistite e colelitíase em casos crônicos. Na AHAI secundária, os sinais e sintomas da doença de base podem estar presentes. Alguns autores sugerem a avaliação laboratorial relatada no Quadro 22.1.[8,9]

Quadro 22.1. Avaliação diagnóstica da anemia hemolítica autoimune

Avaliação para anemia hemolítica autoimune		
Hemograma completo	Contagem de reticulócitos	Esfregaço periférico
Bilirrubinas total e frações	Desidrogenase láctica	Urina (hemoglobina, hematúria, proteinúria)
Haptoglobina	TAD	Tipo sanguíneo
Título de aglutinina a frio, se suspeita de doença de aglutinina a frio	Anticorpo de Donath Landsteiner se suspeita de hemoglobinúria paroxística noturna	"Super Coombs", se TAD negativo e alta suspeita clínica de AHAI
Avaliação para causas secundárias de AHAI		
IgA, IgG e IgM (antes da terapia com IgIV)	Imunofenotipagem de linfócitos (antes do uso de esteroides ou terapia imunossupressora)	Anticorpos antinucleares
Anticorpos anti-DNA de fita dupla	C3, C4, CH50	Sorologias microbianas
Raio X de tórax	Ultrassom de abdome	Aspirado de medula óssea em casos atípicos

AHAI: anemia hemolítica autoimune; IgIV: imunoglobulina intravenosa TAD: teste de antiglobulina direto.
Fonte: Elaborado pelos autores.

4 D

A esplenectomia reduz a produção de anticorpos e o sequestro de hemácias em pacientes com AHAI quente. É um tratamento de curto prazo eficaz para AHAI em adultos. Os dados que avaliam e apoiam a eficácia e segurança da esplenectomia na AHAI em idade pediátrica não estão disponíveis na literatura até o momento. Portanto, a esplenectomia geralmente é reservada para casos refratários.

A doença linfoproliferativa autoimune (ALPS, *autoimmune lymphoproliferative syndrome*) geralmente se apresenta com linfadenopatia não maligna e esplenomegalia com células T duplo-negativas, citopenias multilinhagens e um risco aumentado de desenvolver linfomas de células B. A esplenectomia em pacientes com ALPS aumenta o risco de sepse pós-esplenectomia de forma avassaladora.[10] Em um estudo, 27/66 (41%) pacientes com ALPS desenvolveram pelo menos um episódio de sepse pós-esplenectomia e 6 deles morreram.

O mecanismo de aumento da sepse em pacientes com ALPS inclui o aumento do número de células T duplo-negativas que inibem a opsonização e dificultam a atividade das células *natural killer*. Portanto, é recomendado descartar ALPS antes da esplenectomia para evitar o risco aumentado de sepse grave.

Referências bibliográficas

1. Miller J, Cai W, Andrews J, Narla A. A case series of pediatric patients with direct antiglobulin test negative autoimmune hemolytic anemia. Transfusion. 2019; 59(8):2528-31.
2. Garratty G. Immune hemolytic anemia associated with negative routine serology. Semin Hematol. 2005; 42(3):156-64.
3. Flores G, Cunningham-Rundles C, Newland AC, Bussel JB. Efficacy of intravenous immunoglobulin in the treatment of autoimmune hemolytic anemia: results in 73 patients. Am J Hematol. 1993; 44(4):237-42.
4. Dussadee K, Taka O, Thedsawad A, Wanachiwanawin W. Incidence and risk factors of relapses in idiopathic autoimmune hemolytic anemia. J Med Assoc Thai. 2010; 93(Suppl. 1):S165-70.
5. Ladogana S, Maruzzi M, Samperi P, Condorelli A, Casale M, Giordano P, et al. Second-line therapy in paediatric warm autoimmune haemolytic anaemia. Guidelines from the Associazione Italiana Onco-Ematologia Pediatrica (AIEOP). Blood Transfus. 2018; 16(4):352-7.
6. Cooling L, Hugan S. Daratumumab in combination with standard treatment for autoimmune hemolytic anemia in a pediatric patient. Transfusion. 2019; 59(12):3801-2.
7. Even-Or E, Naser Eddin A, Shadur B, Dinur Schejter Y, Najajreh M, Zelig O, et al. Successful treatment with daratumumab for post-HSCT refractory hemolytic anemia. Pediatr Blood Cancer. 2020; 67(1):e28010.
8. Aladjidi N, Leverger G, Leblanc T, Picat MQ, Michel G, Bertrand Y, et al. New insights into childhood autoimmune hemolytic anemia: a French national observational study of 265 children. Haematologica. 2011; 96(5):655-63.
9. Voulgaridou A, Kalfa TA. Autoimmune hemolytic anemia in the pediatric setting. J Clin Med. 2021; 10(2):216.
10. Price S, Shaw PA, Seitz A, Joshi G, Davis J, Niemela JE, et al. Natural history of autoimmune lymphoproliferative syndrome associated with FAS gene mutations. Blood. 2014; 123(13):1989-99.

Capítulo 23
Recém-Nascido que Sangra

1 A

Este recém-nascido (RN) provavelmente tem hemofilia A (deficiência do fator VIII – FVIII), cuja incidência é de 1 em cada 5.000 nascidos vivos do sexo masculino. A hemofilia B (deficiência de fator IX) também é uma possibilidade; porém, a hemofilia A é responsável por 80% a 85% dos casos de hemofilia. As hemofilias A e B são doenças ligadas ao cromossomo X de mulheres portadoras e de homens com hemofilia. A chave para o diagnóstico é o tempo de tromboplastina parcial ativado (TTPA) muito prolongado e os tempo de protrombina/ relação normatizada internacional (TP/RNI) normais. A deficiência grave de fator XI caracteriza-se por TTPA prolongado; porém, o sangramento é menos grave e raramente se manifesta em RN. As deficiências do fator XII e da pré-calicreína tem TTPA prolongado, mas não causam sangramento e, neste caso clínico, o *caput succedaneum* grave seria coincidência, o que é improvável dado o grande volume de sangue no couro cabeludo. Os bebês geralmente têm o TTPA prolongado em alguns segundos, o que pode se prolongar mais no bebê pré-termo. Porém, TTPA gravemente prolongado nunca é fisiológico em RN a termo.

A deficiência de vitamina K é o distúrbio hemorrágico mais comum nos RN, com 3% dos bebês mostrando evidências bioquímicas de protrombina não carboxilada no plasma do cordão umbilical.[1] Na ausência da suplementação da vitamina K, 1/1.000 RN saudáveis manifestam algum sangramento, tipicamente na pele, e 1/10.000 RN tem sangramento com risco de morte, principalmente intracraniano ou gastrintestinal.

Bebês com trombastenia de Glanzmann, um distúrbio plaquetário com mutações que afetam o receptor GPIIb-IIa de fibrinogênio das plaquetas, podem apresentar sangramento grave com número e morfologia normal de plaquetas, mas não teriam o TTPA prolongado. O teste da agregação plaquetária com o analisador da função plaquetária (PFA, *platelet function analyzer*) faz o diagnóstico da trombastenia de Glanzmann, mostrando agregação plaquetária ausente em resposta a todos os estímulos fisiológicos.

A deficiência congênita grave de fibrinogênio, como a afibrinogenemia, não se manifestaria com um TTPA muito prolongado e TP/RNI normais. Recomenda-se que a dosagem de fibrinogênio seja incluída em todas as avaliações de rastreamento de sangramento, o que não foi feito neste caso clínico.

O trauma ao nascimento pode causar sangramento, especialmente no caso de desproporção cefalopélvica ou parto difícil. No entanto, todo RN com sangramento grave ao nascer deve ser avaliado quanto a trombocitopenia, hemofilia e deficiência de vitamina K. No caso de sangramento intracraniano, exames de triagem de coagulação normais, dosagem específica para fibrinogênio, fator XIII e alfa-2-antiplasmina, além do teste de agregação plaquetária, devem ser realizados. A deficiência grave do inibidor do ativador do plasminogênio (PAI-1, *plasminogen activator inhibitor-1*) geralmente requer análise de mutação genética, pois um nível de PAI-1 = 0 pode ser normal.

228 | HEMATOLOGIA E HEMOTERAPIA PEDIÁTRICA

2 E

Nada foi incomum nessa apresentação de deficiência grave de FVIII (< 1%). Em uma coorte norte-americana de 547 bebês com hemofilia com menos de 2 anos de idade, cerca de 70% foram diagnosticados no 1° mês de vida, 35% por sangramento clínico, dos quais a circuncisão e o sangramento de tecidos moles (como neste caso clínico) foram mais comuns.[2]

Cerca de metade dos RN com diagnóstico de hemofilia nascem de mães sem histórico familiar de hemofilia. Isso ocorre porque as mães portadoras do gene da hemofilia podem não ser diagnosticadas e a hemofilia pode ser transmitida de forma silenciosa por várias gerações. Além disso, as hemofilias A e B são comumente mutações recorrentes.

Ao nascimento, o couro cabeludo é um tecido mole e frouxo e, com o esforço do trabalho de parto, os bebês podem sangrar em grandes proporções de seu volume de sangue para esse tecido subcutâneo da cabeça.

Como afirmado anteriormente, os TP/RNI são normais em deficiências graves de todas as deficiências de fatores intrínsecos (FVIII, FIX, FXI, FXII, pré-calicreína e cininogênio de alto peso molecular).

3 E

A consideração mais importante na escolha do tratamento de um RN com hemofilia e sangramento clínico é a segurança. Os dois principais problemas de segurança no tratamento de uma criança com hemofilia incluem o desenvolvimento de anticorpos IgG neutralizantes direcionados contra o FVIII, que são conhecidos como "inibidores" e a segurança do produto administrado. Os inibidores inativam e promovem a eliminação do FVIII infundido, limitando a capacidade de tratar o bebê com reposição adicional de FVIII.[3] Os inibidores se desenvolvem em cerca de 30% de todos os pacientes com hemofilia A grave após a exposição ao FVIII recombinante. A segurança viral também é uma grande preocupação, pois os produtos do sangue humano podem transmitir hepatites A, B e C, vírus da imunodeficiência humana e outros vírus. A triagem de doadores com questionários e testes, a imunização do bebê para hepatite B e o uso de produtos virais inativados são importantes para a segurança viral.

O acesso venoso pode se tornar um desafio para o RN, mas geralmente não é limitante do tratamento. A sobrecarga de volume no RN pode ser uma limitação, motivo pelo qual o plasma fresco congelado, que contém uma unidade de cada fator de coagulação por 1 mL, é um método ineficiente para repor os fatores de coagulação, principalmente aqueles com meia-vida curta. A única exceção se dá em uma situação de risco de morte, com fortes suspeitas de deficiência congênita de fator de coagulação e após a coleta de uma amostra de sangue para análise de fatores de coagulação específicos, contexto no qual a administração de plasma fresco congelado de 10 a 15 mL/kg substituirá todas as proteínas plasmáticas conhecidas e ganhará algum tempo até a definição diagnóstica.

4 E

O tratamento agudo desse RN é feito com concentrado de FVIII derivado do plasma inativado viral. O estudo clínico internacional randomizado SIPPET determinou um menor risco global de formação de inibidor de alto título em bebês tratados com FVIII derivado do plasma em relação ao fator VIII recombinante.[4] Ainda nesse estudo, os produtos de FVIII recombinante-padrão demonstraram risco aumentado de desenvolvimento de inibidor em bebês que carregam uma mutação nula (risco 2 vezes aumentado) e, particularmente, naqueles que não expressam o antígeno do FVIII no sangue (risco 3,5 vezes maior) em comparação aos produtos de FVIII derivados do plasma.[5] A análise de mutação e a determinação do antígeno do FVIII não podem ser determinadas na maioria das situações de emergência.

Embora um pequeno *caput* poderia ser cuidadosamente monitorado sem necessidade de tratamento imediato, a hemorragia de metade do volume de sangue, que possivelmente continua a sangrar, é grave e adiar o tratamento não seria sensato.

O crioprecipitado é enriquecido em FVIII, mas não tem inativação viral e, portanto, não é considerado um produto suficientemente seguro para um RN, a menos que seja a única fonte de FVIII disponível e o sangramento seja suficientemente grave para exigir tratamento imediato.

O emicizumabe é uma escolha terapêutica interessante para um RN com hemofilia A grave.[6] O emicizumabe é um anticorpo monoclonal bivalente recombinante sintético que se liga aos fatores IXa e X, resultando em aproximação espacial e ativação do fator X, imitando, assim, as ações do FVIII. Nos Estados Unidos, o emicizumabe é aprovado pela Food and Drug Administration (FDA) para pessoas com hemofilia A de todas as idades, incluindo RN. O emicizumabe é administrado por injeção subcutânea 1 vez/semana a 1 vez/mês, evitando, assim, a necessidade de punção venosa frequente. Embora o emicizumabe não tenha atividade do FVIII, ele tem meia-vida de 3 a 4 semanas e fornece uma proteção hemostática contínua, equivalente a aproximadamente 10% a 30% da atividade do FVIII. No entanto, o emicizumabe leva dias a até 4 semanas para atingir um efeito hemostático máximo e não é eficaz no tratamento de sangramento agudo.

A profilaxia seria uma terapia ideal para prevenir eventos hemorrágicos intracranianos, gastrintestinais e outros eventos hemorrágicos com risco de morte em bebês durante os primeiros meses de vida. O sangramento articular e muscular, em contraste, geralmente não começa até que os bebês comecem a engatinhar e a andar. Há muitos desafios para iniciar a profilaxia em bebês pequenos, incluindo limitações no acesso venoso, a necessidade de infusões intravenosas frequentes e o uso e as complicações dos cateteres venosos totalmente implantáveis. Além disso, o início da profilaxia em bebês muito pequenos apresenta o risco de formação de inibidor, cujo tratamento aumenta as dificuldades já inerentes ao acesso venoso de RN e bebês.[6]

No entanto, todos os produtos de FVIII recombinantes comerciais são produzidos sob condições cuidadosamente controladas e, até o momento, não transmitiram patógeno viral.

Referências bibliográficas

1. Shapiro AD, Jacobson LJ, Armon ME, Manco-Johnson MJ, Hulac P, Lane PA, et al. Vitamin K deficiency in the newborn infant: prevalence and perinatal risk factors. J Pediatr. 1986; 109(4):675-80.
2. Kulkarni R, Presley RJ, Lusher JM, Shapiro AD, Gill JC, Manco-Johnson M, et al. Complications of haemophilia in babies (first two years of life): a report from the Centers for Disease Control and Prevention Universal Data Collection System. Haemophilia. 2017; 23(2):207-14.

3. Santagostino E, Young G, Escuriola Ettingshausen C, Jimenez-Yuste V, Carcao M. Inhibitors: a need for eradication? Acta Haematol. 2019;141(3):151-155.
4. Peyvandi F, Mannucci PM, Garagiola I, El-Beshlawy A, Elalfy M, Ramanan V, et al. A randomized trial of factor VIII and neutralizing antibodies in hemophilia A. N Engl J Med. 2016; 374(21): 2054-64.
5. Spena S, Garagiola I, Cannavò A, Mortarino M, Mannucci PM, Rosendaal FR, et al. Prediction of factor VIII inhibitor development in the SIPPET cohort by mutational analysis and factor VIII antigen measurement. J Thromb Haemost. 2018; 16(4):778-90.
6. Blair HA. Emicizumab: A review in haemophilia A. Drugs. 2019; 79(15):1697-707.

Capítulo 24 — Pancitopenia e Regressão Neurológica

1 D

O diagnóstico diferencial de erro inato do metabolismo (EIM) diante de alterações hematológicas é importante, pois, atualmente, muitos EIM que as apresentam têm tratamento específico. A presença de linfócitos vacuolizados pode ser encontrada na aspartilglicosaminúria, deficiência de múltiplas sulfatases, lipofuscinose ceroide, mucolipidose tipo II, gangliosidose GM1, mucopolissacaridoses, doença de Niemann-Pick, doença de Pompe, sialidose e deficiência da lipase ácida lisossômica.[1]

Os EIM de absorção, transporte ou metabolismo da vitamina B_{12} e folato podem apresentar a anemia macrocítica como sinal maior.[1] Pacientes com essa alteração e que apresentam também algum sintoma neurológico, geralmente associado a mau ganho ponderoestatural e disfagia, devem ser investigados para possível EIM.[2]

Várias citopenias, incluindo neutropenia, trombocitopenia e pancitopenia, foram descritas nos casos de acidemias orgânicas pelo efeito tóxico de alguns ácidos orgânicos (especialmente o ácido metilmalônico e o propiônico) na medula óssea.[3-5] A anemia e a trombocitopenia são achados clássicos da doença de Gaucher, causadas pela infiltração da medula óssea pelas células de Gaucher e, também, pelo hiperesplenismo.[1]

2 D

Os defeitos do metabolismo intracelular da cobalamina podem se manifestar em qualquer faixa etária, sendo os sinais e sintomas mais frequentes em cada faixa etária:
- Recém-nascidos: hidropisia fetal não imune, cardiomiopatia, restrição do crescimento intraútero, microcefalia, má aceitação alimentar, encefalopatia.
- Lactentes: má aceitação alimentar, baixo ganho ponderoestatural, hipotonia, atraso e/ou involução do desenvolvimento neuropsicomotor, convulsões (incluindo espasmos infantis), maculopatia e síndrome hemolítico-urêmica (rara).

- Pré-escolares: baixo ganho ponderoestatural, microcefalia progressiva, citopenias (incluindo anemia megaloblástica), atraso no desenvolvimento neuropsicomotor, encefalopatia, hipotonia e convulsões.
- Adolescentes e adultos: sintomas neuropsiquiátricos, declínio cognitivo progressivo, complicações tromboembólicas, degeneração subaguda combinada da medula espinal.[6]

3 B

Indivíduos com deficiência de vitamina B_{12} e RN de mães com deficiência de vitamina B_{12} também podem apresentar aumento do ácido metilmalônico e aumento da homocisteína.[6,7] O que os diferencia dos pacientes com defeitos do metabolismo intracelular da cobalamina é que, neste último caso, a dosagem da vitamina B_{12} no soro é normal, pois os pacientes têm sua absorção normal e a síntese das coenzimas derivadas da vitamina B_{12} é que está comprometida.[7]

As alternativas A, C e D não apresentam anemia macrocítica, cursam com graus variados de comprometimento neurológico e aumento do ácido metilmalônico com homocisteína normal.[6]

4 D

O tratamento com cobalamina melhora significativamente a sobrevida e a incidência de complicações graves, devendo ser iniciado o mais precocemente possível.[2] A hidroxicobalamina parece ser mais efetiva que a cianocobalamina, devendo ser a apresentação de escolha e aplicada via parenteral (intramuscular).[2] Na época em que a paciente foi diagnosticada, a hidroxicobalamina não estava disponível no Brasil e ela foi tratada com a cianocobalamina.

5 A

No tratamento de longo prazo, após o paciente estabilizar, a frequência deve ser diminuída para minimizar o número de injeções. Relatos recentes sugerem que manter o nível plasmático de vitamina B_{12} próximo a 1.000.000 pg/mL promove um melhor controle metabólico, mas, de maneira geral, o tratamento começa com 1.000 mcg intramuscular diariamente na fase aguda, e a dose deve ser individualizada em longo prazo.[2]

Referências bibliográficas

1. Crushell E, Clarke JTR. Hematological disorders. In: Hoffmann GF, Zschocke J, Nyhan WL (eds.). Inherited metabolic diseases a clinical approach. Heidelberg: Sprienger; 2010. p. 233-41.
2. Huemer M, Diodato D, Schwahn B, Schiff M, Bandeira A, Benoist JF, et al. Guidelines for diagnosis and management of the cobalamin-related remethylation disorders cblC, cblD, cblE, cblF, cblG, cblJ and MTHFR deficiency. J Inherit Metab Dis. 2017; 40(1):21-48.
3. Tavil B, Sivri HS, Coskun T, Gurgey A, Ozyurek E, Dursun A, et al. Haematological findings in children with inborn errors of metabolism. J Inherit Metab Dis. 2006; 29(5):607-11.
4. MacFarland S, Hartung H. Pancytopenia in a patient with methylmalonic acidemia. Blood. 2015; 125(11):1840.

5. Bakshi NA, Al-Anzi T, Mohamed SY, Rahbeeni Z, AlSayed M, Al-Owain M, et al. Spectrum of bone marrow pathology and hematological abnormalities in methylmalonic acidemia. Am J Med Genet A. 2018; 176(3):687-91.

6. Sloan JL, Carrillo N, Adams D, Venditti CP. Disorders of intracellular cobalamin metabolism. 2008 Feb 25 [atualizado em 06/09/2018]. In: Adam MP, Ardinger HH, Pagon RA, Wallace SE, Bean LJH, Stephens K, Amemiya A (eds.). GeneReviews. Disponível em: https://www.ncbi.nlm.nih.gov/books/NBK1328/. Acesso em: 16 ago. 2020.

7. Froese DS, Fowler B, Baumgartner MR. Vitamin B12, folate, and the methionine remethylation cycle-biochemistry, pathways, and regulation. J Inherit Metab Dis. 2019; 42(4):673-85.

Capítulo 25 — Anemia Grave com 1 Mês de Vida

1 A

A anemia de Blackfan-Diamond (ABD) é uma hipoplasia eritroide congênita caracterizada por anemia macrocítica com ausência de precursores eritroides, anormalidades físicas e predisposição ao câncer. Embora o mecanismo exato da falência eritroide seja desconhecido, acredita-se que um defeito na biogênese ou função dos ribossomos constitua a principal causa da ABD.[1,2] Cerca de 50% dos casos são familiares, geralmente exibindo herança autossômica dominante, embora a penetrância da doença seja muitas vezes incompleta e a expressividade seja variável, resultando em heterogeneidade clínica dentro das famílias.[3] A ABD deve ser suspeitada em todas as crianças menores de 1 ano de idade que apresentem anemia macrocítica ou normocítica e reticulocitopenia com celularidade medular normal e precursores eritrocitários diminuídos ou ausentes na medula óssea.[2] A atividade elevada da adenosina desaminase eritrocitária (eADA) e o aumento da hemoglobina (Hb) fetal podem contribuir para estabelecer o diagnóstico, bem como ajudar a descartar o diagnóstico de eritroblastopenia transitória da infância, outra causa importante de aplasia pura de glóbulos vermelhos em pediatria. Desse modo, o diagnóstico de ABD pode ser estabelecido seguindo os critérios diagnósticos descritos em 2008 (Quadro 25.1).[4]

Quadro 25.1. Critérios diagnósticos da anemia de Blackfan-Diamond

Diagnóstico clássico da ABD
Com TODOS os seguintes critérios diagnósticos clássicos: • Idade < 1 ano • Anemia macrocítica sem outras citopenias significativas • Reticulocitopenia • Celularidade normal na medula óssea com escassez de precursores eritroides

(Continua)

Quadro 25.1. Critérios diagnósticos da anemia de Blackfan-Diamond *(Continuação)*

Diagnóstico provável de ABD	
Em pacientes que não atendem a todos os critérios clássicos:	
Critério de suporte maior	• História familiar positiva
Critérios de suporte menores	• Atividade elevada de eADA • Anomalias congênitas associadas a ABD • Hb fetal elevada • Nenhuma evidência de outra síndrome de falência medular hereditária
Diagnóstico provável de ABD: • Três critérios diagnósticos clássicos associados a uma história familiar positiva • Dois critérios diagnósticos clássicos e três critérios de suporte menores • Uma história familiar positiva e três critérios de suporte menores	
Diagnóstico de ABD não clássico: também pode ser feito se o paciente tiver uma mutação genética associada a ABD, mas não atender aos critérios diagnósticos	

ABD: anemia de Blackfan-Diamond; eADA: adenosina desaminase eritrocitária.
Fonte: Elaborado pelo autor.

2 B

O primeiro gene mutado identificado como causador da ABD foi o *RPS19* e, atualmente, sabe-se que se trata da proteína ribossômica mutante mais comumente encontrada em pacientes com ABD, ocorrendo em 25% dos casos.[3] O *RPS19* codifica uma proteína ribossômica localizada no cromossomo 19q13.2. Desde a descrição desse gene, o repertório de proteínas ribossômicas encontradas alteradas em pacientes com ABD expandiu-se e inclui mutações tanto na porção pequena da subunidade ribossômica (*RPS24, RPS17, RPS7, RPS10, RPS26, RPS27, RPS29*) quanto na porção grande (*RPL35A, RPL5, RPL11, RPL27*). Dados dos Estados Unidos mostram que 25% dos pacientes apresentam mutação no *RPS19*, 7% no *RPL5*, 5% no *RPL11*, 3% no *RPL35a*, 3% no *RPS26*, 7% no *RPS10*, 2% no *RPS24* e 1% no *RPS17* e *RPS7*.[3] Recentemente, mutações no gene *GATA1*, um fator de transcrição hematopoiético, foram descritas em alguns pacientes. Embora existam poucas descrições na literatura correlacionando aspectos fenotípicos e genotípicos, sabe-se que pacientes portadores de mutações no gene *RPL5* ou *RPL11* apresentam maior frequência de malformações somáticas, por exemplo, fenda palatina.[3]

3 C

Atualmente, as abordagens terapêuticas são baseadas em transfusões de hemácias, corticoterapia e transplante de células-tronco hematopoiéticas (TCTH).[2]

Com relação às transfusões sanguíneas, os pacientes geralmente requerem 10 a 15 mL/kg de transfusão de hemácias a cada 3-5 semanas para manter os níveis de Hb acima de 8,0 g/dL. Os esquemas de transfusões devem ser individualizados com base no crescimento, no desenvolvimento neurocognitivo e no desempenho geral dos pacientes.[2,5] Os glicocorticoides (GC) têm sido os únicos medicamentos comprovadamente úteis para a eritropoiese ineficaz na ABD. Entretanto, com o reconhecimento de que os GC têm um efeito prejudicial importante no crescimento linear, bem como no desenvolvimento físico e neurocognitivo das crianças menores, recomenda-se postergar o início do tratamento até o paciente atingir pelo menos 1 ano de idade. Assim, nesse período do nascimento até 1 ano de idade, os pacientes devem ser mantidos em transfusão crônica. Depois desse período, um ciclo de GC deve ser oferecido aos pacientes. Em geral, o tratamento com GC é iniciado com uma dose inicial de 2 mg/kg/dia de prednisona por aproximadamente 4 semanas. Recomenda-se iniciar o tratamento com GC cerca de 2 semanas após a transfusão. Após 4 semanas de tratamento, em caso de resposta, a redução deve ser gradual e lenta, principalmente quando atingir doses abaixo de 1 mg/kg/dia. Em pacientes tratados por longo período com GC, o profissional de saúde deve estar atento às toxicidades específicas de longo prazo, incluindo catarata e osteoporose. Além disso, em casos específicos nos quais doses mais elevadas de GC (excedendo 0,5 mg/kg/dia) são necessárias por períodos mais longos, devem ser consideradas medidas preventivas adequadas para complicações infecciosas, especialmente pneumonia por *Pneumocystis jirovecii*.[2,4]

4 A

Atualmente, o TCTH representa a única opção curativa para pacientes com ABD, sendo empregado nas últimas décadas com sucesso em centenas de pacientes. Em 2006, dados do *North American DBA Registry* relataram sobrevida global (SG) de 73% utilizando doador aparentado HLA-idêntico e 19% com doador alternativo (p = 0,01).[6] Somado a isso, o Registro Internacional de Transplante de Medula Óssea publicou, em 2005, uma SG em 3 anos de 64% (76% para doador aparentado HLA-idêntico e 39% para transplante de doador alternativo), enquanto o grupo italiano relatou SG de 74,4% em pacientes transplantados entre 1990 e 2012.[7,8] Todos esses achados são semelhantes aos dados publicados pelo Grupo Pediátrico da Sociedade Brasileira de Transplante de Medula Óssea (SBTMO), que incluiu 44 pacientes e demonstrou SG em 5 anos de 70% (IC95%: 57-85%) em pacientes pediátricos com ABD transplantados no Brasil. Considerando os transplantes realizados com doador aparentado HLA-idêntico, a SG foi de 80% (IC95%: 65-97%), enquanto nos pacientes que receberam um transplante de doador não aparentado HLA-idêntico a SG foi de 73% (IC95%: 52-100%) (Figura 25.1).[9] Recentemente, autores alemães e franceses publicaram uma excelente SG de 91% (IC95%: 84-98%) em pacientes que receberam transplante de doador aparentado e não aparentado HLA-idêntico com um acompanhamento médio de 4,5 anos.[10]

O condicionamento mieloablativo com regimes à base de bussulfano é, atualmente, recomendado para pacientes com ABD, embora os regimes de toxicidade reduzida à base de treossulfano tenham demonstrado resultados promissores.[2] É importante ter em mente que o uso de bussulfano intravenoso e o monitoramento farmacocinético ajustável se correlacionam com melhores resultados no transplante.[9] Pacientes com ABD beneficiam-se de uma terapia de quelação de ferro pré- e pós-transplante, uma vez que a alta sobrecarga de ferro está associada a resultados inferiores após o TCTH.[2]

Em resumo, os melhores resultados são obtidos com doador aparentado HLA-idêntico e com o uso de células-tronco provenientes da medula óssea, uma vez que as células-tronco de sangue periférico estão associadas a alto risco de doença do enxerto contra o hospedeiro. Por fim, o TCTH está indicado para pacientes com ABD nas seguintes situações:

- Não responsivos a corticoterapia ou dependentes de GC com doses > 0,3 mg/kg/dia.
- Dependentes de transfusão e/ou aloimunizados.
- Com pancitopenia ou com progressão para leucemia aguda ou síndrome mielodisplásica.

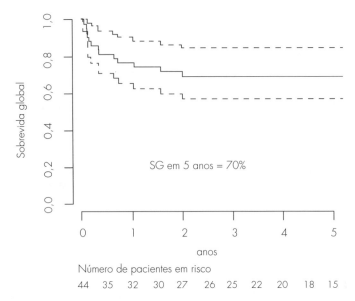

Figura 25.1. *Sobrevida global em pacientes pediátricos transplantados para anemia de Blackfan-Diamond no Brasil. Fonte: Adaptada de Darrigo, 2020.*[9]

Referências bibliográficas

1. Da Costa L, Narla A, Mohandas N. An update on the pathogenesis and diagnosis of Diamond-Blackfan anemia. F1000Res. 2018 Aug 29; 7:F1000 Faculty Rev-1350.
2. Bartels M, Bierings M. How I manage children with Diamond-Blackfan anaemia. Br J Haematol. 2019; 184(2):123-33.
3. Ulirsch JC, Verboon JM, Kazerounian S, Guo MH, Yuan D, Ludwig LS, et al. The Genetic Landscape of Diamond-Blackfan Anemia. Am J Hum Genet. 2019; 104(2):356.
4. Vlachos A, Ball S, Dahl N, Alter BP, Sheth S, Ramenghi U, et al. Diagnosing and treating Diamond Blackfan anaemia: results of an international clinical consensus conference. Br J Haematol. 2008; 142(6):859-76.
5. Vlachos A, Muir E. How I treat Diamond-Blackfan anemia. Blood. 2010; 116(19):3715-23.
6. Lipton JM, Atsidaftos E, Zyskind I, Vlachos A. Improving clinical care and elucidating the pathophysiology of Diamond Blackfan anemia: An update from the Diamond Blackfan Anemia Registry. Pediatr Blood Cancer. 2006; 46(5):558-64.
7. Roy V, Pérez WS, Eapen M, Marsh JCW, Pasquini M, Pasquini R, et al. Bone marrow transplantation for Diamond-Blackfan anemia. Biol Blood Marrow Transplant. 2005; 11(8):600-8.
8. Fagioli F, Quarello P, Zecca M, Lanino E, Corti P, Favre C, et al. Haematopoietic stem cell transplantation for Diamond Blackfan anaemia: a report from the Italian Association of Paediatric Haematology and Oncology Registry. Br J Haematol. 2014; 165(5):673-81.
9. Darrigo LG Junior, Loth G, Kuwahara C, Vieira A, Colturato V, Rodrigues AL, et al. Hematopoietic cell transplantation for Diamond Blackfan anemia: A report from the Pediatric Group of the Brazilian Bone Marrow Transplantation Society. Eur J Haematol. 2020; 105(4):426-33.
10. Strahm B, Loewecke F, Niemeyer CM, Albert M, Ansari M, Bader P, et al. Favorable outcomes of hematopoietic stem cell transplantation in children and adolescents with Diamond-Blackfan anemia. Blood Adv. 2020; 4(8):1760-9.

Capítulo 26
Anemia, Enurese e Proteinúria

1 C

A anemia falciforme resulta de uma mutação pontual no gene da betaglobina, levando a formação de hemoglobina (Hb) anômala, denominada HbS. A polimerização da HbS, que ocorre no estado desoxigenado da Hb, é a causa das várias manifestações da anemia falciforme, incluindo vaso-oclusão recorrente e anemia hemolítica crônica. O ambiente medular hipóxico, hiperosmolar e acidótico do rim aumenta a propensão para a polimerização da HbS e torna esse órgão particularmente vulnerável na anemia falciforme.[1,2]

Hipostenúria é a disfunção tubular mais comum e precoce em pacientes com anemia falciforme e ocorre também no heterozigoto para a HbS, o chamado traço falciforme.[3,4] Ela se caracteriza pela diminuição da densidade urinária (< 1.010), medida que reflete a capacidade de concentração dos rins, fornecendo informações sobre o estado de hidratação do paciente. A hipostenúria pode provocar enurese e poliúria e aumentar o risco de desidratação,[1] precipitando a crise vaso-oclusiva.

O exame de urina (sumário de urina, urina 1, urinálise, urina tipo 1, entre outras denominações) consiste na análise do sedimento urinário nos seus aspectos físico (aspecto, cor, densidade e, ocasionalmente, odor), químico (pH, pesquisa de albumina, hemoglobina, glicose, bilirrubina, cetona, leucócitos, nitritos) e microscópico.[5] Estão disponíveis várias metodologias para sua execução, desde métodos manuais com tiras reagentes até aqueles totalmente automatizados.[5] A densidade urinária, que faz parte desse exame, pode ser medida por densímetro, refratômetro ou por tira reagente. Excepcionalmente, pode ser necessária a determinação da osmolalidade urinária, realizada por crioscopia.[5] A realização do sumário de urina rotineiramente em crianças com anemia falciforme, no estado estável da doença, é uma prática recomendada, pois pode fornecer informações sugestivas de lesão renal precocemente.

Apesar de vários relatos sobre enurese noturna em crianças com anemia falciforme, sua etiopatogenia ainda é controversa. Estudos sugerem diferentes fatores causais de enurese, não mutuamente exclusivos, como poliúria noturna induzida pela hipostenúria,[3,6] baixa capacidade funcional da bexiga, hiperatividade noturna da bexiga e distúrbios respiratórios do sono.[6]

Entretanto, as alterações renais na anemia falciforme não se restringem apenas ao túbulo renal. Os repetidos episódios de falcização, com consequente isquemia e microinfartos na medula renal, também podem promover manifestações de hematúria, hiperfiltração glomerular e hiperperfusão renal, estas últimas podendo aparecer ainda na infância.[7] A hiperfiltração provavelmente resulta em lesão glomerular e aparecimento de albuminúria.[7]

2 D

Embora o sumário de urina, mesmo utilizando tiras reagentes, tenha sensibilidade de detecção da presença de albumina, em algumas situações é necessário utilizar métodos mais específicos, como a mensuração da albumina urinária.[5] A excreção urinária de albumina é considerada um marcador precoce de lesão renal, sendo, atualmente, determinada a partir da relação albumina/creatinina em amostra isolada de urina.[5] Albuminúria é definida quando a relação albumina/creatinina urinária é maior ou igual a 30 mg/g de creatinina. Denomina-se microalbuminúria quando está entre 30 e 300 mg/g e macroalbuminúria quando superior a 300 mg/g.[2,5,8]

Por se tratar de uma manifestação clínica de lesão glomerular, a determinação da excreção urinária de albumina deve ser feita rotineiramente em portadores de anemia falciforme.[8] Em geral, a albuminúria aumenta com a idade e é considerada fator de risco para progressão de doença renal e preditor de mortalidade precoce na anemia falciforme.[2,8,9] Nos pacientes com anemia falciforme e albuminúria, seja ela micro ou macro, outras situações clínicas capazes de causar lesão renal devem ser excluídas, como hepatites B e C, HIV e doenças autoimunes.[8]

3 C

Pouco se sabe sobre a história natural da doença renal crônica (DRC) na anemia falciforme, particularmente a respeito de qual seja a porcentagem de indivíduos com microalbuminúria que evoluem para macroalbuminúria e quando ou por qual motivo ocorre progressão de macroalbuminúria para síndrome nefrótica. Sabe-se que 27% dos pacientes desenvolverão albuminúria nas três primeiras décadas de vida e que 68% dos pacientes mais idosos apresentam essa manifestação. No entanto, apenas 4% terão síndrome nefrótica.[1,8] Estudo recente sugere que albuminúria persistente e acima de 100 mg/g parece estar relacionada com maior declínio da taxa de filtração glomerular e desenvolvimento de DRC em adultos.[2]

Fatores de risco identificados como relacionados com a progressão para DRC nos indivíduos com anemia falciforme são polimorfismos nos genes *MYH9* e *APOL1*, infecção por eritrovírus B19, síndrome torácica aguda recorrente, episódios vaso-oclusivos frequentes, proteinúria com padrão nefrótico, hipertensão arterial e anemia grave. A associação com alfatalassemia e níveis elevados de Hb fetal (HbF), por sua vez, são fatores de proteção.[8]

A hidroxiureia é utilizada rotineiramente no tratamento da anemia falciforme com objetivo de aumentar a HbF, diminuindo a HbS e reduzindo o risco de polimerização. Não existem estudos em adultos que mostrem uma ação dessa medicação na nefropatia falcêmica. Entretanto, estudos em crianças mostraram que ela é útil nos casos de hiperfiltração e microalbuminúria.[8]

Apesar da evidência insuficiente na anemia falciforme, o uso de inibidores do sistema renina-angiotensina em pacientes com albuminúria é prática médica reconhecida, no sentido de diminuir a albuminúria e retardar a progressão para DRC.[1,8] No entanto, cuidado especial deve ser observado nos pacientes que não apresentam hipertensão arterial associada à manifestação renal.[1,4,8]

Referências bibliográficas

1. Nath KA, Hebbel RP. Sickle cell disease: renal manifestations and mechanisms. Nat Rev Nephrol. 2015; 11(3):161-71.
2. Niss O, Lane A, Asnani MR, Yee ME, Raj A, Creary A, et al. Progression of albuminuria in patients with sickle cell anemia: a multicenter, longitudinal study. Blood Adv. 2020; 4(7):1501-11.
3. Eneh CI, Ikefuna AN, Okafor HU, Uwaezuoke SN. Nocturnal enuresis in school-aged children with sickle-cell anemia: Any relationship with hyposthenuria? Niger J Clin Pract. 2017; 20(2):215-20.
4. Hariri E, Mansour A, El Alam A, Daaboul Y, Korjian S, Aoun Bahous S. Sickle cell nephropathy: an update on pathophysiology, diagnosis, and treatment. Int Urol Nephrol. 2018; 50(6):1075-83.

5. Sociedade Brasileira de Patologia Clínica e Medicina Laboratorial (SBPC/ML). Recomendações da Sociedade Brasileira de Patologia Clínica e Medicina Laboratorial: realização de exames em urina. Barueri: Manole; 2017.
6. Wolf RB, Kassim AA, Goodpaster RL, DeBaun MR. Nocturnal enuresis in sickle cell disease. Expert Rev Hematol. 2014; 7(2):245-54.
7. Naik RP, Derebail VK. The spectrum of sickle hemoglobin-related nephropathy: from sickle cell disease to sickle trait. Expert Rev Hematol. 2017; 10(12):1087-94.
8. Aeddula NR, Bardhan M, Baradhi KM. Sickle Cell Nephropathy. 2020. In: StatPearls [Internet]. Treasure Island (FL): Stat Pearls Publishing; 2020. PMID: 30252273.
9. Drawz P, Ayyappan S, Nouraie M, Saraf S, Gordeuk V, Hostetter T, et al. Kidney disease among patients with sickle cell disease, hemoglobin SS and SC. Clin J Am Soc Nephrol. 2016; 11:207-15.

Capítulo 27 — Anemia Ferropriva Não Responsiva ao Ferro – Próximos Passos

1 B

A anemia ferropriva refratária ao ferro oral é definida como uma resposta fraca, lenta e incompleta à terapêutica adequada para a idade e o peso, com uma resposta inadequada da hemoglobina (Hb). Camaschella[1] define como um aumento inferior a 1 g/dL de Hb após 4 a 6 semanas de tratamento com 100 mg de ferro elementar oral em adultos. Considerando crianças e adolescentes, essa definição pode ser corrigida para o mesmo período, com doses terapêuticas equivalentes a 4 a 6 mg de Fe elementar/kg/dia.[1]

2 D

As maiores causas de falha de resposta ao ferro via oral são decorrentes de causas mal definidas ou sem controle. A etiologia mais prevalente de deficiência de ferro na infância são os distúrbios alimentares, muitas vezes de difícil controle. As anemias de doenças crônicas representam a segunda causa de falha terapêutica, seguida de perdas hemorrágicas, como refluxo gastresofágico, doença celíaca, alergias alimentares, infecção pelo *Helicobacter pylori* e gastrite autoimune.[1,2]

Na sequência da investigação diagnóstica do paciente do caso clínico, foram excluídas síndromes talassêmicas, doenças crônicas, doença celíaca, alergias alimentares e perdas por sangramento.

3 A

Os diagnósticos diferenciais da anemia hipocrômica e microcítica são:[3,4]
- Transtornos da hemoglobina: síndromes talassêmicas.
- Hipotransferrinemia: anemia desde o nascimento, transferrina baixa com saturação da transferrina elevada, ferritina alta, hepcidina reduzida e absorção de ferro aumentada.

- Mutação no transportador de metal divalente 1 (DMT-1/Nramp2): ausência de resposta ao ferro oral e intravenoso, saturação de transferrina e ferritina elevadas.

- Anemia sideroblástica congênita: grupo heterogêneo de doenças com presença de sideroblastos em anel na medula óssea.

- Aceruloplasminemia: anemia leve, saturação de transferrina e cobre sérico reduzidos, ferritina alta, ausência de ceruloplasmina. A tríade clássica é formada por degeneração retiniana, diabetes melito e distúrbios neurológicos.

A anemia por deficiência de ferro refratária ao ferro (IRIDA, *iron-refractory iron-deficiency anemia*) é uma anemia microcítica e hipocrômica autossômica recessiva. São descritas várias mutações genéticas ligadas ao gene *TMPRSS6* (*transmembrane protease serine 6*) localizado no braço longo do cromossoma 22 (22q12-13). Esse gene codifica a proteína matriptase II, a qual tem ação sobre a expressão da hepcidina reguladora da absorção de ferro.[5] Essa mutação aumenta a hepcidina e, consequentemente, diminui a expressão da ferroportina, explicando a ferropenia e a falta de resposta ao ferro oral.[4]

Não existem pesquisas suficientes que indiquem a prevalência de IRIDA em crianças e adolescentes; porém, esta deve ser valorizada como hipótese diagnóstica entre as anemias hipocrômicas microcíticas refratárias ao ferro.[5,6]

4 B

As alterações laboratoriais descritas na IRIDA são anemia hipocrômica e microcítica desde a infância, volume globular médio e saturação da transferrina (< 5%) muito baixos, RDW (*red cell distribution width*, amplitude de distribuição dos glóbulos vermelhos) aumentado, ferro sérico diminuído, aumento desproporcional e transitório da ferritina após ser medicado com ferro intravenoso e alterações genéticas ligadas ao gene *TMPRSS6* (autossômica recessiva). Ocorre má resposta ao tratamento adequado de ferro tanto via oral quanto intravenoso.[5,6] Como o transporte do ferro administrado de forma intravenosa é realizado pelos macrófagos e depende parcialmente da ferroportina, ocorre resposta incompleta à infusão de ferro intravenoso.[4]

5 C

No tratamento das anemias refratárias não responsivas ao ferro oral, é necessária a mudança de terapia para intravenosa, com seguimento criterioso do paciente. As possíveis indicações do ferro terapêutico injetável incluem anemias graves após falha terapêutica ao tratamento oral (excepcionalmente), perdas sanguíneas significativas, doenças inflamatórias intestinais, tratamento oncológico, diálise, após cirurgias do trato gastrintestinal com ressecções importantes e IRIDA.[1,6,7]

Referências bibliográficas

1. Camaschella C. Iron-deficiency anemia. N Engl J Med. 2015; 372(19):1832-43.
2. Shahriari M, Honar N, Yousefi A, Javaherizadeh H. Association of potential celiac disease and refractory iron deficiency anemia in children and adolescents. Arq Gastroenterol. 2018; 55(1):78-81.
3. Comité Nacional de Hematología, Oncología y Medicina Transfusional. Anemias microcíticas hipocrómicas: guía de diagnóstico diferencial. Arch Argent Pediatr. 2017; 115(Supl. 5):S83-S9.

4. Hershko C, Camaschella C. How I treat unexplained refractory iron deficiency anemia. Blood. 2014; 123(3):326-33.
5. Pinto JRS. Diagnóstico diferencial de anemia ferropénica em gémeas: descrição de dois casos de IRIDA (iron refractory iron deficiency anemia) e de uma nova mutação no gene TMPRSS [Mestrado Integrado em Medicina]. Lisboa: Faculdade de Medicina da Universidade de Lisboa; 2015/2016.
6. Raposo F, Melo T, Costa M, Pereira M, Cleto E, Costa E, et al. Anemia ferropriva refratária ao ferro: uma entidade clínica de descrição e caracterização molecular recentes. Acta Pediatr Port. 2015; 46:401-5.
7. Camaschella C. Iron deficiency. Blood. 2019; 133(1):30-9.

Capítulo 28 Síndrome de Lise Tumoral

A classificação por riscos para o desenvolvimento de síndrome de lise tumoral (SLT) determina a melhor abordagem (Quadro 28.1). A prevenção baseia-se na manutenção da função renal. Os pacientes devem receber 3 L/m²/dia de solução salina isotônica, sem cloreto de potássio, com rigoroso controle de diurese (> 100 mL/m²/hora) e balanço hídrico a cada 12 horas. Se necessário, pode-se usar diurético. O controle cardiológico é obrigatório. Monitoramento clínico e bioquímico a cada 6 horas são necessários. O alopurinol pode ser usado na dose de 300 a 400 mg/m²/dia, dividido em três doses, via oral, com início de ação em 24 a 72 horas, diminuindo a formação de ácido úrico (AU) ao inibir a xantina oxidase. Pode ser iniciado se houver aumento progressivo de AU, creatinina, potássio, mesmo sem valores acima do normal. A alcalinização não é benéfica e não é mais indicada.

Quadro 28.1. Estratificação de riscos para a síndrome de lise tumoral

Estratificação de risco	Neoplasia
Baixo risco	• Linfoma de Hodgkin • LMA < 25.000 leucócitos/mm³ + DHL < 2 × LSN
Médio risco	• LNH intermediário • Linfoma anaplásico de células grandes III ou IV em pediatria • Linfoma de Burkitt + DHL < 2 × LSN • LLA < 100.000 leucócitos/mm³ + DHL < 2 × LSN • LMA 25.000 a 100.000 leucócitos/mm³ • LMA < 25.000 leucócitos/mm³ + DHL > 2 × LSN
Alto risco	• Linfoma de Burkitt III e IV ou DHL > 2 × LSN • LLA > 100.000 leucócitos/mm³ ou DHL > 2 × LSN • LMA >100.000 leucócitos/mm³

DHL: desidrogenase láctica; LLA: leucemia linfoide aguda; LMA: leucemia mieloide aguda; LNH: linfoma não Hodgkin; LSN: limite superior ao da normalidade.
Fonte: Adaptada de Cairo, 2010; Will, 2011.[1,2]

2 A

A rasburicase (urato oxidase) metaboliza o urato em alantoína, iniciando sua ação em poucas horas. É usada em pacientes com risco intermediário ou alto de SLT e contraindicada em pacientes com deficiência de G6PD conhecida. A dose é 0,2 mg/kg por 4 a 7 dias, via intravenosa, mas o uso em dose única tem eficácia na maioria dos casos. Ao coletar AU para controle após o uso da medicação, o frasco deve ser imediatamente resfriado (evita falsa queda de AU). Pelo alto custo, seu uso é limitado em países em desenvolvimento. Em alguns países desenvolvidos, não há mais alopurinol disponível.

O mecanismo de ação dos inibidores da xantina oxidase (alopurinol) e do urato oxidase exógeno (rasburicase) é apresentado na Figura 28.1.

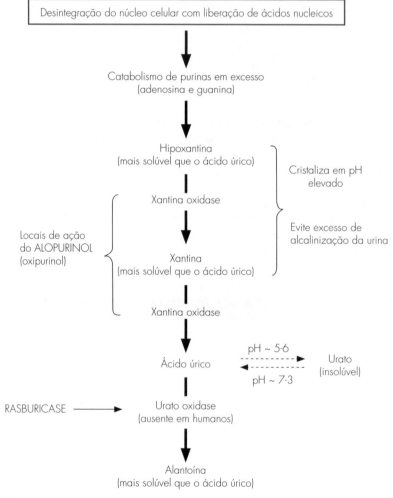

Figura 28.1. *Mecanismo de ação dos inibidores da xantina oxidase (alopurinol) e do urato oxidase exógeno (rasburicase).*
Fonte: Adaptada de Will, 2011.[2]

3 C

O controle rigoroso de diurese, eletrólitos e quadro clínico, além da classificação de risco, têm resultado em menor frequência de SLT clínica, a qual pode atrasar o tratamento e aumentar a morbimortalidade do paciente. A reposição de cálcio somente deve ser feita se estiver < 1,755 mmol/L ou quando de um paciente clinicamente sintomático, e é feita lentamente com gluconato de cálcio, sendo necessário monitoramento.

4 A

Com o uso da rasburicase e a adequada classificação de risco, o desenvolvimento de insuficiência renal tem sido bastante raro. A indicação de hemodiálise, que deve ser precoce e contínua até o reestabelecimento da função renal, deve ser feita na SLT descontrolada ou com alterações clínicas (náuseas, vômito, letargia, oligúria, anúria, alterações cardiológicas), na hiperfosfatemia sem possibilidade de controle com hidróxido de alumínio, no comprometimento hemodinâmico e na hipercalemia e hipocalcemia sintomáticas.

Referências consultadas

- AEIOP-BFM 2017. Treatment Protocol for Children and Adolescents with Acute Lymphoblastic Leukemia. Disponível em https://clinicaltrials.gov/ct2/show/NCT03643276. Acesso em: 20 mar. 2021.
- Bellos I, Kontzoglou K, Psyrri A, Vasilios P. Febuxostat administration for the prevention of tumour lysis syndrome: A meta-analysis. J Clin Pharm Ther. 2019; 44:525-33.
- Cairo MS, Coiffier B, Reiter A, Younes A; TLS Expert Panel. Recommendations for the evaluation of risk and prophylaxis of tumour lysis syndrome (TLS) in adults and children with malignant diseases: an expert TLS panel consensus. Br J Haematol. 2010; 149(4):578-86.
- Jones GL, Will A, Jackson GH, Webb NJ, Rule S; British Committee for Standards in Haematology. Guidelines for the management of tumour lysis syndrome in adults and children with haematological malignancies on behalf of the British Committee for Standards in Haematology. Br J Haematol. 2015; 169(5):661-71.
- Nascimento TS, Pereira ROL, Mello HLD, Costa J. Metahemoglobinemia: do diagnóstico ao tratamento. Rev Bras Anestesiol. 2008; 58(6):651-64.
- Suzuki D, Kobayashi R, Iguchi A, Sano H, Kishimoto K, Yasuda K, et al. Tumor lysis syndrome as a risk factor for posterior reversible encephalopathy syndrome in children with hematological malignancies. Int J Hematol. 2014; 100;485-9.
- Tosi P, Barosi G, Lazzaro C, Liso V, Marchetti M, Morra E, et al. Consensus conference on the management of tumor lysis syndrome. Haematologica. 2008; 93(12):1877-85.
- Villas JMC. Síndrome de lisis tumoral. Med Clin (Barc). 2018; 152:397-404.
- Will A, Tholouli E. The clinical management of tumour lysis syndrome in haematological malignancies. Br J Haematol. 2011; 54:3-13.
- Yu X, Liu L, Nie X, Li J, Zhang J, Zhao L, et al. The optimal single-dose regimen of rasburicase for management of tumour lysis syndrome in children and adults: a systematic review and meta-analysis. J Clin Pharm Ther. 2017; 42(1):18-26.

Capítulo 29
Hepatoesplenomegalia – Diagnóstico Diferencial

1 A

Os principais sinais e sintomas da leishmaniose visceral (LV) são febre de longa duração, hepatoesplenomegalia, perda de peso, astenia, adinamia e anemia, conforme descrito no caso clínico. Há, ainda, na história clínica, relato da criança e seus familiares terem viajado para o estado de Minas Gerais, área endêmica para a doença. No hemograma, é possível observar as alterações hematológicas mais frequentes na LV, ou seja, anemia, plaquetopenia, neutropenia e linfopenia, além da inversão da relação albumina/globulina.[1] No Brasil, a LV clássica acomete pessoas de todas as idades, mas, na maior parte das áreas endêmicas, 80% dos casos registrados ocorrem em crianças com menos de 10 anos. A razão da maior suscetibilidade em crianças é explicada pelo estado de relativa imaturidade imunológica celular, agravado pela desnutrição, tão comum nas áreas endêmicas, além de maior exposição ao vetor no peridomicílio. É causada por espécies do gênero *Leishmania*, pertencentes ao complexo *Leishmania (Leishmania) donovani*. No Brasil, o agente etiológico mais comum é a *Leishmania chagasi*. É transmitida ao homem pela picada de fêmeas do inseto vetor infectado, denominado flebotomíneo, cuja principal espécie responsável pela transmissão no Brasil é a *Lutzomyia longipalpis*. Sua ocorrência estava limitada a áreas rurais e a pequenas localidades urbanas, mas encontra-se em franca expansão para grandes centros. A letalidade pode alcançar 10%, quando não se institui o tratamento adequado.[1]

A linfo-histiocitose hemofagocítica (LHH) é uma síndrome clínica de hiperinflamação resultante de uma resposta imune inefetiva e descontrolada, secundária a numerosas mutações genéticas reconhecidas ou em associação com infecções, malignidades, condições metabólicas e autoinflamatórias. A presença de febre, citopenias e hepatoesplenomegalia são sinais cardinais da LHH e deve-se inclui-la no seu diagnóstico diferencial.[2,3] No caso clínico descrito, não há critérios clínicos e biológicos para o diagnóstico de LHH, conforme definidos pela Sociedade de Histiocitose, em 2004.[2-4]

Na leucemia linfoide aguda (LLA), as manifestações clínicas mais frequentes ao diagnóstico são febre intermitente ou persistente, sufusões hemorrágicas, dor articular e óssea, palidez, astenia, hepatomegalia, esplenomegalia e linfonodomegalias generalizadas. Anorexia é frequente, mas perda significativa de peso é incomum. A faixa etária mais comum é do 2º ao 4º ano de vida.[3,5]

Na infecção pelo vírus da imunodeficiência humana (HIV), os principais sinais e sintomas em crianças e adolescentes não tratados são infecções recorrentes, linfonodomegalia generalizada, hepatomegalia e/ou esplenomegalia, monilíase oral persistente, diarreia recorrente ou crônica, déficit ponderoestatural, atraso no desenvolvimento neuropsicomotor, infecções oportunistas e febre. Esses pacientes podem apresentar alterações hematológicas, especialmente as citopenias, as quais podem ser isoladas ou combinadas, podendo ter múltiplas etiologias.[6,7]

2 D

Considerando os dados clínicos relatados, a principal hipótese diagnóstica é de LV. O período de incubação da LV é, em geral, de 2 a 6 meses, mas pode variar de poucas semanas a vários anos. Os principais sinais e sintomas são febre de longa duração, perda de peso, hepatoesplenomegalia, astenia e anemia. As contagens de eritrócitos costumam ser baixas e a anemia é normocítica e normocrômica. É comum a presença de leucopenia e hemoglobina inferior a 10 g/dL. Na contagem diferencial de leucócitos, são frequentes neutropenia e ausência de eosinófilos e basófilos. A neutropenia ocorre em decorrência da redução da reserva medular, do sequestro esplênico por conta do hiperesplenismo, da hemofagocitose ou de reações de autoimunidade. A contagem absoluta de linfócitos e monócitos é usualmente baixa. A plaquetopenia constitui um achado frequente nesses pacientes.[1,8,9] A presença de linfonodomegalias significativas sugere mais fortemente a hipótese diagnóstica de linfoma, infecção pelo HIV, doença de Castleman, histoplasmose ou doença determinada por micobactérias.[2]

No estudo HLH (*hemophagocytic lymphohistiocytosis*) 2004, que incluiu 369 pacientes, os achados clínicos mais frequentes no diagnóstico da LHH foram febre (95%), esplenomegalia (89%), bicitopenia (92%), hipertrigliceridemia ou hipofibrinogemia (90%), hemofagocitose (82%), ferritina > 500 ng/mL (94%), baixa ou ausência de atividade das células *natural killer* (71%) e elevação do CD25 solúvel (97%).[4]

As leucemias representam as neoplasias mais comuns da infância, sendo as linfoides agudas as mais frequentes. Os sinais e sintomas são decorrentes da infiltração da medula óssea pelos blastos e da disseminação extramedular da doença. Na LLA, as manifestações clínicas mais frequentes ao diagnóstico são as já referidas na Resposta 1.[3,5]

3 C

O diagnóstico rápido da LV é feito no aspirado de medula óssea (mielograma) com a detecção da presença das leishmanias e permitindo o diagnóstico diferencial com outras causas de pancitopenia e hepatoesplenomegalia, como leucemias agudas ou linfo-histiocitose hemofagocítica (Figura 29.1).[10,11]

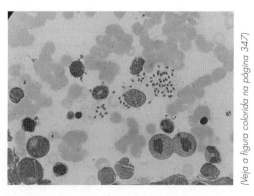

Figura 29.1. *Presença de leishmanias no aspirado de medula óssea.*
Fonte: Acervo da autora.

(Veja a figura colorida na página 347)

A LV também pode ser diagnosticada por técnicas imunológicas e parasitológicas. O diagnóstico imunológico baseia-se na detecção de anticorpos anti-*Leishmania*. Existem diversas provas que podem ser utilizadas no diagnóstico, entre as quais estão duas técnicas disponibilizadas pelo Sistema Único de Saúde. A reação de imunofluorescência indireta (RIFI), na qual se consideram positivas as amostras reagentes a partir da diluição de 1:80. Nos títulos iguais a 1:40, com clínica sugestiva de LV, recomenda-se repetir o teste em 30 dias. Outra técnica imunológica é o teste rápido imunocromatográfico. É importante ressaltar que títulos (anticorpos) variáveis dos exames sorológicos podem persistir reagentes por longo período, mesmo após o tratamento. O ensaio imunoenzimático (ELISA) compreende outro teste que pode ser realizado, mas não está disponível na rede pública de saúde.[1] O diagnóstico parasitológico é realizado pelo encontro de formas amastigotas do parasito em material biológico obtido, preferencialmente da medula óssea, por ser um procedimento mais seguro. A cultura da *Leishmania* em material de aspirado da medula óssea aumenta a sensibilidade do diagnóstico direto. Outras amostras biológicas podem ser utilizadas, como do linfonodo ou do baço.[1,9]

Infecções atípicas capazes de conduzir a citopenias e elevações dos marcadores inflamatórios incluem LHH, LV, micobactéria tuberculosa/atípica, histoplasmose, *Ehrlichia*, *Bartonella*, *Brucella*, adenovírus disseminado e herpes simples disseminado.[2] Doenças malignas, especialmente as hematológicas (p. ex., leucemias e linfomas), e a sepse também podem cursar com citopenias, febre e envolvimento hepático.[2] CD25 solúvel normal ou modestamente elevado, apesar de ferritina extremamente elevada, pode sugerir infecção disseminada no contexto da deficiência imune primária, especialmente na infância.[2] Com relação à LHH, não há critérios clínicos e biológicos para estabelecimento diagnóstico, conforme definido pela Sociedade de Histiocitose, em 2004.[2-4] A infecção pelo HIV após os 18 meses de idade pode ser diagnosticada pela detecção no sangue de anticorpos anti-HIV, seguindo o mesmo fluxo laboratorial para a população geral. O diagnóstico em crianças de até 18 meses de idade não pode ser realizado por meio de testes sorológicos, devendo se basear na detecção direta do vírus ou de seus componentes (carga viral e teste qualitativo, que detecta material genético do vírus – DNA proviral).[6-8] Para o diagnóstico e a identificação de possíveis fatores prognósticos para LLA, é importante a realização do mielograma, imunofenotipagem e estudo citogenético.[3,5]

Referências bibliográficas

1. Brasil. Ministério da Saúde. Secretaria de Vigilância em Saúde. Coordenação-Geral de Desenvolvimento da Epidemiologia em Serviços. Guia de vigilância em saúde. Brasília: Ministério da Saúde; 2016.
2. Jordan BJ, Allen CE, Greenberg J, Henry M, Hermiston ML, Kumar A, et al. Challenges in the diagnosis of hemophagocyric lymphohistiocytosis: Recommendations from the North American Consortium for Histiocytosis (NACHO). Pediatric Blood & Cancer. 2019; 66(11):e27929.
3. Silva DB (org.). Onco-hematologia. In: Burns DAR, Campos Júnior D, Silva LR, Borges WG (org.). Tratado de pediatria: Sociedade Brasileira de Pediatria. 4. ed. Barueri: Manole; 2017. p. 1515-634.
4. McClain KL, Eckstein O. Clinical features and diagnosis of hemophagoytic lymphohistiocutosis. Disponível em: https://www.uptodate.com/contents/clinical-features-and-diagnosis-of-hemophagocytic-lymphohistiocytosis. Acesso em: 20 mar. 2021.
5. Margolin JE, Rabin KR, Steuber CP, Poplack DG. Leukemia acute lymphoblastic. In: Pizzo PA, Poplack DG. Principles and practice of pediatric oncology. 6. ed. Philadelphia: Lippincott Williams & Wilkins; 2011. p. 518-65.
6. Brasil. Ministério da Saúde. Secretaria de Vigilância em Saúde. Departamento de Vigilância, Prevenção e Controle das Infecções Sexualmente Transmissíveis, do HIV/Aids e das Hepatites Virais. Protocolo

clínico e diretrizes terapêuticas para manejo da Infecção pelo HIV em crianças e adolescentes. Brasília: Ministério da Saúde; 2018.

7. Brasil. Ministério da Saúde. Secretaria de Vigilância em Saúde. Departamento de Vigilância, Prevenção e Controle das Infecções Sexualmente Transmissíveis, do HIV/Aids e das Hepatites Virais. Manual técnico para o diagnóstico da infecção pelo HIV em adultos e crianças. Brasília: Ministério da Saúde; 2016.

8. Carvalho AP (org.). Infectologia. In: Burns DAR, Campos Júnior D, Silva LR, Borges WG (orgs.). Tratado de pediatria: Sociedade Brasileira de Pediatria. 4. ed. Barueri: Manole; 2017. p. 980-1036.

9. Bern C. Visceral leishmaniasis: Clinical manifestations and diagnosis. Disponível em: https://www.uptodate.com/contents/visceral-leishmaniasis-clinical-manifestations-and-diagnosis. Acesso em: 20 mar. 2021.

10. Koster KL, Laws HJ, Troeger A, Meisel R, Borkhardt A, Oommen PT. Visceral Leishmaniasis as a possible reason for pancytopenia. Front Pediatr. 2015; 29(3):59.

11. Noronha TR, Fock RA. Visceral leishmaniasis: amastigotes in the bone marrow. Hematol Transfus Cell Ther. 2019; 41(1):99-100.

Capítulo 30 — Infecções de Repetição, Atraso do Desenvolvimento e Neutropenia

1 A

A alternativa A está incorreta, porque o paciente apresenta infecções de repetição, algumas com necessidade de internação, e contagem de neutrófilos $< 200/mm^3$, confirmando tratar-se de neutropenia grave.

A neutropenia étnica benigna (NEB) apresenta curso benigno. A contagem do número de neutrófilos entre 1.000 e 1.500/mm^3 em três ou mais hemogramas em intervalos de 2 semanas e sem outras causas identificáveis confirma o diagnóstico de NEB.[1] A medula óssea é qualitativa e quantitativamente normal. Trata-se da forma mais frequente de neutropenia crônica no mundo, com a exata prevalência desconhecida, mas estima-se em 25% a 50% em africanos, 10,7% em árabes e 11,8% em judeus yemenitas.[1] Estudos genéticos em população de afrodescendentes identificaram a associação da neutropenia étnica com o polimorfismo no gene *ACKR1*, anteriormente denominado *DARC*, localizado no cromossomo 1q22-23, que codifica o receptor do antígeno Duffy para quimiocinas.[1,2] O polimorfismo Duffy *null* (rs2814778) está associado à proteção contra o *Plasmodium vivax* e com o fenótipo da neutropenia étnica.[1,3]

2 D

Embora a etiologia infecciosa compreenda a causa mais frequente de neutropenia na infância, ela costuma ser transitória e, com frequência, decorrente de infecções virais, sendo os principais agentes eritrovírus humano (parvovírus) B19, vírus Epstein-Barr, citomegalovírus, influenza A, adenovírus e vírus da imunodeficiência humana. Mas também pode decorrer de outros agentes, como *Staphylococcus aureus*, pseudomonas, tuberculose e brucelose.[4,5]

3 D

No manejo dos pacientes com neutropenia no 1º ano de vida, todos esses diagnósticos devem ser considerados. A neutropenia congênita grave (NCG) compreende um grupo de doenças hematopoiéticas herdadas, com contagens absolutas de neutrófilos no sangue < 500/mm³. Os pacientes costumam apresentar febre e infecções recorrentes, como otite média, gengivite, pneumonia e infecções de pele. Algumas dessas doenças envolvem apenas o sistema hematopoiético, enquanto outras causam, além da neutropenia, manifestações envolvendo sistemas extra-hematopoiéticos, como imunológico, gastrintestinal, neurológico, cardíaco e outros sistemas orgânicos. Esses pacientes podem apresentar risco de desenvolver doenças hematopoiéticas clonais, como síndrome mielodisplásica e leucemia.[5,6] O diagnóstico é realizado pela história clínica de infecções no 1º ano de vida, hemogramas confirmando neutropenia grave e mielograma com parada de maturação da série mieloide. A genotipagem auxilia o diagnóstico e o prognóstico por meio do sequenciamento genético (seletivo, único gene, painéis de genes ou sequenciamento de exoma) (Quadro 30.1).[7-10] Mutações do gene *ELANE* (gene da elastase de neutrófilos) foram identificadas nos pacientes com NCG e em pacientes com neutropenia cíclica.[7,8] O gene *ELANE* (*ELA2*) está localizado no cromossomo 19q13.3 e codifica a proteína elastase 2 dos neutrófilos. A mutação *ELANE/ELA2* é observada em 40% a 60% dos pacientes com neutropenia congênita.[7]

Quadro 30.1. Alterações genéticas de algumas formas de neutropenia

Nome	Herança	Gene/localização	Características
Síndrome de Kostmann (neutropenia congênita grave)	Autossômica recessiva tipo 3	HAX1/1q21.3	Atraso do desenvolvimento; retardo mental; convulsão
Neutropenia congênita grave	Autossômica dominante	ELA2/19q13.3	Sem manifestação extra-hematopoiética
Neutropenia congênita grave	Autossômica dominante	CSF3R/1p35p34	Sem manifestação extra-hematopoiética
Neutropenia congênita grave (XLN)	Ligada ao X	WAS/Xp11.22-p11.23	Sem manifestação extra-hematopoiética; monocitopenia
Neutropenia congênita grave	Autossômica dominante	GFI1/1p22	Defeito da imunidade inata/adaptativa; linfopenia
Neutropenia cíclica	Autossômica dominante	ELA2/19q13.3	Monocitopenia e trombocitopenia nos períodos de neutrofilia
Síndrome de Shwachman-Diamond	Autossômica recessiva	SDBS/7q11.22	Pancitopenia; condrodisplasia; insuficiência pancreática exócrina; cardiomiopatia; retardo mental
Doença do acúmulo de glicogênio tipo 1	Autossômica recessiva	G6PT1/11q23.3	Hipoglicemia; hiperlipidemia; hepatomegalia; acidose

Fontes: Donadieu, 2017; Dale, 2017; Errante, 2013; Frater, 2020.[7-10]

248 | HEMATOLOGIA E HEMOTERAPIA PEDIÁTRICA

A síndrome de Kostmann é uma das NCG, com mutação no gene *HAX1*, localizado no cromossomo 1q21.3, a qual impede a diferenciação dos neutrófilos nos estágios promielócito e mielócito por meio de apoptose.[9]

A neutropenia cíclica (NC) é uma condição rara – ocorre em 1 em 1 milhão de pessoas em todo o mundo. A maioria dos pacientes desenvolve neutropenia acentuada e apresenta risco de infecções graves já no 1° ano de vida.[5] Caracteriza-se por oscilação no número de neutrófilos, em geral a cada 21 dias (variando de 14 a 42 dias), chegando a 200/mm³ no período do nadir, que costuma durar, em média, de 3 a 5 dias, podendo também apresentar oscilação no número dos monócitos, plaquetas e reticulócitos com a mesma periodicidade, provavelmente secundárias às oscilações mais extremas nos neutrófilos.[5,10] O diagnóstico é estabelecido por meio da realização da contagem dos neutrófilos, 3 vezes por semana, por 6 a 8 semanas, e pode ser confirmado com a pesquisa do gene *ELA2*.[9,10] Estima-se que pelo menos metade dos pacientes com NC apresenta mutações no gene da elastase de neutrófilos. Já foram descritas mais de 200 mutações diferentes do gene *ELANE*, mas nenhuma é específica e exclusiva para NC, podendo também ser encontradas na NCG.[6]

A neutropenia autoimune primária (NAI) acomete crianças menores de 2 anos e apresenta elevada taxa de remissão espontânea, cerca de 90% até os 5 ou 6 anos de idade em quase todos os pacientes.[8] As contagens de neutrófilos, em geral, estão abaixo de 500/mm³ e as infecções costumam ser leves. É decorrente da destruição dos neutrófilos por anticorpos IgM e IgG específicos, produzidos contra antígenos dos neutrófilos.[3,8] A NAI primária sobrepõe-se à neutropenia aloimune e isoimune, porque nestas os antígenos específicos dos neutrófilos são frequentemente os mesmos (HNA-1a, HNA-1b e HNA-1c), mas na NAI não há anticorpos específicos para neutrófilos no soro materno.[8] Os testes para detectar a presença de anticorpos podem se apresentar negativos, mesmo após várias repetições, de modo que a negatividade no teste não exclui o diagnóstico. Cabe ressaltar que, de acordo com as diretrizes italianas, em caso de quatro testes de anticorpo anti-HNA negativos e após descartada a neutropenia pós-infecção, a induzida por medicamento, a étnica e a congênita, a neutropenia fica, por exclusão, definida como idiopática.[11] Tem sido descrito anticorpo anti-HNA em pacientes com NCG.[6] O mielograma não é necessário para confirmar o diagnóstico e costuma ser normal. Quanto ao tratamento, em geral, os pacientes não necessitam de medicações, mas os familiares devem ser orientados para estarem atentos quanto à ocorrência de febre, porque, ocasionalmente, podem precisar de fator estimulador de colônias de granulócitos (G-CSF) e/ou antibióticos.[6,8]

4 D

Diante do quadro clínico e dos resultados dos exames, o diagnóstico é síndrome de Kostmann, que é uma NCG de herança autossômica recessiva tipo 3, também denominada agranulocitose genética infantil.[9] O quadro clínico inicia-se no 1° ano de vida, com infecções envolvendo pele, pneumonia, otite, associadas a neutropenia grave (< 200 neutrófilos/mm³).[5,9] Uma pequena porcentagem dos pacientes pode apresentar atraso no desenvolvimento, deficiências cognitivas e convulsões.[9] O tratamento de primeira escolha na NCG consiste no uso de G-CSF, iniciando com doses baixas 1 a 5 mcg/kg/dia, via subcutânea, monitorando os valores de neutrófilos e eventos adversos (dor óssea, mialgia, dor de cabeça), aumentando a dose gradualmente, se necessário, a cada 14 dias, o que permite que a contagem de neutrófilos atinja 1.000 neutrófilos/mm³.[8] O risco de infecções graves é baixo quando a contagem de neutrófilos atinge 1.000/mm³. Em razão do risco aumentado de síndrome mielodisplásica/leucemia mieloide aguda (SMD/LMA), nos pacientes com neutropenia congênita submetidos ao tratamento com G-CSF, é recomendado manter vigilância nos hemogramas e realização anual de mielograma e citogenética.[5,8,9] Mais de 90% dos pacientes respondem ao G-CSF.[4] Em casos graves e refratários, está indicado o transplante de células tronco hematopoiéticas.[4,5,8]

Referências bibliográficas

1. Atallah-Yunes S-A, Ready A, Newburger PE. Benign ethnic neutropenia. Blood Rev. 2019; 37:100586.
2. Rappoport N, Simon A, Amariglio N, Rechavi G. The Duffy antigen receptor for chemokines, ACKR 1 – 'Jeanne DARC' of benign neutropenia. Br J Haematol. 2018; 184(4):497-507.
3. Boxer LA. How to approach neutropenia. American Society Hematology. 2012; 174-82.
4. Reagan JI, Castillo JJ. Why is my patient neutropenic? Hematol Oncol Clin N Am. 2012; 26:253-66.
5. Celkan T, Koç BS. Approach to the patient with neutropenia in childhood. Turk Pediatri Arsivi. 2015; 50(3):136-44.
6. Skokowa J, Dale DC, Touw IP, Zeidler C, Welte K. Severe congenital neutropenias. Nature Reviews Disease Primers. 2017; 3:17032.
7. Donadieu J, Beaupain B, Fenneteau O, Bellanné Chantelot C. Congenital neutropenia in the era of genomics classification: diagnosis, and natural history. Br J Haematol. 2017; 179:557-74.
8. Dale DC. How I manage children with neutropenia. Br J Haematol. 2017; 178:351-63.
9. Errante PR, Frazão JB, Condino A. Neutropenia Congênita. Braz J Allergy Immunol. 2013; 1(1):23-38.
10. Frater JL. How I investigate neutropenia. Int J Lab Haematol. 2020; 42(Suppl. 1):121-32.
11. Farrugia P, Fioredda F, Puccio G, Onofrillo D, Russo G, Barone A et al. Idiopathic Neutropenia of Infancy. Am J Hematol. 2019; 94(2):216-22.

Capítulo 31 — Trombose Arterial em Crianças

1 B

O cateterismo cardíaco foi implementado na pediatria no final da década de 1950 e os eventos trombóticos foram imediatamente reconhecidos como complicações relevantes desses procedimentos.[1] A trombose arterial de membros inferiores é hoje considerada a complicação mais comum do cateterismo cardíaco em crianças. Uma revisão sistemática da literatura relatou uma frequência de trombose arterial de 11% (intervalo de confiança de 95%, 3-21%) em crianças submetidas a cateterismo cardíaco.[2] Fatores de risco relatados incluem menor peso corporal, idade mais jovem, tamanho do cateter, eficácia da anticoagulação ao final do cateterismo de acordo com o tempo de coagulação automatizado, duração do procedimento e necessidade de troca do cateter durante o procedimento. Em crianças, relatou-se que o diâmetro do cateter em relação ao diâmetro da artéria canulada constitui o fator mais importante para o espasmo da artéria femoral,[3] e tanto o espasmo quanto a lesão da parede do vaso, particularmente da camada íntima devido à punção arterial, resultam em trombose arterial.[4,5]

2 D

Desde o início da década de 1970, estudos pediátricos mostraram que a administração de heparina na época do cateterismo cardíaco diminuiu a frequência de eventos trombóticos. A heparinização sistêmica no momento da incisão arterial é, atualmente, uma prática estabelecida para diminuir a frequência de eventos trombóticos, tanto venosos quanto arteriais. As diretrizes atuais recomendam um bólus de 100 UI/kg de heparina não fracionada (HNF) no momento do acesso vascular para prevenir eventos trombóticos em crianças.[6] Doses mais baixas de HNF (p. ex., bólus de 50 UI/kg) também foram usadas.[7] Uma revisão sistemática recente não encontrou evidências de frequência significativamente maior de eventos trombóticos ao usar um bólus de HNF < 100 UI/kg em comparação com doses > 100 UI/kg. Também não houve evidência de diferença nos eventos hemorrágicos entre as doses.[8]

3 B

O diagnóstico clínico baseia-se na sintomatologia, que pode variar desde pulsos fracos até grave limitação da perfusão, que pode comprometer a viabilidade do membro. Embora a avaliação clínica seja amplamente utilizada na prática clínica, a sensibilidade de pulsos fracos ou ausentes pode ser tão baixa quanto 33% e depende do avaliador.[8] Apesar da angiografia continuar a ser o teste de referência para o diagnóstico de trombose arterial, raramente é usada no cenário clínico, e a ultrassonografia com Doppler é geralmente preferida por ser um exame não invasivo e amplamente disponível.[9]

4 D

As diretrizes pediátricas atuais recomendam o uso de HNF ou heparina de baixo peso molecular como a modalidade de tratamento inicial na trombose sem risco para os membros.[6] A HNF é indicada para tratar a trombose arterial em crianças criticamente doentes ou com alto risco de sangramento, permitindo reversão rápida da anticoagulação, que pode, então, ser trocada por heparina de baixo peso molecular. A trombólise com ativador do plasminogênio tecidual foi usada em alguns estudos, embora com risco significativo de sangramento maior e outras complicações.[10,11] Portanto, a trombólise é geralmente reservada para casos de trombose com risco para o membro em pacientes sem contraindicações e geralmente precisam de uma abordagem multidisciplinar.[6,12] Do mesmo modo, a trombectomia cirúrgica deve ser considerada no caso de trombose com risco para o membro em pacientes que falham ou têm contraindicações para trombólise.[6]

Em termos de duração global da terapia, as diretrizes atuais e especialistas recomendam 5 a 10 dias de terapia anticoagulante.[6,13] Após esse período, os especialistas sugerem continuar a terapia por 1 mês no contexto de oclusão persistente na ultrassonografia com Doppler. Após 1 mês de tratamento, o manejo inclui a interrupção da anticoagulação, a continuação dos anticoagulantes por 3 meses ou a mudança para ácido acetilsalicílico.[12,13]

5 D

A resolução completa da trombose ocorre em cerca de 60% a 80% dos pacientes afetados.[7,10,14] As principais preocupações da trombose arterial do membro no seguimento de longo prazo estão relacionadas com os efeitos do fluxo sanguíneo cronicamente prejudicado, com discrepância de comprimento do membro e claudicação.[6,9] A discrepância de comprimento de membro é rara, mas sua frequência global depende da definição usada para o resultado. A maioria dos pacientes apresentará uma discrepância < 1 cm entre a perna afetada e a não afetada, o que geralmente não requer qualquer intervenção.[14,15] A claudicação também é rara, afetando 1% dos pacientes.[14] Outra questão preocupante reside na perda de acesso arterial em uma população que geralmente requer diversos procedimentos.

Referências bibliográficas

1. Hohn AR, Craenen J, Lambert EC. Arterial pulses following percutaneous catheterization in children. Pediatrics. 1969; 43(4):617-20.
2. Rizzi M, Goldenberg N, Bonduel M, Revel-Vilk S, Amankwah E, Albisetti M. Catheter-related arterial thrombosis in neonates and children: a systematic review. Thromb Haemost. 2018; 118(06):1058-66.
3. Franken E, Girod D, Sequeira F, Smith W, Hurwitz R, Smith J. Femoral artery spasm in children: catheter size is the principal cause. Am J Roentgenol. 1982; 138(2):295-8.
4. Lin PH, Dodson TF, Bush RL, Weiss VJ, Conklin BS, Chen C, et al. Surgical intervention for complications caused by femoral artery catheterization in pediatric patients. J Vasc Surg. 2001; 34(6):1071-8.
5. Glatz AC, Shah SS, McCarthy AL, Geisser D, Daniels K, Xie D, et al. Prevalence of and risk factors for acute occlusive arterial injury following pediatric cardiac catheterization: A large single-center cohort study: arterial injury after pediatric catheterization. Catheter Cardiovasc Interv. 2013; 82(3):454-62.
6. Monagle P, Chan AK, Goldenberg NA, Ichord RN, Journeycake JM, Nowak-Gottl U, et al. Antithrombotic therapy in neonates and children: Antithrombotic Therapy and Prevention of Thrombosis. 9. ed. American College of Chest Physicians Evidence-Based Clinical Practice Guidelines. Chest. 2012;141:e737S-801S.
7. Kulkarni S, Naidu R. Vascular ultrasound imaging to study immediate postcatheterization vascular complications in children. Catheter Cardiovasc Interv. 2006; 68(3):450-5.
8. Avila ML, Shah PS, Brandão LR. Different unfractionated heparin doses for preventing arterial thrombosis in children undergoing cardiac catheterization. Cochrane Vascular Group, editor. Cochrane Database Syst Rev [Internet]. 2020 Feb 17. Disponível em: http://doi.wiley.com/10.1002/14651858.CD010196.pub3. Acesso em: 21 set. 2020.
9. Albisetti M, Rizzi M, Bonduel M, Revel-Vilk S, Goldenberg N, on behalf of the Pediatric and Neonatal Thrombosis and Haemostasis Subcommittee of the Scientific and Standardization Committee of the International Society on Thrombosis and Haemostasis. Official communication of the SSC: Recommendations for future research in catheter-related arterial thrombosis in children. Res Pract Thromb Haemost. 2019; 3(2):193-6.
10. Zenz W, Muntean W, Beitzke A, Zobel G, Riccabona M, Gamillscheg A. Tissue plasminogen activator (alteplase) treatment for femoral artery thrombosis after cardiac catheterisation in infants and children. Heart. 1993; 70(4):382-5.

11. Gupta AA, Leaker M, Andrew M, Massicotte P, Liu L, Benson LN, et al. Safety and outcomes of thrombolysis with tissue plasminogen activator for treatment of intravascular thrombosis in children. J Pediatr. 2001; 139:682-8.
12. Rizzi M, Albisetti M. Treatment of arterial thrombosis in children: Methods and mechanisms. Thromb Res. 2018; 169:113-9.
13. Blanchette VS, Brandão LR, Breakey VR, Revel-Vilk S, editors. SickKids Handbook of Pediatric Thrombosis and Hemostasis [Internet]. S. Karger AG; 2016. Disponível em: https://www.karger.com/Book/Home/271837. Acesso em: 21 set. 2020.
14. Rizzi M, Kroiss S, Kretschmar O, Forster I, Brotschi B, Albisetti M. Long-term outcome of catheter-related arterial thrombosis in infants with congenital heart disease. J Pediatr. 2016; 170:181-7.e1.
15. Lee HY, Reddy SCB, Rao PS. Evaluation of superficial femoral artery compromise and limb growth retardation after transfemoral artery balloon dilatations. Circulation. 1997; 95(4):974-80.

Capítulo 32 — Transfusão em Oncologia Pediátrica

A tolerância à anemia e a necessidade de transfusão de concentrado de hemácias (CH) se diferenciam de acordo com a doença de base, a presença de comorbidades, a condição clínica do paciente, a habilidade de compensar a anemia, os fatores de risco cardiovasculares, a expectativa de recuperação da anemia e das complicações das transfusões prévias.[1-3] Em geral, quando há necessidade transfusional, o volume sugerido é de 10 a 15 mL/kg, podendo também ser calculada pela fórmula que considera a hemoglobina (Hb) do paciente, a Hb desejada e o volume sanguíneo da criança (80 mL/kg em < 2 anos e 70 mL/kg de 2 a 14 anos). Neste cálculo, deve ser considerada também a Hb da unidade transfundida, que é de aproximadamente 20 g/dL. Assim, tem-se:[1]

$$\text{Dose de CH} = \frac{(\text{Hb alvo} - \text{Hb observada}) \times \text{peso} \times \text{volume sanguíneo}}{\text{Hb da unidade transfundida}}$$

Os componentes sanguíneos com linfócitos viáveis podem necessitar de irradiação, prevenindo, assim, a proliferação dos linfócitos T e diminuindo o risco da doença do enxerto versus hospedeiro, que, apesar de rara, é uma complicação fatal em pacientes imunocomprometidos. Portanto, a gama irradiação (25 Gy) do CH é necessária para a maioria dos pacientes oncológicos pediátricos.[3] É relevante lembrar que a dose de irradiação não é suficiente para matar os vírus. Deve-se considerar, ainda, que a irradiação danifica a membrana da célula vermelha, conduzindo a um aumento do potássio extracelular e da Hb livre, de modo que a vida média do CH irradiado é de, no máximo, 28 dias após a data da irradiação ou sua validade original, o que ocorrer primeiro.[1-6]

Nas hemácias lavadas (com solução salina a 0,9%), as proteínas do plasma e os aditivos são removidos. Se a lavagem for em sistema aberto, a vida média diminui e devem ser transfundidas dentro de 24 horas, quando estocadas entre 1 e 6°C. As indicações primárias são reações transfusionais alérgicas graves e recorrentes a produtos não lavados, deficiência de imunoglobulina A com história de reação anafilática/anafilactoide ou para reduzir os aditivos como manitol ou glicerol.[1,3-5]

Lavar as hemácias não substitui a leucorredução, a qual remove os glóbulos brancos do produto sanguíneo usando filtros especiais que têm a capacidade de eliminar 99% dos leucócitos presentes na bolsa. É um procedimento universalmente aceito como padrão, devendo conter menos que $5,0 \times 10^6$ leucócitos por unidade. A leucorredução promove a diminuição das reações transfusionais não hemolíticas, reduz o risco de transmissão de certas infecções, notadamente pelo citomegalovírus, e reduz o risco de aloimunização HLA (*human leukocyte antigen*, antígeno leucocitário humano). Os poucos leucócitos remanescentes são capazes de replicar e causar a doença do enxerto *versus* hospedeiro. Portanto, a leucorredução não elimina todos os linfócitos e não substitui a irradiação.[1,3,6]

O gatilho transfusional proposto para pacientes criticamente enfermos e hemodinamicamente estáveis é de Hb < 7 g/dL, fundamentado em estudo randomizado, prospectivo e multicêntrico, que não demonstrou pior resultado em termos de mortalidade em 30 dias em comparação aos pacientes em que foi utilizado gatilho transfusional de Hb < 9,5 g/dL.[3] Embora não haja estudo randomizado em pacientes oncológicos pediátricos hemodinamicamente estáveis (sem sangramentos ativos, sem choque refratário ou hipoxemia), as evidências sugerem que a transfusão de CH lavadas, leucorreduzidas e irradiadas seja indicada quando Hb < 7 g/dL, usualmente na dose de 10 a 15 mL/kg. Com esse volume, é esperado elevar a concentração de Hb em 2 a 3 g/dL.[2,4,5,7] Portanto, no caso clínico descrito, como a paciente estava clinicamente estável e em fase de recuperação medular, não há indicação de transfusão de CH.

2 A

A trombocitopenia pode estar presente em algum momento da evolução nas crianças com câncer, em decorrência da infiltração medular, quimioterapia ou secundária a doenças associadas (sepse, coagulação intravascular disseminada etc.). Esses pacientes também podem ter alterações plaquetárias qualitativas devido à insuficiência renal ou à terapia antiplaquetária.[1] Nesse contexto, fatores clínicos, como história de transfusão prévia, sítio do sangramento, presença de febre ou infecção, grau da anemia, coexistência de coagulopatia, taxa de decréscimo da contagem de plaquetas, estado de consumo plaquetário, medicações em uso ou hiperleucocitose podem predispor ao sangramento e devem ser considerados na avaliação do paciente.[2] A dose de administração usualmente utilizada é de 1 unidade de concentrado de plaquetas para cada 7 a 10 kg. Se o objetivo for incremento na contagem de plaquetas acima de 40.000/mm^3, em crianças < 15 kg a dose é 5 a 10 mL/kg de plaquetas randômicas ou de aférese. Para pacientes > 15 kg são utilizadas 4 a 6 unidades de concentrado de plaquetas ou 0,5 a 1 unidade, quando obtidas por aférese. O tempo de infusão é de 30 minutos tanto em adultos quanto em crianças, não excedendo a velocidade de infusão de 20 a 30 mL/kg/hora.[8]

As transfusões de concentrados de plaquetas prescritas para crianças com câncer podem ser profiláticas ou terapêuticas.[1] As transfusões terapêuticas das plaquetas são indicadas na vigência de hemorragia, na presença de fatores predisponentes e antes de procedimentos cirúrgicos ou invasivos.[2] A International Collaboration for Transfusion Medicine (ICTMG) e a American Society of Clinical Oncology (ASCO) recomendam o uso profilático em relação ao uso somente terapêutico para os pacientes oncológicos pediátricos.[1] Ambos os grupos (ICTMG e ASCO) recomendam que a transfusão profilática de plaquetas ocorra quando as plaquetas estejam abaixo de 10.000/mm^3, fundamentado em dois estudos realizados em adultos com leucemia que randomizou o limiar de transfusão em 10.000/mm^3 e 20.000/mm^3, não tendo sido observadas diferenças na morbidade e na mortalidade.[1,9] Assim, a recomendação para o uso profilático de concentrado de plaquetas para pacientes clinicamente estáveis é de contagem plaquetária < 10.000/mm^3. Transfusões com limiares mais elevados, especialmente nas malignidades hematológicas, podem ser recomendadas para pacientes com sinais de hemorragia, febre elevada, hiperleucocitose, queda rápida na contagem de plaquetas, anormalidades na coagulação, naqueles submetidos a procedimentos invasivos ou em circunstâncias nas quais a transfusão de plaquetas não possa estar prontamente disponível em situações de emergência.[9] Os benefícios em relação ao uso de concentrado de plaquetas lavadas, leucorreduzidas e irradiadas são semelhantes ao utilizado para o CH.[1] No caso descrito, não há recomendação para transfusão de concentrado de plaquetas, considerando que a paciente não apresentava sangramento ativo, estava clinicamente estável, não tinha comorbidades e sua contagem de plaquetas era de 25.000/mm^3.

3 C

A recomendação da ASCO é de que o limiar de transfusão plaquetária para realizar punção lombar seja de ≥ 50.000/mm^3, na ausência de anormalidade de coagulação associada. É importante a obtenção da contagem de plaquetas para verificar se o nível desejável foi atingido no pós-transfusional e antes do procedimento. Para pacientes aloimunizados, plaquetas histocompatíveis devem estar disponíveis.[8] Portanto, para a paciente do caso clínico descrito com plaquetas de 25.000/mm^3, há indicação de transfusão de concentrado de plaquetas irradiadas e leucorreduzidas. Caso essa paciente estivesse em início de tratamento para leucemia linfoide aguda (terapia de indução) e fosse realizar a primeira punção lombar diagnóstica, recomenda-se contagem de plaquetas ≥ 100.000/mm^3, com base em estudos do St. Jude Children's Research Hospital, que demonstraram aumento da incidência de leucemia em sistema nervoso central na punção lombar traumática pela possível introdução de blastos leucêmicos no fluido cerebrospinal.[2]

4 D

O mielograma ou a biópsia de medula óssea podem ser realizados em pacientes com significativa plaquetopenia, com adequada pressão no local do procedimento, sem necessidade de suporte plaquetário. Para procedimentos cirúrgicos maiores, recomenda-se que a contagem de plaquetas esteja ≥ 50.000/mm^3. Orienta-se manter a contagem de plaquetas ≥ 100.000/mm^3 em procedimentos em áreas em que um pequeno sangramento possa determinar deficiências permanentes, como nos olhos e no sistema nervoso central.[2,3]

Referências bibliográficas

1. Nellis ME, Goel R. Transfusion management in pediatric oncology patients. Hematol Oncol Clin N Am. 2019; 33(5):903-13.
2. Andrews J, Galel SA, Wong W, Glader B. Hematologic supportive care for children with cancer. In: Pizzo PA, Poplack DG. Principles and practice of pediatric oncology. 6. ed. Philadelphia: Lippincott Williams & Wilkins; 2010. p. 992-1009.
3. Sloan SR, Friedman DF, Kao G, Kaufman RM, Silberstein L. Transfusion Medicine. In: Orkin SH, Nathan DG, Ginsburg D, Look TA, Fischer DE, Lux SE. Nathan and Oski's hematology of infancy and childhood. 7. ed. Philadelphia: Saunders Elsevier; 2009. p. 1623-75.
4. Campanaro CM, Lyra IM, Daubt LE. Hemoterapia em pediatria. In: Burns DAR, Campos Júnior D, Silva LR, Borges WG (orgs.). Tratado de Pediatria: Sociedade Brasileira de Pediatria. 4. ed. Barueri: Manole; 2017. p. 1606-12.
5. Silva DB, Ibagy A. Hemoterapia. In: Capella MR, Bresolin NL, Silva DB (coords.). Hospital Infantil Joana de Gusmão. Pediatria. Orientação diagnóstica e terapêutica. Palhoça, SC: UNISUL; 2018. p. 733-41.
6. Teruya J. Red blood cell transfusion in infants and children: Selection of blood products. Disponível em: https://www.uptodate.com/contents/red-blood-cell-transfusion-in-infants-and-children-selection-of-blood-products. Acesso em: 20 jun. 2020.
7. Teruya J. Red blood cell transfusion in infants and children: Indications. Disponível em: https://www.uptodate.com/contents/red-blood-cell-transfusion-in-infants-and-children-indications. Acesso em: 20 jun. 2020.
8. Brasil. Ministério da Saúde. Secretaria de Atenção à Saúde. Departamento de Atenção Especializada e Temática. Guia para uso de hemocomponentes/Ministério da Saúde, Secretaria de Atenção à Saúde, Departamento de Atenção Especializada e Temática. 2. ed. Brasília: Ministério da Saúde; 2015.
9. Schiffer CA, Bohlke K, Delaney M, Hume H, Magdalinski AJ, Cullough JJ, et al. Platelet transfusion for patients with cancer: American Society of Clinical Oncology Practice. Guideline Uptade. J Clin Oncol. 2018; 36(3):283-99.

Capítulo 33 — Adenomegalia Afebril

O linfoma de Hodgkin (LH) com predominância linfocitária nodular (LHPLN) é uma doença muito rara e indolente da infância e da adolescência. Enquanto o linfoma de Hodgkin clássico (LHc) se caracteriza pela expressão de CD30, frequentemente CD15, e apenas raramente CD20 em suas células de Reed-Sternberg, o LHPLN expressa CD20 em suas células linfocíticas/histiocíticas características.[1] O LHPLN representa menos de 10% de todos os casos de LH em pediatria e se apresenta, na maioria das vezes, localizado, sem sintomas sistêmicos e o tratamento tem um resultado excelente com terapia limitada.[2,3] O envolvimento de um único local pode muitas vezes ser curado apenas com biópsia excisional e, mesmo quando a doença recorre após observação, mínima terapia pode resultar em remissão sustentada.[2,4]

2 B

De acordo com o estadiamento de Ann Arbor (Quadro 33.1),[5] o paciente do caso relatado tem doença estágio IIAE, uma vez que apresenta mais de um local de envolvimento do mesmo lado do diafragma, ausência de sintomas B e extensão extranodal da massa mediastinal para o pericárdio.

Quadro 33.1. Estadiamento de Ann Arbor

Estágio	Descrição
I	Envolvimento de um único sítio linfático
II	Envolvimento de duas ou mais regiões de linfonodos no mesmo lado do diafragma
III	Envolvimento de regiões dos linfonodos em ambos os lados do diafragma
IV	Doença metastática do fígado, osso, medula óssea ou pulmões (exceto por extensão direta de uma massa nodal)
Subestágio	**Descrição**
A	Ausência de sintomas
B	Sintomas B incluem: • Febre inexplicada acima de 38°C (oral) por 3 dias consecutivos • Perda de peso inexplicada de pelo menos 10% em 6 meses • Suores noturnos intensos
E	Envolvimento extralinfático por extensão de uma massa nodal (p. ex., pulmão, pleura, parede torácica, pericárdio etc.)

Fonte: Adaptada de Carbone et al., 1971.[5]

A atribuição de risco para esse paciente, a fim de decidir sobre o melhor tratamento que oferecerá o máximo de chances de cura, evitando toxicidade aguda e de longo prazo indevida, depende do protocolo considerado. Cada grupo cooperativo pediátrico tem sua própria classificação de risco e, mesmo dentro do mesmo grupo, às vezes essas atribuições de risco podem mudar com o tempo. Nesse caso particular, o paciente com doença estágio IIAE se encaixa nos critérios de risco intermediário, devido ao volume mediastinal e à extensão extranodal, independentemente do protocolo em questão. O Quadro 33.2 mostra a variação na classificação de risco para pacientes pediátricos tratados por diferentes grupos cooperativos pediátricos.[1,6]

Quadro 33.2. Variações na classificação de risco

Grupo de estudo	Risco	IA	IB	IIA	IIB	IIIA	IIIB	IVA	IVB
Children's Oncology Group	AHOD0431 – baixo								
	AHOD0031 – intermediário	E X		E X					
	AHOD0831 – alto								
EuroNet-PHL-C1*	TG1 – baixo								
	TG2 – intermediário	E FR	E FR	E FR					
	TG3 – alto				E	E			
EuroNet-PHL-C2	TL1 – baixo								
	TL2 – intermediário	E FR	E FR	E FR					
	TL3 – alto				E	E			
Consórcio Pediátrico de Hodgkin	HOD99/HOD08 – baixo			< 3 sn					
	HOD05 – intermediário	E mX		E mX					
	HOD99/HLHR13 – alto								

E: extensão extranodal; X: doença volumosa (periférica > 6 cm); mX: volume mediastinal (razão mediastinal/torácica ≥ 0,33); sn: sítio nodal; TG: treatment group, grupo de tratamento; TL: treatment level, nível de tratamento; FR: fatores de risco: velocidade de hemossedimentação (VHS) ≥ 30 mm/hora e/ou massa mediastinal ≥ 200 mL.
* EuroNet-PHL-C1 foi alterado em 2012: Pacientes de baixo risco (TG1) com VHS ≥ 30 mm/hora e/ou massa mediastinal ≥ 200 mL foram tratados no TG2 (risco intermediário).
Fonte: Mauz-Körholz et al., 2015.[1]

3 D

Pacientes com LH não requerem exames de imagem regulares para acompanhamento, uma vez que nenhuma vantagem de sobrevida foi encontrada pela detecção precoce da doença no exame e isso apenas expõe crianças e adolescentes à radiação desnecessária dos exames.[7,8] Além disso, achados incidentais podem resultar em terapia desnecessária ou intervenções mórbidas para obter tecido para anatomopatológico. Portanto, nesse paciente com um achado inesperado em uma imagem e nenhuma outra preocupação em relação à recidiva da doença, seria perfeitamente aceitável observá-lo por 2 ou 3 meses até que a doença se manifestasse, ou seja, que tenha um novo linfonodo cervical aumentado que possa ser facilmente biopsiado, ou que a repetição das imagens não mostre mais preocupação com recidiva, ou que a doença progrida e com isso torne possível realizar a biópsia. Nesse caso, as imagens repetidas mostraram progressão da doença apenas naquela área, sendo realizada biópsia toracoscópica assistida por vídeo para confirmar a recidiva.

4 C

A escolha da terapia de resgate em pacientes jovens com LH recidivado depende da extensão da doença (localizada *versus* disseminada), intensidade da terapia anterior, volumes e doses de radiação anteriores e momento da recidiva. Nesse caso específico, um paciente que recidivou em um local previamente irradiado após quimioterapia intensiva e radioterapia precisa de um transplante autólogo de células-tronco.[9] É imperativo confirmar a recidiva por biópsia antes de iniciar a terapia de resgate, dadas as implicações da recidiva que levam à terapia de resgate agressiva com transplante autólogo de células-tronco. O diagnóstico diferencial nesse caso foi recidiva, etiologia infecciosa (histoplasmose, blastomicose etc.), inflamação não maligna e segunda malignidade (linfoma não Hodgkin, sarcoma em área previamente irradiada etc.). Na ausência de confirmação da patologia, esse paciente pode acabar sendo supertratado (inflamação não maligna) ou tratado de maneira insuficiente ou errada, caso o resultado da biópsia não seja LH recidivado.

Referências bibliográficas

1. Mauz-Körholz C, Lange T, Hasenclever D, Burkhardt B, Feller AC, Dörffel W, et al. Pediatric nodular lymphocyte-predominant hodgkin lymphoma: treatment recommendations of the GPOH-HD Study Group. Klin Padiatr. 2015; 227(6-7):314-21.
2. Appel BE, Chen L, Buxton AB, Hutchison RE, Hodgson DC, Ehrlich PF, et al. Minimal treatment of low-risk, pediatric lymphocyte-predominant hodgkin lymphoma: a report from the Children's Oncology Group. J Clin Oncol. 2016; 34(20):2372-9.
3. Shankar A, Hall GW, Gorde-Grosjean S, Hasenclever D, Leblanc T, Hayward J, et al. Treatment outcome after low intensity chemotherapy [CVP] in children and adolescents with early stage nodular lymphocyte predominant Hodgkin's lymphoma – an Anglo-French collaborative report. Eur J Cancer. 2012; 48(11):1700-6.
4. Mauz-Körholz C, Gorde-Grosjean S, Hasenclever D, Shankar A, Dörffel W, Wallace WH, et al. Resection alone in 58 children with limited stage, lymphocyte-predominant Hodgkin lymphoma-experience from the European network group on pediatric Hodgkin lymphoma. Cancer. 2007; 110(1):179-85.
5. Carbone PP, Kaplan HS, Musshoff K, Smithers DW, Tubiana M. Report of the committee on Hodgkin's disease staging classification. Cancer Res. 1971; 31(11):1860-1.
6. Mauz-Körholz C, Metzger ML, Kelly KM, Schwartz CL, Castellanos ME, Dieckmann K, et al. Pediatric Hodgkin lymphoma. J Clin Oncol. 2015; 33(27):2975-85.
7. Voss SD, Chen L, Constine LS, Chauvenet A, Fitzgerald TJ, Kaste SC, et al. Surveillance computed tomography imaging and detection of relapse in intermediate- and advanced-stage pediatric Hodgkin's lymphoma: a report from the Children's Oncology Group. J Clin Oncol. 2012; 30(21):2635-40.
8. Friedmann AM, Wolfson JA, Hudson MM, Weinstein HJ, Link MP, Billett A, et al. Relapse after treatment of pediatric Hodgkin lymphoma: outcome and role of surveillance after end of therapy. Pediatr Blood Cancer. 2013; 60(9):1458-63.
9. Daw S, Hasenclever D, Mascarin M, Fernández-Teijeiro A, Balwierz W, Beishuizen A, et al. Risk and response adapted treatment guidelines for managing first relapsed and refractory classical Hodgkin lymphoma in children and young people. Recommendations from the EuroNet Pediatric Hodgkin Lymphoma Group. Hemasphere. 2020; 4(1):e329.

Capítulo 34 · Policitemia

1 B

A policitemia ou eritrocitose na infância e na adolescência não secundária a outras patologias é muito rara. Entre as policitemias adquiridas, a policitemia primária ou clonal é uma condição na qual o compartimento eritropoiético se expande independentemente das influências extrínsecas ou por responder inadequadamente a elas, sendo caracterizada por uma baixa concentração de eritropoietina. Já a policitemia secundária é resultante de fatores hormonais extrínsecos ao compartimento eritroide, sendo a ação da eritropoietina a mais predominante. A classificação da policitemia está descrita no Quadro 34.1.[1]

Quadro 34.1. Classificação da policitemia

Policitemia congênita	Policitemia adquirida

• Associada a redução de P50 (pressão parcial de oxigênio com 50% de hemoglobina saturada com oxigênio)
  - Hemoglobinopatia de alta afinidade por oxigênio
  - Deficiência de 2,3-bifosfoglicerato
  - Meta-hemoglobinemia
• Associada a P50 normal
  - Mutação VHL
  - Mutação PHD2
  - Mutação HIF2a
  - Mutação EPOR
	• Clonal (policitemia vera)
	• Secundária
	• Hipóxia dependente
	  - Doença pulmonar crônica
	  - *Shunts* cardiopulmonares
	  - Alta altitude
	  - Tabaco/intoxicação por monóxido de carbono
	  - Apneia do sono
	  - Estenose de artéria renal
	• Hipóxia independente
	  - Uso de andrógeno/eritropoietina
	  - Pós-transplante renal
	  - Hemangioblastoma/meningioma cerebelar
	  - Feocromocitoma/leiomioma uterino/cistos renais/adenoma de paratireoide
	  - Carcinoma hepatocelular/carcinoma de células renais

Fonte: Adaptado de Patnaik e Tefferi, 2009.[1]

A policitemia vera é uma doença clonal caracterizada pelo aumento de volume total de células vermelhas no sangue. É muito rara na infância e na adolescência, com uma incidência de 10 a 20 casos/1 milhão de pessoas, sendo 1% em menores de 25 anos de idade e somente 0,1% naqueles abaixo de 20 anos. No entanto, a prevalência nessa faixa etária pode ser subestimada, uma vez que os sintomas podem se iniciar somente na vida adulta.[2]

2 A

A cefaleia é uma manifestação frequente, seguida de tonturas, náuseas, pruridos, síncopes, pletora e esplenomegalia. As complicações podem ser graves em longo prazo, sendo as manifestações trombóticas as mais frequentes, além do risco aumentado de evolução para leucemia ou mielofibrose. Alguns pacientes podem apresentar quadros hemorrágicos com acidente vascular hemorrágico e hemorragia gastrintestinal. Estudos relatam uma prevalência de até 30% de síndrome de Budd-Chiari.[2,3]

3 B

As alterações hematológicas são muito variáveis, com hematócrito acima de 80% descrito em alguns casos. Em adultos, a leucocitose representa um importante fator preditivo de trombose. Os pacientes pediátricos geralmente não apresentam leucocitose, mas naqueles com leucocitose maior que 15.000/mm³ pode ocorrer uma maior associação com eventos trombóticos mais graves.[4,5] Já a presença de trombocitose não parece ter relação com maior gravidade nas crianças e nos adolescentes com policitemia vera. A biópsia de medula pode demonstrar normalidade ou aumento de celularidade global, mas a eritropoiese costuma ser aumentada na maioria dos casos, sem a presença de blastos.[2] A eritropoietina sérica tem valor abaixo da normalidade, mas valores normais não excluem o diagnóstico de policitemia vera.[5]

As alterações moleculares encontradas em crianças e adolescentes com policitemia vera são comparáveis àquelas encontradas nos adultos e a mutação JAK2 constitui um marcador sensível para o diagnóstico da doença. Os critérios diagnósticos para policitemia vera estão descritos no Quadro 34.2, e a Figura 34.1 demonstra o raciocínio para auxiliar no diagnóstico das policitemias.[6,7]

Quadro 34.2. Critérios diagnósticos para policitemia vera

Critérios maiores	Critérios menores
• Hemoglobina > 18,5 g/dL (homens), 16,5 g/dL (mulheres) ou outra evidência de aumento de volume de glóbulos vermelhos* • Presença de mutação JAK2V617F ou mutação JAK2 éxon 12	• Biópsia de medula óssea com hipercelularidade para a idade, proliferação eritroide, granulocítica e megacariocítica • Eritropoietina sérica diminuída • Formação *in vitro* espontânea de colônias eritroides

Diagnóstico de policitemia vera: dois critérios maiores e um critério menor ou a presença do primeiro critério maior com dois critérios menores.
* Aumento do valor de hematócrito acima do percentil 99 na referência para sexo, idade e altitude da residência; ou hemoglobina maior que 17 g/dL em homens e 15 g/dL em mulheres, se associado a um aumento documentado e sustentado de pelo menos 2 g/dL do valor basal de um indivíduo que não possa ser atribuído à correção da deficiência de ferro.
Fonte: Adaptado de Tefferi et al., 2007.[6]

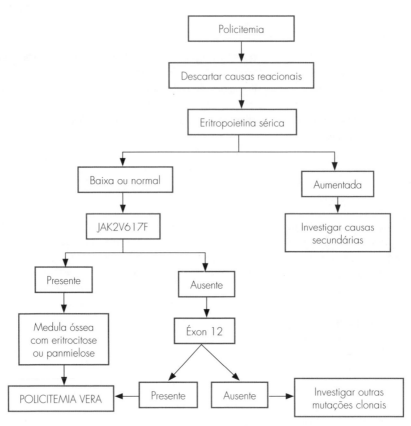

Figura 34.1. *Diagnóstico das policitemias.*
Fonte: Chauffaille e Zacchi, 2016.[7]

4 A

O tratamento da policitemia vera se baseia na estratificação quanto ao risco de fenômenos tromboembólicos, ao controle dos sintomas e ao aumento na sobrevida. São classificados como pacientes de baixo risco aqueles com menos de 60 anos de idade e sem fatores de risco para doença cardiovascular. O hematócrito deve ser mantido em valores abaixo de 45% por flebotomia terapêutica, com o intuito de reduzir os riscos de óbito por doenças cardiovasculares e trombose. Inicialmente, deve-se realizar a flebotomia diariamente ou em dias alternados até se atingir um nível de hematócrito entre 40% e 45%. Uma vez normalizado o valor do hematócrito, as avaliações laboratoriais definirão o intervalo das próximas flebotomias. O ácido acetilsalicílico em baixa dose (75 a 100 mg/dia) está indicado para todos os pacientes adultos com policitemia vera sem história de sangramento e/ou intolerância gástrica.[8,9]

As terapias citorredutoras são reservadas para os pacientes de alto risco, ou seja, aqueles com idade acima de 60 anos e fatores de risco para doença cardiovascular. O uso da hidroxiureia diminui o risco de eventos trombóticos em longo prazo, e muitas vezes pode ser indicada em associação ao ácido acetilsalicílico em baixas doses. O interferon-alfa suprime a proliferação de progenitores hematopoiéticos e muitos estudos demonstram a sua eficácia na redução de complicações tromboembólicas, inclusive sem o uso de flebotomias terapêuticas. O inconveniente na administração do interferon-alfa reside em seu alto custo e muitos efeitos colaterais.[9] O ruxolitinibe é um inibidor das quinases e está indicado para o tratamento da policitemia vera em pacientes adultos de alto risco, resistentes ao tratamento com hidroxiureia, interferon-alfa ou mesmo o bussulfano. Seus efeitos em longo prazo ainda são incertos, e não se sabe ainda se poderia interferir na evolução natural da doença, no que diz respeito ao risco de evolução para doença linfoproliferativa.[10]

Referências bibliográficas

1. Patnaik MM, Tefferi A. The complete evaluation of erythrocytosis: congenital and acquired. Leukemia. 2009; 23:834-44.
2. Cario H, McMullin MF, Pahl HL. Clinical and hematological presentation of children and adolescents with polycythemia vera. Ann Hematol. 2009; 88:703-19.
3. Melear JM, Goldstein RM, Levy MF, Molmenti EP, Cooper B, Netto GJ, et al. Hematologic aspects of liver transplantation for Budd-Chiari syndrome with special reference to myeloproliferative disorders. Transplantation. 2002; 74:1090-5.
4. Sutherland ND, Gonzalez-Peralta R, Douglas-Nikitin V, Hunger SP. Polycythemia vera in a child following treatment for acute lymphoblastic leukemia. J Pediatr Hematol Oncol. 2004; 26:315-9.
5. Cario H, Pahl HL, Schwarz K, Galm C, Hoffmann M, Burdelski M, et al. Familial polycythemia vera with Budd Chiari syndrome in childhood. Br J Haematol. 2003; 123:346-52.
6. Tefferi A, Thiele J, Orazi A, Kvasnicka HM, Barbui T, Hanson CA, et al. Proposals and rationale for revision of the World Health Organization diagnostic criteria for polycythemia vera, essential thrombocythemia, and primary myelofibrosis: recommendations from an ad hoc international expert panel. Blood. 2007; 110(4):1092-7.
7. Chauffaille ML, Zacchi FFS. Policitemia vera. In: Chauffaille ML (ed.). Diagnósticos em hematologia. Barueri: Manole; 2016. p. 172-6.
8. Marchioli R, Finazzi G, Specchia G, Cacciola R, Cavazzina R, Cilloni D, et al. Cardiovascular events and intensity of treatment in polycythemia vera. N Engl J Med. 2013; 368 (1):22-33.
9. Finazzi G, Barbui T. How I treat patients with polycythemia vera. Blood. 2007; 109(12):5104-11.
10. Verstovsek S, Vannucchi AM, Griesshammer M, Masszi T, Durrant S, Passamonti F, et al. Ruxolitinib versus best available therapy in patients with polycythemia vera: 80-week follow-up from the RESPONSE trial. Haematologica. 2016; 101(7):821-9.

Capítulo 35 — Sobrecarga de Ferro na Doença Falciforme: Complicação Cada Vez mais Frequente

As recomendações para monitoramento e tratamento da sobrecarga de ferro na doença falciforme (DF) são amplamente baseadas nas publicações referentes à talassemia (ver Quadros 43.1 e 43.2, Capítulo 43). Segundo publicações recentes para a DF, o agente quelante de ferro é normalmente iniciado dentro de 1 a 2 anos do início das transfusões crônicas, após 10 a 20 unidades de concentrado de hemácias (CH) cumulativas (ao redor de 120 mL/kg) ou quando a concentração hepática de ferro (CHF) é superior a 7 mg/g de peso seco. A quelação deve ser mantida com objetivo de ferritina sérica inferior a 1.000 ng/mL e CHF inferior a 7 mg/g de peso seco do fígado, extrapolado a partir dos dados de talassemia.[3] A ferritina sérica continua sendo uma forma conveniente, barata e amplamente utilizada de avaliar o ferro corporal, mas os níveis podem ser muito variáveis em virtude de processos inflamatórios relacionados com as crises vaso-oclusivas.[4] A ferritina sérica deve ser avaliada de forma seriada, de preferência no estado basal do indivíduo. Pacientes com DF regularmente transfundidos apresentam aumento da CHF, que está correlacionada ao volume e à duração das transfusões.[5] O aumento da CHF está associado à fibrose hepática. O ideal é medir o ferro hepático pela ressonância magnética com T2*, que representa um método direto de avaliação do conteúdo de ferro corporal, permitindo determinar a sobrecarga de ferro e a resposta à terapia quelante.[2]

A carga de ferro transfusional na DF depende do tipo de transfusão (simples *versus* troca), do tipo de troca (manual parcial *versus* automatizada) e da hemoglobina-alvo e porcentagem de hemoglobina S (HbS). Além disso, o balanço de ferro é influenciado pela dose e pela adesão à terapia quelante de ferro. Pacientes com sobrecarga de ferro grave podem se beneficiar da eritrocitaférese combinada com a quelação e/ou pelo ajuste dos parâmetros de eritrocitaférese automatizada, de modo a atingir a carga mínima de ferro.[3,6,7]

2 D

A dose de desferroxamina (DFO) é 20 a 60 mg/kg/dia em infusão subcutânea (SC) de 8 a 12 horas, 5 a 7 dias na semana. Lembrar que, em crianças menores de 3 anos, deve-se usar doses de DFO < 40 mg/kg/dia pela maior possibilidade de comprometimento da velocidade de crescimento. É importante o monitoramento adequado visando ao balanço negativo de ferro e à menor taxa de eventos adversos (Quadro 35.1).

Quadro 35.1. Eventos adversos e manejo da desferroxamina

Eventos adversos	Manejo
Reações locais de pele	Fazer um rodízio dos locais para diminuir a reação
Reações alérgicas	Maior diluição de quelante e antialérgico
Toxicidade oftalmológica (retinopatia)	Monitoramento oftalmológico com fundo de olho anual e diminuir a dose utilizada
Toxicidade auditiva (perda neurossensorial)	Diminuir a dose utilizada
Diminuição da velocidade de crescimento	Diminuir a dose utilizada Ocorre com maior frequência quando usado em altas doses

Fonte: Elaborado pela autora.

Outro quelante amplamente utilizado na DF é o deferasirox (DFX). A dosagem recomendada de 20 a 30 mg/kg/dia para pacientes portadores de DF foi baseada no estudo clínico que comparou o uso de DFO *versus* DFX nessa população de pacientes. Os resultados indicam reduções significativas da ferritina sérica e da CHF em longo prazo, com eficácia comparável à do DFO.[8,9] O monitoramento da terapia quelante com DFX deve ser feito de forma sistemática, tanto para avaliar a eficácia quanto à segurança (ver Capítulo 43). Deve-se atentar à avaliação renal nos pacientes com DF, uma vez que eles podem ter proteinúria independentemente da quelação de ferro.[3] O uso de DFX em longo prazo não interferiu no crescimento e no desenvolvimento sexual dos pacientes com DF.[9]

3 D

Existe uma morbidade significativa associada à sobrecarga de ferro, em que pacientes com DF e ferritina e saturação de transferrina elevadas têm maior risco de crise dolorosa e falência de órgãos.[4]

A DF está associada à eritropoiese eficaz e a um fenótipo inflamatório, resultando em níveis mais elevados de hepcidina e níveis mais baixos de LPI (*labile plasma iron*, ferro lábil plasmático). Assim, a toxicidade do órgão-alvo na DF com sobrecarga de ferro grave parece ser significativamente menor que na talassemia. As citocinas inflamatórias na DF podem aumentar o ferro nas células reticuloendoteliais, nos macrófagos e nas células renais.[5] A incidência de doença cardíaca ou endócrina em pacientes com DF e sobrecarga de ferro é bem menor que na talassemia, mesmo com mesma carga de ferro corporal.[2,3] Porém, já se observou que os pacientes com DF e sobrecarga cardíaca de ferro grave (T2 * < 20 ms) apresentam HbS muito baixa e reticulócitos aumentados (3% a 10%). O ferro é tóxico na medula óssea, promovendo eritropoiese ineficaz, com geração de estresse oxidativo. Portanto, a suspeita é de que níveis muito baixos de HbS nos pacientes com sobrecarga de ferro importante ocorrem por toxicidade medular mediada por ferro.[2]

4 A

A deferiprona (DFP) está registrada no Brasil, mas ainda sem aprovação em bula para a DF. Seguimento de 5 anos de adultos com DF comparando a eficácia e a segurança da DFP em relação à DFO mostrou que são semelhantes entre os dois quelantes.[10] Estudo controlado e randomizado para avaliação da eficácia e segurança da DFP em pacientes com sobrecarga de ferro e DF ou outras anemias incluiu 228 pacientes com idade média de 16,9 anos (± 9,6), sendo 84% com DF. A redução da CHF, do ferro cardíaco e da ferritina sérica foi não inferior a DFO e o perfil de segurança da DFP foi similar ao já observado em pacientes com talassemia (ver Quadro 43.3, Capítulo 43).[11] Mais pesquisas sobre DFP são necessárias para uso na população pediátrica com DF, incluindo a administração conjunta com HU. Portanto, a DFP pode ser uma opção de tratamento quelante de ferro em pacientes com DF.[10,11]

É importante enfatizar que o sucesso da terapia de quelação é dominado pela adesão do paciente ao tratamento prescrito. Assim, o ajuste dos regimes de tratamento para aumentar a probabilidade de adesão é fundamental.[2]

Poucos trabalhos sobre terapia quelante na DF dificultam a análise do impacto dessa terapia na sobrevida dos pacientes pediátricos. Assim, a partir do conhecimento de que a terapia quelante na DF diminui a ferritina e o conteúdo de ferro hepático em longo prazo, bem como as complicações decorrentes dessa condição, são necessários estudos sobre o impacto na sobrevida na população pediátrica com DF.

Referências bibliográficas

1. Adams RJ, McKie VC, Hsu L, Files B, Vichinsky E, Pegelow C, et al. Prevention of a first stroke by transfusions in children with sickle cell anemia and abnormal results on transcranial Doppler ultrasonography. N Engl J Med. 1998; 339(1):5-11.
2. Coates TD, Wood JC. How we manage iron overload in sickle cell patients. Br J Haematol. 2017; 177(5):703-16.
3. Chou ST, Fasano RM. Management of patients with sickle cell disease using transfusion therapy: guidelines and complications. Hematol Oncol Clin North Am. 2016; 30(3):591-608.
4. Ballas SK. Iron overload is a determinant of morbidity and mortality in adult patients with sickle cell disease. Semin Hematol. 2001 Jan; 38(1 Suppl. 1):30-6.
5. Walter PB, Harmatz P, Vichinsky E. Iron metabolism and iron chelation in sickle cell disease. Acta Haematol. 2009; 122(2-3):174-83.
6. Porter J, Garbowski M. Consequences and management of iron overload in sickle cell disease. Hematol Am Soc Hematol Educ Program. 2013; 2013:447-56.
7. Fasano RM, Leong T, Kaushal M, Sagiv E, Luban NL, Meier ER. Effectiveness of red blood cell exchange, partial manual exchange, and simple transfusion concurrently with iron chelation therapy in reducing iron overload in chronically transfused sickle cell anemia patients. Transfusion. 2016; 56(7):1707-158.
8. Vichinsky E, Onyekwere O, Porter J, Swerdlow P, Eckman J, Lane P, et al. Deferasirox in Sickle Cell Investigators. A randomised comparison of deferasirox versus deferoxamine for the treatment of transfusional iron overload in sickle cell disease. Br J Haematol. 2007; 136(3):501-8.
9. Vichinsky E, Bernaudin F, Forni GL, Gardner R, Hassell K, Heeney MM, et al. Long-term safety and efficacy of deferasirox (Exjade) for up to 5 years in transfusional ironoverloaded patients with sickle cell disease. Br J Haematology. 2011; 154(3):387-97.
10. Calvaruso G, Vitrano A, Di Maggio R, Ballas S, Steinberg MH, Rigano P, et al. Deferiprone versus deferoxamine in sickle cell disease: results from a 5-year long-term Italian multi-center randomized clinical trial. Blood Cells Mol Dis. 2014; 53(4):265-71.
11. Kwiatkowski JL, Elalfy MS, Fradette C, Hamdy M, El-Beshlawy A, Ebeid FSE, et al. Randomized controlled trial of the efficacy and safety of deferiprone in iron-overloaded patients with sickle cell disease or other anemias. Blood. 2019; 134 (Suppl. 1):618.

Capítulo 36 — Síndrome Hemofagocítica Primária

O quadro clínico da linfo-histiocitose hemofagocítica (*hemophagocytic lymphohistiocytosis* – HLH) pode ser inespecífico e variável, sendo importante que essa hipótese esteja presente na lista de diagnósticos diferenciais de pediatras gerais, neonatologistas, infectologistas, intensivistas e emergencistas, em particular em casos com inflamação persistente, febre de origem indeterminada e situações que lembram sepse e não se isola o agente infeccioso e/ou com má resposta a antibióticos. As manifestações mais frequentes incluem febre persistente ou intermitente de intensidade variável, mau estado geral, hepatoesplenomegalia, exantema petequial ou de outra natureza, achados laboratoriais muito sugestivos, como citopenias, proteína C-reativa elevada, hipertrigliceridemia, hipofibrinogenemia e hiperferritinemia (ver Quadro 36.1), além de alterações de enzimas hepáticas. Manifestações neurológicas como alterações do nível de consciência e convulsões, entre outras, não são raras.

Em geral, as primeiras manifestações da HLH primária são precoces, já no 1° ano de vida na maioria dos casos, e não raramente são desencadeadas por infecções. A infecção pelo vírus Epstein-Barr está associada a alguns dos defeitos genéticos. Embora a maior parte das crianças afetadas seja assintomática ao nascimento, existem descrições de casos no período neonatal e alguns ainda durante a vida intrauterina, resultando em hidropisia e morte fetal.

2 A

Como descrito no Quadro 36.1, a identificação de uma mutação em um gene já descrito como associado à HLH primária ou familiar é suficiente para se estabelecer o diagnóstico (ver Quadro 36.2). No entanto, existem casos em que não se identificam o gene alterado, pelo menos com as técnicas disponíveis atualmente, e alguns autores propõem que seja chamada de HLH familiar do tipo 1. Nesses casos, o diagnóstico é estabelecido com base nos critérios listados no Item 2 do Quadro 36.1. A presença da hemofagocitose não é critério absoluto para o diagnóstico da HLH.

A ativação de linfócitos e macrófagos com intensa secreção de citocinas pró e anti-inflamatórias, assim como de quimiocinas, explica praticamente todos os achados clínicos e laboratoriais da HLH. A febre e o mau estado geral são sabidamente associados à liberação do fator de necrose tumoral alfa (TNF-alfa) e algumas interleucinas, como a IL-1 e a IL-6. A ferritina é secretada por macrófagos ativados, que também produzem níveis elevados do ativador de plasminogênio, promovendo uma hiperfibrinólise. Níveis elevados de TNF-alfa levam à hipofibrinogenemia e à hipertrigliceridemia. Algumas citocinas suprimem a hematopoiese, que, junto com a hemofagocitose, estão envolvidas nas citopenias da HLH. A neutropenia predisporá o paciente a infecções bacterianas. O interferon gama (IFN-gama) é considerado o principal mediador da ativação sistêmica de macrófagos e contribui para o fenômeno de hemofagocitose.

3 B

A inflamação sistêmica da HLH resulta de uma ativação descontrolada dos linfócitos T citotóxicos (CD8+), células NK (*natural killer*) e dos macrófagos, com abundante liberação de citocinas e quimiocinas, constituindo a chamada "tempestade" de citocinas. As formas primárias resultam de mutações de alguns genes listados no Quadro 36.2, algumas das quais são associadas a outras manifestações clínicas, constituindo, assim, as síndromes mencionadas nesse mesmo Quadro, todas associadas a hipopigmentação da pele e cabelos, caracterizando um quadro de albinismo parcial. Mutações hipomórficas ou alelos dominantes negativos desses mesmos genes têm sido associados a formas secundárias de síndrome hemofagocítica, também denominadas síndrome de ativação macrofágica.

Abordando com mais detalhes a fisiopatologia da HLH, é preciso lembrar que as funções citotóxicas das células NK e dos linfócitos T CD8+ eliminando células infectadas por vírus são essenciais para o controle da infecção viral e, também, para terminar a reação inflamatória despertada. As proteínas perforina e granzima, "empacotadas" nos grânulos das células citotóxicas, são essenciais para a destruição das células infectadas. Defeitos nas funções citotóxicas, em especial naquelas mediadas pelos grânulos, resultam na não eliminação das células infectadas e, também, na persistência do processo de apresentação dos antígenos às células T pelos macrófagos e outras células apresentadoras de antígenos (APC), estabelecendo-se, assim, um ciclo vicioso, com o recrutamento e o acúmulo de mais células citotóxicas e APC, ativação descontrolada dessas células, liberação cada vez maior de citocinas e mais inflamação, tudo como uma tentativa de controlar a infecção. Existe uma elevada liberação de certas citocinas por células T e macrófagos, como IFN-gama, TNF-alfa, IL-6, IL-8, IL-10, IL-12, IL-18 e outras, que podem causar lesão em vários órgãos e causar mais inflamação. O IFN-gama resulta em uma ativação sistêmica de macrófagos e contribui para o fenômeno de hemofagocitose.

4 C

Estima-se que a frequência de formas primárias de HLH seja de, aproximadamente, 1:50.000 nascidos vivos ou, segundo outras fontes, que 1:100.000 lactentes desenvolverão uma forma primária de HLH no 1° ano de vida. Na casuística do Hospital das Clínicas da Faculdade de Medicina da Universidade de São Paulo (HCFMUSP), levantada até o final de 2012 e que já contava à época com 1.008 pacientes com imunodeficiências primárias bem caracterizadas, a síndrome de Chédiak-Higashi foi listada entre as 10 condições mais frequentes identificadas abaixo dos 2 anos de vida. A chamada fase acelerada dessa síndrome corresponde justamente a um fenômeno de linfo-histiocitose hemofagocítica, que, não raramente, leva os pacientes acometidos à morte.

As formas primárias de HLH até hoje identificadas são todas monogênicas, mesmo aquelas que fazem parte das síndromes mencionadas no Quadro 36.2. Desse modo, seu diagnóstico é realizado por técnica de sequenciamento de DNA, atualmente do tipo *next generation sequencing* (NGS), em que vários genes são sequenciados na mesma reação. Podem ser utilizados painéis multigenes contendo os genes já descritos como associados à HLH, painéis mais amplos com os mais de 400 genes associados aos erros inatos da imunidade, ou partir diretamente para o exoma completo (*whole exome sequencing*), quando se trata de caso atípico ou os painéis não revelaram alterações. Em todos os casos, a mutação é sempre confirmada usando-se a clássica técnica de sequenciamento de Sanger.

Referências consultadas e recomendadas

- Bousfiha A, Jeddane L, Picard C, Al-Herz W, Ailal F, Chatila T, et al. Human Inborn Errors of Immunity: 2019 Update of the IUIS Phenotypical Classification. J Clin Immunol. 2020; 40(1):66-81.
- Carneiro-Sampaio M, Moraes-Vasconcelos D, Kokron CM, Jacob CM, Toledo-Barros M, Dorna MB, et al. Primary immunodeficiency diseases in different age groups: a report on 1.008 cases from a single Brazilian reference center. J Clin Immunol. 2013; 33(4):716-24.
- Chellapandian D. Hemophagocytic lymphohistiocytosis: lessons learned from the dark side. Immunol Allergy Clin North Am. 2020; 40(3):485-97.
- Heeg M, Ammann S, Klemann C, Panning M, Falcone V, Hengel H, et al. Is an infectious trigger always required for primary hemophagocytic lymphohistiocytosis? Lessons from in utero and neonatal disease. Pediatr Blood Cancer. 2018; 65(11):e27344.
- Henter JI, Horne A, Aricó M, Egeler RM, Filipovich AH, Imashuku S, et al. HLH-2004: Diagnostic and therapeutic guidelines for hemophagocytic lymphohistiocytosis. Pediatr Blood Cancer. 2007;48(2):124-31.
- Schulert GS, Cron RQ. The genetics of macrophage activation syndrome. Genes Immun. 2020; 21(3):169-81.
- Sepulveda FE, de Saint Basile G. Hemophagocytic syndrome: primary forms and predisposing conditions. Curr Opin Immunol. 2017; 49:20-6.

Capítulo 37
Plaquetopenia Incidental

1 D

Variações pré-analíticas, como garroteamento prolongado, punção traumática, volume inadequado da amostra, armazenamento inadequado, tempo prolongado entre a coleta e o encaminhamento dos exames ao laboratório, exames coletados de cateter e uso de medicações podem representar até 70% dos exames com resultados alterados. A relevância dos erros pré-analíticos como problema de saúde pública é relacionada com os potenciais danos aos pacientes e aos custos para o sistema. A crescente automação nos serviços de saúde nem sempre é a melhor opção em termos de controle de qualidade. A automação pode expor a risco e a erros sistemáticos além do seu controle, o que poderia colocar em risco os pacientes e criar custos desnecessários.[1]

Plaquetopenia como achado incidental não deve ser procedida por exames invasivos. A alteração deve, primeiro, ser confirmada pela análise do sangue periférico.[1]

O diagnóstico de leucemia não deve ser sugerido como principal hipótese diagnóstica em um paciente sem sinais ou sintomas que indiquem malignidade. Além disso, no contexto do caso clínico em questão, plaquetopenia isolada não indica estudo imediato da medula óssea.

O tratamento medicamentoso para crianças com trombocitopenia imune (PTI), forma recém-diagnosticada, não é indicado para crianças com plaquetas acima de 20.000/mm^3 e sem sangramento ativo.[2,3]

Ainda com relação à PTI, o Consenso da Sociedade Americana de Hematologia de 2019, que orienta grande parte dos protocolos internacionais, recomenda que crianças sem sangramento ou sangramentos menores sejam conduzidas apenas com observação rigorosa, independentemente do número de plaquetas.[2]

Quanto à plaquetopenia secundária a infecção e transfusão de plaquetas, não está indicada de rotina em crianças com mais de 4 meses, sem sangramentos e mais de 10.000 plaquetas/mm^3.[4]

2 C

Causas adquiridas são mais comuns que distúrbios congênitos, no que diz respeito às plaquetopenias na infância. Entre as primeiras, as mais prevalentes são plaquetopenia secundária à infecção e trombocitopenia imune.[5]

Com relação à PTI, não é incomum que seu diagnóstico seja realizado por um achado incidental, visto que sangramentos maiores geralmente ocorrem com plaquetopenia acentuada e muitas crianças não apresentam sangramento clinicamente relevante com plaquetas > 50.000/mm^3. Há a possibilidade de plaquetopenia leve ou moderada, isolada, em exame de rotina, quando este foi coletado poucas semanas após um quadro infeccioso viral, por exemplo.

Quanto à terapêutica de hemocomponentes na púrpura trombocitopênica trombótica, a administração de plasma fresco congelado (transfusão simples ou plasmaférese) está indicada. Há casos reportados de deterioração clínica e morte em pacientes que receberam transfusão de plaquetas, sendo essa terapêutica restrita a sangramentos com repercussão clínica.[5]

3 A

A síndrome de Wiskott-Aldrich caracteriza-se por imunodeficiência combinada, eczema e trombocitopenia. Trata-se de uma das causas de plaquetopenia hereditária ligada ao cromossomo X em que as plaquetas são menores que as habituais (microtrombocitopenia). Evolutivamente, os pacientes apresentam maior propensão ao desenvolvimento de linfoma. Sangramentos clinicamente significativos estão presentes desde a primeira infância.[5]

A doença de von Willebrand subtipo IIB é secundária a uma mutação com ganho de função no sítio de ligação ao receptor da glicoproteína IB da plaqueta. Corresponde a 5% dos casos de doença de von Willebrand, com herança autossômica dominante e sangramento moderado. A maior afinidade dos multímeros de alto peso molecular com a glicoproteína IB resulta no consumo desses multímeros, causando, em alguns pacientes, plaquetopenia. Laboratorialmente, a agregação plaquetária induzida por ristocetina (RIPA) encontra-se aumentada.[5]

Com relação à morfologia das plaquetas na trombocitopenia imune, observam-se macroplaquetas, e não plaquetas de tamanhos reduzidos.[5]

A síndrome de Bernard-Soulier é secundária a um distúrbio do complexo glicoproteína Ib-IX-V, receptor do fator de von Willebrand na superfície plaquetária. Desse modo, as plaquetas não são capazes de aderir ao fator de von Willebrand presente no endotélio e não ocorre agregação das plaquetas no teste de agregação plaquetária com ristocetina. A contagem do número de plaquetas pode ser normal ou reduzida. Morfologicamente, a lâmina de sangue periférico apresenta macroplaquetas ou plaquetas gigantes. Assim, é um distúrbio funcional que pode cursar com níveis flutuantes na contagem plaquetária.[5]

Referências bibliográficas

1. Silva PH, Alves HB, Comar SR, Henneberg R, Merlin JC, Stinghen ST. Hematologia laboratorial: teoria e procedimentos. Porto Alegre: Artmed; 2016.
2. Neunert C, Terrell D, Arnold D, Buchanan G, Cines D, Cooper N, et al. American Society of Hematology 2019 guidelines for immune thrombocytopenia. Blood Adv. 2019; 3(23):3829-66.
3. Loggetto SR, Braga JA, Veríssimo MP, Bernardo WM, Medeiros L, Hoepers AT. Guidelines on the treatment of primary immune thrombocytopenia in children and adolescents: Associação Brasileira de Hematologia, Hemoterapia e Terapia Celular Guidelines Project: Associação Médica Brasileira – 2012. Rev Bras Hematol Hemoter. 2013; 35(6):417-27.
4. Brasil. Ministério da Saúde. Secretaria de Atenção à Saúde. Departamento de Atenção Especializada e Temática. Guia para uso de hemocomponentes/Ministério da Saúde, Secretaria de Atenção à Saúde, Departamento de Atenção Especializada e Temática. 2. ed. Brasília: Ministério da Saúde; 2015.
5. Blanchette VS, Brandão LR, Breakey VR, Revel- Vilk (eds.). Sickkids handbook of pediatric thrombosis and hemostasis. 2. ed. Basel: Krager; 2017. p. 48-70.

Capítulo 38 — Transplante de Células-Tronco Hematopoiéticas na Aplasia de Medula Óssea Adquirida

1 B

O intervalo entre o diagnóstico e o tratamento representa um fator de grande impacto na sobrevida.[1] Todo paciente com anemia aplástica grave ou muito grave (neutrófilos < 200/mm^3) deve ser encaminhado a um centro de transplante de medula óssea imediatamente ao diagnóstico para iniciar busca de doador familiar.[2] Caso não haja doador irmão compatível, a imunossupressão deverá ser iniciada. A resposta à imunossupressão deve ser continuamente avaliada e, se não houver resposta hematológica parcial ou completa em 3 meses, o transplante de medula óssea com doador alternativo está indicado.[3-5]

2 C

A fonte de células preferencial nos transplantes em pacientes com anemia aplástica é a medula óssea. Quando não é possível a coleta de medula óssea, as células-tronco de sangue periférico podem ser utilizadas, embora aumentem o risco de desenvolvimento de doença do enxerto contra hospedeiro e reduzam a sobrevida global.[6] Doadores com uma ou mais incompatibilidades aumentam o risco de falha primária de enxertia, assim como da mortalidade.

Os pacientes pediátricos com falha ao tratamento imunossupressor, sem disponibilidade de doador idêntico aparentado ou não aparentado, podem ter indicado o transplante haploidêntico com resultados de sobrevida muito próximos aos resultados de transplantes não aparentados compatíveis,[3,4,7,8] aumentando grandemente a possibilidade de doadores para esses pacientes.

3 E

A transfusão de plaquetas e hemácias é essencial para manter níveis seguros para os pacientes com anemia aplástica grave. No entanto, as transfusões devem ser criteriosas para reduzir o risco de aloimunizações e de depósito de ferro. A aloimunização ocorre quando há geração de anticorpos anti-HLA ou contra antígenos de histocompatibilidade menor por exposição aos leucócitos presentes nos hemocomponentes, que podem induzir refratariedade à transfusão de plaquetas ou até mesmo falha de enxertia. Para reduzir esse risco, recomenda-se que todos os hemocomponentes sejam leucodepletados. Em geral, os consensos também recomendam irradiação dos hemocomponentes para reduzir risco de aloimunização e de doença do enxerto transfusional, apesar dos poucos dados que fundamentam essa recomendação.[2,9]

As múltiplas transfusões de hemácias também provocam acúmulo de ferro, que pode resultar em impacto na morbidade e na mortalidade durante o transplante. Os depósitos de ferro devem ser avaliados pela dosagem de ferritina e por ressonância magnética por T2* hepática e cardíaca. Caso haja depósito significativo, a terapia de quelação deve ser iniciada.[9]

As transfusões profiláticas de plaquetas são recomendadas quando a contagem de plaquetas for < 10.000/mm³ ou < 20.000/mm³ na presença de febre ou sangramento. Alguns consensos indicam transfusões de plaquetas somente abaixo de 5.000/mm³ em pacientes estáveis, hospitalizados e sem sinais de sangramento. A hemoglobina deve ser mantida em um nível acima de 8,0 g/dL, mas esse valor depende da presença de comorbidades (doença cardíaca ou pulmonar) e da tolerância individual do paciente à anemia.[2,9]

Os pacientes com neutropenia grave prologada têm alta mortalidade por infecções fúngicas (especialmente *Aspergillus* sp.) e bacterianas (principalmente por bactérias Gram-negativas). A profilaxia antifúngica reduz significativamente a incidência e a mortalidade por infecções fúngicas invasivas. Recomenda-se o uso preferencial de voriconazol ou posaconazol, já que o fluconazol não oferece cobertura contra *Aspergillus* sp. A profilaxia antimicrobiana com quinolonas é usualmente recomendada nos casos de neutropenia abaixo de 500/mm³. Não há consenso atual para recomendação de profilaxia antiviral e contra *Pneumocystis jirovecii*.[2,9] A febre durante a neutropenia é indicação de hospitalização e início de antibióticos de amplo espectro imediatos, seguindo os protocolos de cada serviço. A investigação da infecção deve incluir exame físico cuidadoso, hemoculturas e culturas de outros sítios que possam ser o foco, além de radiografia de tórax. No caso de febre persistente ou infecção fúngica anterior, a investigação de infecção fúngica deve ser aprofundada com pesquisa de galactomanana, tomografia de tórax e seios da face e a cobertura antifúngica deve ser ampliada mesmo que empiricamente.[2,9]

Em casos de infecções graves e potencialmente fatais durante a neutropenia, o uso de transfusões de granulócitos irradiados deve ser indicado em associação à terapia antimicrobiana específica. Considera-se nessa decisão a possibilidade de recuperação futura da neutropenia por um tratamento definitivo como o transplante de medula óssea em curto prazo.[9]

Referências bibliográficas

1. Barone A, Lucarelli A, Onofrillo D, Verzegnassi F, Bonanomi S, Cesaro S, et al. Diagnosis and management of acquired aplastic anemia in childhood. Guidelines from the Marrow Failure Study Group of the Pediatric Haemato-Oncology Italian Association (AIEOP). Blood Cells Mol Dis. 2015; 55(1):40-7.
2. Marsh JC, Ball SE, Cavenagh J, Darbyshire P, Dokal I, Gordon-Smith EC, et al. Guidelines for the diagnosis and management of aplastic anaemia. Br J Haematol. 2009; 147(1):43-70.
3. Pierri F, Dufour C. Management of aplastic anemia after failure of frontline immunosuppression. Expert Rev Hematol. 2019; 12(10):809-19.
4. Yoshida N, Kojima S. Updated guidelines for the treatment of acquired aplastic anemia in children. Curr Oncol Rep. 2018; 20(9):67.
5. Samarasinghe S, Veys P, Vora A, Wynn R. Paediatric amendment to adult BSH Guidelines for aplastic anaemia. Br J Haematol. 2018; 180(2):201-5.
6. Bacigalupo A. How I treat acquired aplastic anemia. Blood. 2017; 129(11):1428-36.
7. Arcuri LJ, Nabhan SK, Cunha R, Nichele S, Ribeiro AAF, Fernandes JF, et al. Impact of CD34 cell dose and conditioning regimen on outcomes after haploidentical donor hematopoietic stem cell transplantation with post-transplantation cyclophosphamide for relapsed/refractory severe aplastic anemia. Biol Blood Marrow Transplant. 2020; 26(12):2311-7.
8. Bacigalupo A, Giammarco S. Haploidentical donor transplants for severe aplastic anemia. Semin Hematol. 2019; 56(3):190-3.
9. Höchsmann B, Moicean A, Risitano A, Ljungman P, Schrezenmeier H. Supportive care in severe and very severe aplastic anemia. Bone Marrow Transplant. 2013; 48(2):168-73.

Capítulo 39
Leucemia Mieloide Aguda

1 C

Atualizações recentes da Organização Mundial da Saúde para leucemias agudas e neoplasias mieloides,[1] da European LeukemiaNet[2] e do National Compreehensive Cancer Network[3] trazem recomendações para o diagnóstico e o manejo das leucemias mieloides agudas (LMA) em adultos, enfatizando a necessidade de novos meios diagnósticos e ajustes nos critérios de classificação de risco. Atualmente, a leucemia promielocítica aguda (LPA, M3 na classificação FAB) é classificada na categoria de LMA com anormalidade genética recorrente – leucemia promielocítica aguda com PML-RARA. Raramente são relatadas outras translocações recorrentes variantes envolvendo RARA, como LMA com t(11;17)(q23;q12)/ZBTB16-RARA, LMA com t(5:17)(q35;q12)/NPM1-RARA ou LMA com STAT5B-RARA. Esta última apresenta cromossomo 17 normal na citogenética convencional, necessitando de diagnóstico genético molecular por hibridização *in situ* por fluorescência (FISH, *fluorescent in situ hybridization*).

Considerada uma urgência oncológica, a suspeita do subtipo LPA pela avaliação morfológica já autoriza o início da terapia, mesmo antes da análise genética ser completada. Os blastos característicos da LPA apresentam hipergranulação e bastonetes de Auer, alguns em agrupamentos em paliçadas, conhecidas como *faggots cells* (ver Figura 39.1). Na variante hipogranular LMA M3v, os blastos têm granulação mínima, mas com núcleo característico bilobado, multilobulado ou reniforme. É necessária atenção porque a variante hipogranular (LMA M3v) pode erroneamente ser diagnosticada como LMA monocítica ou LMA mielomonocítica. Entretanto, na LMA M3v algumas poucas células com a característica típica de LMA M3 contendo múltiplos bastonetes de Auer e hipergranulação estão presentes. A morfologia M3v é principalmente uma característica das células do sangue periférico, e a morfologia na medula óssea é mais próxima da LMA M3 típica. A LMA M3v é associada a alta leucometria.[4]

A imunofenotipagem da LPA é característica, mas não patognomônica: CD34 negativo, HLA-DR negativo, CD33 positivo, CD13 positivo. Expressão aberrante de CD56 é observada em cerca de 10% dos casos e está associada a leucometria mais alta. Análise de PML/RARA por reação em cadeia da polimerase em tempo real (RT-PCR) é mandatória ao diagnóstico.[4]

A apresentação clínica da LPA em ambas as formas, mas particularmente na LMA M3v com alta leucometria, caracteriza-se por risco de coagulopatia grave, um evento multifatorial envolvendo coagulação intravascular disseminada e hiperfibinólise. Os distúrbios hemorrágicos iniciais são a principal razão da alta taxa de mortalidade precoce da LPA. Aos exames iniciais, deve-se acrescentar tempo de tromboplastina parcial ativada, tempo de protrombina/razão normatizada internacional, fibrinogênio, D-dímero, eletrocardiograma e ecocardiograma. Não se faz punção lombar ao diagnóstico. A primeira punção lombar diagnóstica e terapêutica é recomendada após o 10º dia de tratamento, quando o risco de sangramento diminui.[4]

2 D

A LMA corresponde a 20% das leucemias agudas em pediatria. A taxa de sobrevida em pacientes pediátricos avançou de menos de 20% na década de 1970 para 55% em pacientes diagnosticados entre 2000 e 2008 (<https://seer.cancer.gov/data-software/>). Na atualidade, permanece próximo a 70% nos países desenvolvidos. A melhora na sobrevida é atribuída à intensificação da quimioterapia, ao uso seletivo de transplante de células progenitoras hematopoiéticas, aos avanços no tratamento de suporte, ao refinamento na classificação de risco e ao uso de doença residual mínima (DRM) para monitoramento da resposta à terapia.[5]

Reconhecida por sua heterogeneidade morfológica e citogenética, a tecnologia genômica de alta resolução tem demonstrado uma complexidade ainda maior da LMA. As mutações do grupo *core-binding factor* (CBF *RUNX1-RUNX1T1* e CBF *b-MYH11*) presentes, respectivamente, na LMA com t(8;21)(q22:q22) e na inv16(p13;1q22) e na t(16;16)(p13:q22), são reconhecidas por todos os grupos de estudo como marcadores prognósticos favoráveis. Uma recente colaboração norte-americana e europeia confirmou que mutações no gene *nucleophosmina1* (*NPM1*) e *CEBPα1* também são preditores de bom prognóstico. Juntos, compreendem 1/3 das LMA em pediatria; uma proporção muito maior que aquela encontrada nos adultos.[5]

Por ter biologia e tratamento específico diferenciado, a LPA não é considerada nessa classificação de risco. A LPA é tida como subtipo de bom prognóstico, uma vez superada a fase indutória de alta mortalidade por coagulopatia. As LPA com leucometria abaixo de 10.000/mm³ ao diagnóstico são consideradas de baixo risco. Alterações associadas a prognóstico desfavorável, como monossomia 7, monossomia 5 e del 5q representam 2% a 4% das LMA em pediatria; FLT3 ITD 10% a 20%; t(6;9)(DEK-NUP214) < 1%; inv16(p13.3q24.3) (CDFAA2T3-GLIS2) 2%; t(7;12)(MNX-ETV6) até 30% da LMA em menores de 2 anos; t(5;11) (NUP98-NSD1) 10% e altamente associada a FLT3 ITD.[2]

O impacto prognóstico de rearranjos do gene *KMT2A* que ocorrem em 20% a 24% das LMA em pediatria foi recentemente definido. O prognóstico dentro do grupo KMT2A-r(MLLr) varia de acordo com o gene parceiro, com sobrevida livre de eventos (SLE) variando de 11% na t(6;11)(q27;q23) a 92% na t(1;11)(q21;q23). A LMA com t(9;11) apresentou SLE de 50% com o fenótipo M5 relativamente favorável.[6]

A classificação de risco na LMA em pediatria, além de usar os novos perfis citogenéticos e moleculares, tem como base a detecção da DRM após a terapia de indução. Resultados dos estudos cooperativos em LMA têm demonstrado claramente que DRM após indução é fator prognóstico independente. Entretanto, os estudos cooperativos do COG AAML03P1 e AAML 0531 encontraram a presença de DRM em pacientes com citogenética de baixo risco sem associação a resultados adversos, bem como pacientes de alto risco com resultados adversos, apesar de DRM negativa. Esses dados informam um esquema de classificação de risco em dois níveis, em que pacientes com citogenética ou lesões moleculares conhecidas são alocados para classe de risco por elas determinadas e aqueles sem biomarcadores de risco conhecidos são estratificados conforme a resposta à terapia pela DRM. Características clínicas dos pacientes, como idade, peso ao diagnóstico e predisposição constitucional, estão relacionadas com sobrevida em crianças com LMA, passando a enfocar a abordagem inicial e a história clínica. Adolescentes e pacientes com sobrepeso ou baixo peso apresentam taxas mais altas de mortalidade relacionada com a terapia e de recaídas.[7]

Um estudo multicêntrico brasileiro realizou caracterização biológica e epidemiológica em 703 casos de LMA "de novo" (2000-2015), provenientes de várias regiões brasileiras, com identificação das principais mutações de LMA de genes específicos envolvidos em vias de transdução de sinal intracelular FLT3, NRAS, KRAS, PTPN1,cKIT (mutações classe I-proliferativas) e de rearranjos cromossômicos envolvendo genes de fatores transcricionais RUNX1-RUNX1T1, MLL/KMT2A-r, CBFb-MYMH11 e PML-RARA (mutações classe II-bloqueio de diferenciação). Todas as mutações classe II apresentaram associação com idade, RUNX1-RUNX1T1, CBFb-MYMH11 e PML-RARA, com a maioria dos casos em maiores de 11 anos (48%, 56% e 57%, respectivamente). A associação não randômica de mutações I/II foram demonstradas e as alterações RUNX1-RUNX1T1 e PML-RARA foram as que apresentaram maior número de mutações classe I (28,6% e 33,8%, respectivamente) (Figura 39.2). O estudo também demonstrou alta percentagem de LPA PML-RARA (16,2% a 20,2%) nos dois períodos estudados (2000-2007 e 2008-2015).[8]

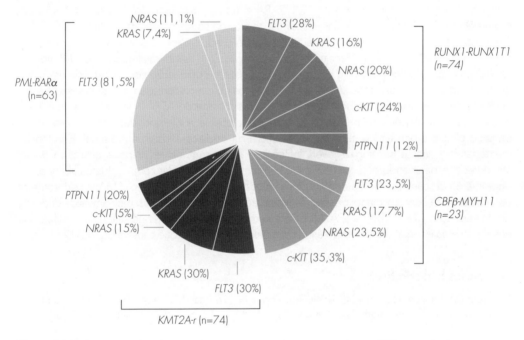

Figura 39.2. *Associação de mutações e rearranjos citogenéticos recorrentes em LMA em pediatria. Fonte: Adaptada de Andrade et al., 2016.*[8]

3 B

A literatura mostra que, em países com recursos limitados, a quimioterapia altamente mielossupressora está associada a taxas de mortalidade precoce extremamente altas.[9]

Estudo brasileiro em 220 pacientes com LMA, dos quais 22,7% eram LPA, os valores cumulativos da função de risco para morte precoce para todos os pacientes foi de 12,5% (IC95% 8,5-18,4%) e para o subtipo específico da LPA foi de 21,7%.[10] Estudos em adultos com LPA mostraram altas taxas de cura em pacientes tratados com ácido transretinoico

(ATRA) e trióxido de arsênio (ATO) com significante redução de toxicidades comparadas com tratamento com ATRA e quimioterapia, sendo atualmente a estratégia recomendada nas diretrizes de tratamento.[3,9] O grupo de estudo alemão BFM-AML publicou sua experiência em 2016, apresentando resultados semelhantes aos de adultos em pediatria e incorporou essa estratégia ao estudo atual BFM 2019, ainda em andamento.[11]

4 B

A introdução do ATRA para o tratamento da LPA nos anos 1980 revolucionou o conceito de tratamento do câncer para além do objetivo de destruir as células patológicas pela quimioterapia, mas induzi-las à diferenciação.

O ATRA, administrado em doses farmacológicas, aumenta a expressão do RARA normal, competindo com a proteína quimérica PML/RARA e induzindo à remissão pela diferenciação dos promielócitos neoplásicos e diminuindo, assim, a chance de complicações da coagulopatia. O ATO é um importante agente usado para tratamento de LPA desde o início dos anos 1990. A medicação degrada PML/RARA com ação direcionada à sua porção PML, também degradando PML normal. O ATO provoca apoptose, quando usado em altas doses, ou maturação parcial, quando em baixas doses, e por período mais longo. ATRA e ATO, isolados ou em combinação, podem desencadear a síndrome de diferenciação, também nomeada como síndrome do ATRA.[12] A síndrome de diferenciação caracteriza-se por aumento de peso, febre não atribuível à infecção, desconforto respiratório, derrame pleural e pericárdico, hipotensão, insuficiência cardíaca e insuficiência renal. É potencialmente fatal. A análise histológica revela infiltrado pulmonar intra-alveolar pelas células mieloides amadurecidas, dano endotelial com edema e hemorragia intra-alveolar com exsudatos fibrinosos. A síndrome do desconforto respiratório agudo, a leucostase/hiperleucocitose na LMA e a síndrome de pega do enxerto pós-transplante de medula óssea são condições que se assemelham às de síndrome de diferenciação ATRA/ATO na LPA. Mais recentemente, deve-se incluir no diagnóstico diferencial desse processo inflamatório sistêmico a infecção pelo SARS-CoV-2, que causa a COVID-19.[13]

Referências bibliográficas

1. Arber DA, Orazi A, Hasserjian R, Thiele J, Borowitz MJ, Le Beau MM, et al. The 2016 revision to the World Health Organization classification of myeloid neoplasms and acute leukemia. Blood. 2016; 127(20):2391-405.
2. Döhner H, Estey E, Grimwade D, Amadori S, Appelbaum FR, Büchner T, et al. Diagnosis and management of AML in adults: 2017 ELN recommendations from an international expert panel. Blood. 2017; 129(4):424-47.
3. National Comprehensive Cancer Network Guidelines. Acute Myeloid Leukemia (Version 2.2021). Disponível em https://www.nccn.org/professionals/physician_gls/pdf/aml.pdf. Acesso em: 14 jan. 2021.
4. Lafage M, Viguié F. M3/M3v acute myeloid leukemia (AML M3/M3v): Acute promyelocytic leukemia (APL): Acute promyelocytic leukemia (APL) PML/RARA. Atlas of Genetics and Cytogenetics in Oncology and Haematology. 2018.
5. Elgarten C, Aplenc R. Pediatric acute myeloid leukemia: updates on biology, risk stratification, and therapy. Curr Opin Pediatr. 2020; 32:57-66.
6. Bolouri H, Farrar JE, Triche T Jr, Ries RE, Lim EL, Alonzo TA, et al. The molecular landscape of pediatric acute myeloid leukemia reveals recurrent structural alterations and age-specific mutational interactions. Nat Med. 2018; 24(1):103-12.

7. Zwaan CM, Kolb EA, Reinhardt D, Abrahamsson J, Adachi S, Aplenc R, et al. Collaborative efforts driving progress in pediatric acute myeloid leukemia. J Clin Oncol. 2015; 33(27):2949-62.
8. Andrade F, Noronha E, Brisson G, Bueno F, Cezar I, Terra-Granado E, et al. MSPO and Brazilian study Group of Childhood Acute Myeloid Leukemia (IMol-AMLBSG). Molecular characterization of pediatric acute myeloid leukemia: results of a multicentric study in Brazil. Arch Med Res. 2016; 47:656-67.
9. Bansal D, Davidson A, Supriyadi E, Njuguna F, Ribeiro R, Kaspers G. SIOP PODC adopted risk stratification and treatment guidelines: Recommendations for acute myeloid leukemia in resource-limited settings. Pediatr Blood Cancer. 2019; e28087.
10. Lins MM, Mello MJG, Ribeiro RC, De Camargo B, Albuquerque MFPM, Thuler LCS. Survival and risk factors for mortality in pediatric patients with acute myeloid leukemia in a single reference center in low-middle-income country. Ann Hematol. 2019; 98(6):1403-11.
11. Creutzig U, Dworzak MN, Bochennek K, Faber J, Flotho C, Graf N, et al. First experience of the AML-Berlin-Frankfurt-Münster group in pediatric patients with standard-risk acute promyelocytic leukemia treated with arsenic trioxide and all-trans retinoid acid. Pediatr Blood Cancer. 2017; 64(8).
12. Rego EM, De Santis GC. Differentiation syndrome in promyelocytic leukemia: clinical presentation, pathogenesis and treatment. Mediterr J Hematol Infect Dis. 2011; 3(1):e2011048.
13. Mitchell WB. Thromboinflammation in COVID-19 acute lung injury. Paediatr Respir Rev. 2020; 35:20-4.

Capítulo 40 — Sangramento Cirúrgico e TTPA Normal

1 E

Os níveis de fator de von Willebrand (FVW) variam amplamente em crianças e adultos saudáveis entre 50% e 200% da média da população.[1] O FVW é produzido como uma glicoproteína grande com subunidades precursoras de 350 kD formadas nas células endoteliais e nos megacariócitos. A proteína precursora é produzida no retículo endoplasmático como dímeros "*tail to tail*" que se unem às extremidades carbóxi, e os dímeros são transportados para o aparelho de Golgi, onde o propeptídeo é clivado e os dímeros são polimerizados "*head to head*" nos domínios D3 (terminais amino). Os multímeros de FVW são, então, embalados em vesículas secretoras nos corpos de Weibel-Palade das células endoteliais ou nos grânulos alfa das plaquetas (que carregam 15% do FVW total no corpo). Após a liberação no plasma por via constitutiva ou estimulada, os peptídeos são clivados pela enzima ADAMTS13 de megaproteínas de até 20.000 kD para polipeptídeos variando de 350 a 2.000 kD.

O FVW plasmático é eliminado principalmente pelos macrófagos de Kupffer no fígado.[2] A depuração do FVW é mediada por receptores de lectina específicos, incluindo o receptor asialoglicoproteína (ASGPR), que forma um domínio de reconhecimento de carboidrato (CRD), que se liga, por sua vez, seletivamente a glicoproteínas que expressam beta-D-galactose (βGal) ou N-acetil-D-galactosamina (GalNAc), bem como a lectina galactose do macrófago (MGL).[2,3] Essas porções de galactose são expostas pela perda de resíduos de ácido siálico, que normalmente cobrem as cadeias de oligossacarídeos. A endocitose e a depuração do FVW também são mediadas por receptores *scavengers* (eliminadores) nos macrófagos, como a proteína 1 relacionada com a lipoproteína de baixa densidade (LDL LRP1), o receptor *scavenger* A1 e a estabilina-2. Outros receptores *scavenger* envolvidos na depuração do FVW incluem SCARA-1, STAB-2 e SCARA-5.[2]

A maioria dos pacientes com doença de von Willebrand (DVW) tipo 2 ou 3 tem mutações nulas detectáveis no gene *VWF*. Em contraste, 75% dos pacientes com DVW tipo 1 carregam mutações *missense*. Essas substituições únicas de aminoácidos prejudicam o transporte intracelular ou aceleram a taxa de depuração da molécula de FVW. A probabilidade de encontrar uma mutação genética no gene *VWF* é inversamente relacionada com o nível do FVW, de modo que a minoria das pessoas com níveis de FVW iguais ou ligeiramente abaixo do limite inferior do normal apresenta mutações detectáveis.

Apenas 25% a 32% da variabilidade no nível do FVW pode ser atribuída a mutações do *VWF*. A eliminação do FVW também é modificada pelo grupo sanguíneo ABO(H), cujos peptídeos se ligam a oligossacarídeos na proteína do FVW.[1] Pessoas com tipo sanguíneo O têm, em média, níveis 25% mais baixos de FVW plasmático. Devido ao aumento da depuração do FVW, a meia-vida de 25,5 horas encontrada em pessoas com tipos sanguíneos A, B ou AB é reduzida para 10 horas nas pessoas com tipo sanguíneo O.[1] Pessoas homozigotas para o alelo *Secretor* (Se) têm níveis 20% mais altos de FVW. A regulação da maioria dos níveis de FVW é provavelmente epigenética ou ambiental, mas ainda desconhecida.

2 E

A DVW é definida pela atividade do FVW e/ou do antígeno do FVW inferior a 30%. O FVW baixo é definido como aquele entre 30% e 50%.[4,5] Os níveis de FVW aumentam com a idade, tanto em indivíduos normais quanto naqueles com FVW baixo ou DVW tipo 1. Como a adolescente do caso relatado tinha níveis baixos de FVW documentados no passado, o diagnóstico mais comum dos hematologistas seria "FVW baixo". Muitos hematologistas determinariam o tipo sanguíneo – os níveis no caso apresentado seriam normais para o tipo sanguíneo O e diminuídos para os tipos sanguíneos A, B ou AB. Em uma pessoa com sangue do tipo O, também seria razoável definir os níveis de FVW como normais para o sangue O e fazer o diagnóstico de "sangramento mucocutâneo de etiologia desconhecida".[4,5] Níveis anormais de FVW podem constituir distúrbio, como no caso das DVW tipos 2 e 3, ou fator de risco para sangramento cirúrgico, como no caso apresentado.[1,4]

3 A

Como já citado, os níveis de FVW aumentam com a idade, tanto em indivíduos normais quanto naqueles com FVW baixo ou DVW tipo 1. No entanto, o risco de sangramento não parece diminuir com o aumento do nível de FVW. A história de sangramento anterior prediz mais fortemente o sangramento futuro do que a história familiar de sangramento ou os níveis de FVW quando estes são maiores que 20% a 30%.[1,6] Portanto, a decisão de tratar profilaticamente para a cirurgia é mais frequentemente baseada no histórico de sangramento, no risco de sangramento da cirurgia específica e nas implicações médicas do sangramento, caso ocorra. A cirurgia grande de escoliose resulta em perda média de 25% do volume sanguíneo em crianças e adolescentes sem distúrbios hemorrágicos preexistentes e o resultado cirúrgico e a recuperação pós-operatória podem ser seriamente comprometidos pela hemorragia cirúrgica ou pós-cirúrgica.[6,7] Portanto, seria prudente considerar opções de tratamento para prevenir sangramento cirúrgico nessa paciente com história pregressa de sangramento mucocutâneo e menorragia.

É sempre importante lembrar que um paciente com histórico de sangramento pode precisar de tratamento na ausência de um diagnóstico específico – é mais importante decidir se e como tratar um paciente do que se adequar a critérios diagnósticos rígidos.

4 A

A reposição de FVW é o tratamento mais definitivo para um paciente com baixo nível de FVW. Alguns pacientes com níveis limítrofes de FVW têm hemostasia adequada em condições normais, mas não conseguem resposta fisiológica da liberação de FVW em situações de estresse, incluindo cirurgias. Os concentrados derivados de plasma contendo FVW e FVIII são os mais comumente disponíveis e econômicos para reposição. Considerações adicionais para a escolha do produto incluem a avaliação do risco trombótico em torno da cirurgia. Pacientes com baixo FVW terão liberação normal de FVIII e estão em risco de trombose relacionada aos níveis de FVIII excessivamente elevados, resultantes do acúmulo de FVIII infundido e da liberação endógena pelo estresse cirúrgico.[1]

A cirurgia da coluna representa um dos fatores de risco identificados para trombose adquirida em hospital pediátrico, embora a incidência absoluta dessas complicações em jovens seja baixa. O FVW recombinante sem FVIII é um produto de substituição ideal para essa paciente, porque não seria administrado FVIII adicional, o qual não é necessário. Um produto de combinação FVW/FVIII derivado de plasma com inativação viral constitui uma opção razoável para essa paciente, desde que se escolha um produto com a razão FVW/FVIII mais alta (ou seja, com menor quantidade de FVIII).[1]

A maioria dos cirurgiões ortopédicos usa produtos antifibrinolíticos, como o ácido tranexâmico, para hemostasia no local da cirurgia da escoliose idiopática do adolescente, independentemente de sangramento anterior. Embora uma terapia antifibrinolítica possa acarretar um risco trombótico teórico modesto, uma revisão da *Cochrane* mostrou que os antifibrinolíticos diminuem a perda de sangue e o risco de transfusão de hemácias em adolescentes submetidos à cirurgia espinhal para escoliose, sem aumento da trombose.[7,8] A paciente do caso descrito apresentava fatores de risco trombóticos adicionais, incluindo imobilidade e história familiar de doença arterial coronariana. Há pouca correlação entre os níveis de FVW e a história de sangramento entre os membros de uma família.[1]

Muitos médicos usam a resposta clínica à vasopressina 1-deamino-8-D-arginina (DDAVP) como uma triagem pré-operatória para prever a eficácia dessa vasopressina sintética para controlar o sangramento durante a cirurgia. Esse teste foi inicialmente conduzido testando o FVW e o FVIII antes e 1 hora após o DDAVP intravenoso e 2 a 3 horas após a administração subcutânea. Atualmente, sabe-se que muitos pacientes com DVW tipo 1 ou FVW baixo têm depuração acelerada do FVW, de modo que é prudente obter níveis de FVIII e FVW adicionalmente 4 horas após a administração intravenosa ou 6 a 8 horas após a administração subcutânea do DDAVP. O uso de DDAVP para uma cirurgia grande pode ser problemático. O DDAVP causa retenção de líquidos e pode resultar em hiponatremia no ambiente cirúrgico. Além disso, um efeito taquifilático pode ser observado após três ou mais doses de DDAVP, com eficácia terapêutica reduzida.

5 D

As práticas em torno da anticoagulação profilática após cirurgia ortopédica de grande porte na adolescência estão em evolução, com hematologistas pediátricos desenvolvendo diretrizes clínicas com estratificação de risco para prevenir a trombose adquirida em hospitais. Pacientes com baixo FVW são mais propensos a sangrar com anticoagulação ou ácido acetilsalicílico. Se o paciente conseguir se hidratar e deambular rapidamente após a cirurgia, a profilaxia mecânica pode se tornar a melhor opção.

Referências bibliográficas

1. Sadler JE. Low von Willebrand factor sometimes a risk factor and sometimes a disease. American Society of Hematology Publication. Hematology. 2009; 106-12.
2. O'Sullivan JM, Ward S, Lavin M, O'Donnell JS. Von Willebrand factor clearance-biologic mechanisms and clinical significance. Brit J Haematol. 2018; 183:185-95.
3. Aguila S, Lavin M, Dalton N, Patmore S, Chion A, Trahan G, et al. Increased galactose expression and enhanced clearance in patients with low von Willebrand factor. Blood. 2019; 133(14):1585-96.
4. Ng CJ, Di Paola J. Von Willebrand Disease: Diagnostic strategies and treatment options. Pediatr Clinics North Am. 2018; 65(3):527-41.
5. Lehmann M, Ashworth K, Manco-Johnson MJ, DiPaola J, Neeves KB, Ng CJ. Evaluation of a microfluidic assay to screen for von Willebrand disease and low von Willebrand factor levels. J Thromb Haemost. 2018; 16(1):104-15.
6. Miesbach W, Berntorp E. von Willebrand disease: the 'Dos' and 'Don'ts' in surgery. Eur J Haematol. 2016; 98:121-7.
7. McNichol ED, Tzortzopoulou A, Schumann R, Carr DB, Kalra A. Antifibrinolytic agents for reducing blood loss in scoliosis surgery in children. Cochrane Database of Systematic Reviews. 2016; 9(9):CD006883.
8. Lonner BS, Ren Y, Yaszay B, Cahill PJ, Shah SA, Betz RR, et al. Evolution of surgery for adolescent idiopathic scoliosis over 20 years: have outcomes improved? Spine (Phila Pa 1976). 2018; 43(6):402-10.

Capítulo 41 — Diagnóstico das Falências Medulares

1 A

Diante de um caso de pancitopenia, inicia-se a abordagem com a avaliação clínica. Com base na presença ou não de esplenomegalia, é possível direcionar o diagnóstico (Figura 41.1). O mielograma hipocelular, sem outras anormalidades, indica a biópsia de medula óssea (BMO) e, talvez, outros exames complementares. Se o mielograma estiver normal ou hipercelular, deve-se afastar a possibilidade de hiperesplenismo secundário a diversas etiologias. Vale lembrar que um resultado normal do mielograma frente a pancitopenia também não afasta a aplasia de medula óssea, porque a punção pode ter sido no local de um foco celular. Porém, se a criança não tem esplenomegalia, o mielograma, aliado a outros exames, afastará doenças como leucemia, síndrome mielodisplásica (SMD) e linfoma.

A BMO hipocelular, principalmente com celularidade abaixo de 25%, indica a avaliação para anemia aplástica (AA), que poderá ser constitucional (anemia de Fanconi, disqueratose congênita, síndrome de Shwachman-Diamond ou outras formas constitucionais) ou adquirida. A forma adquirida pode ser secundária a drogas, toxinas, radiação, infecções, doenças imunológicas ou hemoglobinúria paroxística noturna (HPN).

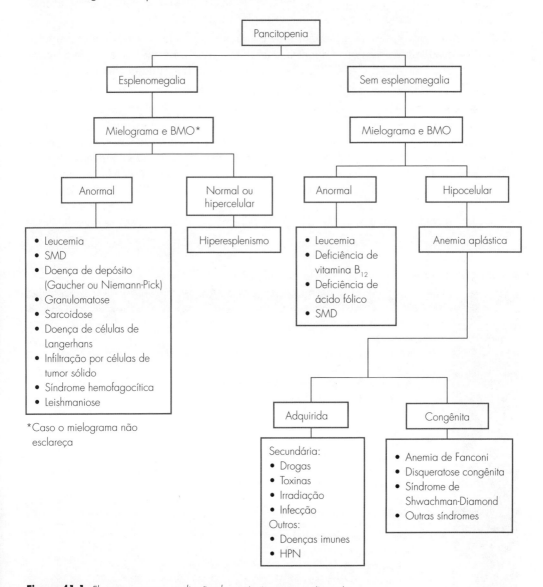

Figura 41.1. *Fluxograma para avaliação de paciente com pancitopenia.*
BMO: biópsia de medula óssea; HPN: hemoglobinúria paroxística noturna; SMD: síndrome mielodisplásica.
Fonte: Adaptada de Lipton, 2016.

2 C

A AA é uma doença rara com a incidência em torno de 2 a cada 1 milhão de habitantes. A incidência é maior em países asiáticos. Ela tem dois picos de incidência – o primeiro em adolescentes e adultos jovens e, o segundo, em pessoas acima de 60 anos.

Sabe-se que a patogenia da AA pode ter três causas fisiopatológicas:

1. Agressão direta de um agente nas células progenitoras hematopoiéticas, como acontece com o benzeno nas formas da anemia aplástica adquirida (AAA).

2. Defeitos constitucionais importantes na manutenção da integridade celular diante da regulação imune, como nas doenças que afetam as telomerases, anemia de Fanconi, deficiência do gene *GATA2*, deficiência do gene *CTLA4*, outras anemias aplásticas constitucionais.

3. Alteração secundária a uma resposta desregulada do sistema imune.

As alterações na resposta do sistema imune estão presentes na quase totalidade dos casos de AAA. Essas alterações também ocorrem em doenças que se correlacionam com a AA, como SMD, leucemia mieloide aguda, linfohistiocitose hemofagocítica, doenças autoimunes e HPN. A HPN raramente aparece na criança, porém, quando ocorre, tem a clínica de AA. Pequenos clones de células com característica de HPN (< 10%) são encontrados em 20% a 70% da população pediátrica com AA ao diagnóstico, contudo sem a doença HPN clássica. Ainda não está clara a relação dessas células com a evolução da AA. As principais causas de falências medulares são exibidas no Quadro 41.1.

Quadro 41.1. Principais causas de falências medulares

Anemia aplástica	

Adquirida	• Idiopática
	• Medicamentos:
	  - Previsíveis (dose-dependente): mercaptopurina, bussulfano, metotrexato, ciclofosfamida, cloranfenicol
	  - Não previsíveis (aparecem em doses habituais): cloranfenicol, sulfonamidas, hidantoína, fenilbutazona, sais de ouro, tolbutamida, clorpropamida, quinacrina
	• Agentes químicos: melfalano, benzeno, inseticida, tolueno, cola de sapateiro e outros
	• Radiação
	• Vírus: hepatite, eritrovírus humano (parvovírus) B19, vírus Epstein-Barr, HIV, rubéola, influenza, parainfluenza, sarampo
	• Distúrbios imunológicos: hipogamaglobulinemia, síndrome linfoproliferativa ligada ao X
	• Anemia aplástica que dá origem à leucemia
	• Síndromes mielodisplásicas
	• Hemoglobinúria paroxística noturna

Congênita	• Síndrome de Shwachman-Diamond • Disqueratose congênita • Anemia de Fanconi • Anemia aplástica com anormalidades cromossômicas • Outras

Fonte: Adaptado de Lipton, 2016.

3 D

A avaliação de um paciente com AA segue os seguintes parâmetros: exames para avaliar a gravidade da AA, exames para descartar AA congênita e exames para possíveis etiologias (Quadro 41.2).

Quadro 41.2. Avaliação clínica da anemia aplástica

Estabelecendo o diagnóstico e a gravidade da anemia aplástica	• Hemograma e reticulócitos • Mielograma e biópsia de medula óssea • Citogenética do material medular • Função hepática e desidrogenase láctica
Exclusão das formas congênitas de aplasia de medula óssea	• Estudo de quebras cromossômicas em sangue periférico • Estudo do tamanho de telômeros • Dosagem de hemoglobina fetal • Considerar, se possível, avaliação genética e c-MPL
Avaliação de agentes específicos	• Sorologias virais: hepatites A, B e C, citomegalovírus, vírus Epstein-Barr, eritrovírus humano (parvovírus) B19, varicela, herpes, HIV, adenovírus • Dosagem de vitamina B_{12} e de folato • Pesquisa de HPN por citometria de fluxo (CD55 e CD59)
Avaliação para TMO	Estudo de HLA

HLA: human leukocyte antigen, *antígeno leucocitário humano; HPN: hemoglobinúria paroxística noturna; TMO: transplante de medula óssea..*
Fonte: Adaptado de Hartung, 2013.

A gravidade da AA é dada em função dos resultados do hemograma e da biópsia de medula óssea (Quadro 41.3).

Quadro 41.3. Classificação da anemia aplástica conforme a gravidade

Gravidade	Parâmetros
Anemia aplástica grave	Medula óssea com celularidade inferior a 25%, associada a dois dos seguintes achados: • Neutrófilos < 500/mm³ • Plaquetas < 20.000/mm³ • Reticulócitos corrigidos < 1% na presença de anemia
Anemia aplástica muito grave	Critérios da anemia aplástica grave + neutrófilos < 200/mm³
Anemia aplástica não grave	Todos os pacientes que não se enquadram nas definições anteriores

Fonte: Camitta, 1976; Bacigalupo, 1998.

4 D

O transplante de células-tronco hematopoiéticas (TCTH) de doador aparentado 100% compatível compreende o tratamento de escolha para os pacientes abaixo de 40 anos de idade, pois é o único tratamento com possibilidade de cura, com sobrevida maior que 90% em longo prazo. Estudos com transplante de doadores não aparentado tiveram bons resultados em crianças que falharam ao tratamento imunossupressor e não têm doador aparentado, com resultados semelhantes. Recentemente, vários estudos realizados com doadores haploidênticos apresentaram bons resultados.

Para aqueles pacientes sem doador, o tratamento consiste na imunossupressão. Pode-se usar ciclosporina e globulina antitimocítica. O risco de recaída da doença é de 1/3 dos casos ou, em longo prazo, aparecimento de outra doença clonal, como leucemia mieloide aguda (15% dos pacientes). Outras medicações têm sido estudadas, como anti-CD52, micofenolato mofetil e sirolimus, com dados ainda escassos. O uso de andrógenos poderá ser indicado na anemia de Fanconi não submetida a TCTH.

Na HPN com anemia aplástica, o tratamento indicado é o mesmo da AAA. O eculizumabe (terapia anticomplemento) só está indicado quando se tem um grande clone de células HPN que determina hemólise intravascular e trombose.

Referências consultadas

· Arruda MM, Rodrigues CA, Yamamoto M, Figueiredo MS. Hemoglobinúria paroxística noturna: da fisiopatologia ao tratamento. Rev Assoc Med Bras (1992). 2010; 56(2):214-21.

· Bacigalupo A, Hows JM, Gluckman E, Nissen C, Marsh J, Van Lint MT, et al. Bone marrow transplation (BMT) versus immunosuppression for the treatment of severe aplastic anaemia (SAA): a report of the EBMT SAA Working Party. Br J Haematol. 1998; 70:177-82.

· Bonfim C, Loggetto SR, Braga JAP, Teixeira RP. Síndromes de falência medular. In: Loggetto SR, Braga JAP, Tone LG (eds.). Hematologia e hemoterapia pediátrica. São Paulo: Atheneu; 2014. p. 171-82.

· Camitta BM, Thomas DE, Nethan DG. Severe aplastic anemia: a prospective study of effect of early marrow transplantation on acute mortality. Blood. 1976; 48:36-69.

· Hartung HD, Orson TS, Bessler M. Acquired aplastic anemia in children. Pediatr Clin North Am. 2013; 60(6):1311-36.

· Lipton JM, Vlachos A. Bone Marrow Failure. Lanzkowsky's manual of pediatric hematology and oncology. London: Elsevier; 2016. p. 106.

· Savasan S. Acquired aplastic anemia: what have we learned and what is in the horizon? Pediatr Clin North Am. 2018; 65(3):597-606.

· Vlachos A, Lipton J. Bone Marrow Failure. Lanzkowsky's manual of pediatric hematology and oncology. 6. ed. London: Elsevier; 2016. p. 102-32.

· Young N. Aplastic anemia. N Engl J Med. 2018; 379(17):1643-56.

Capítulo 42

Pancitopenia com Medula Óssea Hipocelular

1 D

A citopenia refratária da infância (RCC – *refractory cytopenia of childhood*) é o subtipo mais comum de síndrome mielodisplásica (SMD) da infância. Historicamente, no Grupo Cooperativo Brasileiro de Síndrome Mielodisplásica em Pediatria (GCB-SMD-PED) a frequência de pacientes com citopenia refratária responde por cerca de 40% do total das SMD. Considerando que no passado a maioria dos casos de SMD chegava em estágio avançado, com excesso de blastos, ao olhar os últimos 5 anos, com a mudança do perfil de pacientes, as RCC passaram a representar 66% dos casos diagnosticados.[1] Contemplada pela classificação da Organização Mundial da Saúde desde 2008, o diagnóstico é realizado na presença de citopenia persistente em hemograma, em associação ao achado de dispoiese de pelo menos uma série hematopoiética na medula óssea, < 5% de blastos na medula óssea e < 2% de blastos no sangue periférico.[2,3] Diferentemente da SMD de adultos, a maioria dos pacientes pediátricos apresenta plaquetopenia; medula óssea hipocelular ocorre em mais de 75% dos pacientes.[2-4] Assim, um dos principais diagnósticos diferenciais é a aplasia de medula óssea. A histologia da medula óssea fornece informações adicionais quanto à celularidade, mostrando ninhos eritroides com mais de 20 células, com retardo maturativo e figuras de mitose e dispoiese megacariocítica.[3,5] O diagnóstico envolve análise medular e de sangue periférico, além de citogenética e exclusão de outras causas de citopenia e medula óssea hipocelular, como as falências medulares congênitas.[2-4] A imunofenotipagem é uma ferramenta auxiliar que mostra alterações imunofenotípicas das populações celulares e, frequentemente, ausência de precursores linfoides B.[6]

2 D

Alteração citogenética, ao contrário da doença avançada, é encontrada em apenas 20% a 30% dos pacientes com RCC, sendo a mais frequente a monossomia do cromossomo 7. A identificação de uma alteração citogenética clonal tem relação direta com a estratégia terapêutica e o risco de evolução para doença com excesso de blastos.[3,6,7]

3 D

Pacientes com RCC com cariótipo normal podem manter a doença estável por um longo tempo. Assim, na ausência de dependência transfusional ou neutropenia grave, recomenda-se uma estratégia de observação cuidadosa, sem tratamento.[4,8,9]

O transplante de células-tronco hematopoiéticas (TCTH) alogênico é considerado a terapia de escolha, quando há indicação de tratamento. A tipagem do antígeno leucocitário humano (HLA, *human leukocyte antigen*) e a pesquisa de um doador compatível devem ser realizadas já ao diagnóstico para todos os pacientes. Na ausência de um doador familiar compatível, deve-se prosseguir com a busca de um doador não aparentado.[4,8]

O TCTH está indicado nas seguintes situações:

- Presença de monossomia do cromossomo 7, pelo alto risco de progressão para formas mais avançadas da doença e leucemia mieloide aguda.
- Cariótipo complexo (três ou mais aberrações cromossômicas, sendo pelo menos uma estrutural), apesar do prognóstico desfavorável mesmo com o TCTH.
- Neutropenia sustentada (< 1.000/mm^3 ou < 500/mm^3) ou necessidade transfusional.[4,8,10]

Na ausência de um doador adequado para o TCTH, o tratamento imunossupressor com globulina antitimocítica (ATG) e ciclosporina pode se tornar uma opção para pacientes com medula óssea hipocelular e sem cariótipo de mau prognóstico (monossomia do 7 ou cariótipo complexo). O racional para esse tratamento baseia-se na observação de que a falência medular pode ser, pelo menos em parte, mediada pelo efeito de células T na hematopoiese e que há uma sobreposição na fisiopatologia da anemia aplástica e da RCC.[4,8,10] Entretanto, o tratamento imunossupressor está associado a uma taxa considerável de resposta parcial ou não resposta. Esses resultados poderiam ser melhorados com o uso de ATG de cavalo, já que a taxa de resposta se mostrou superior à do ATG de coelho (disponível no Brasil).[10,11] É importante frisar que, em contraste com os pacientes submetidos ao TCTH, as crianças com RCC tratadas com imunossupressão permanecem em risco de recidiva e evolução clonal, necessitando, portanto, de vigilância cuidadosa.[4,10]

Referências bibliográficas

1. Lopes LF. Síndromes mielodisplásicas em pediatria. São Paulo, SP. 2019.
2. Swerdlow SH, Campo E, Harris NL, Jaffe ES, Pileri SA, Stein H, et al. WHO Classification of Tumours of Haematopoietic and Lymphoid Tissues. 4. ed. Lyon, France: IARC; 2008.
3. Arber DA, Orazi A, Hasserjian R, Thiele J, Borowitz MJ, Le Beau MM, et al. The 2016 revision to the World Health Organization (WHO) classification of myeloid neoplasms and acute leukemia. Blood. 2016; 127(20):2391-405.
4. Locatelli F, Strahm B. How I treat myelodysplastic syndromes of childhood. Blood. 2018; 131(13):1406-14.
5. Baumann I, Führer M, Behrendt S, Campr V, Csomor J, Furlan I, et al. Morphological differentiation of severe aplastic anaemia from hypocellular refractory cytopenia of childhood: reproducibility of histopathological diagnostic criteria. Histopathology. 2012; 61(1):10-7.
6. Aalbers AM, van den Heuvel-Eibrink MM, de Haas V, Te Marvelde JG, de Jong AX, van der Burg M, et al. Applicability of a reproducible flow cytometry scoring system in the diagnosis of refractory cytopenia of childhood. Leukemia. 2013; 27(9):1923-5.
7. Wlodarski MW, Sahoo SS, Niemeyer CM. Monosomy 7 in pediatric myelodysplastic syndromes. Hematol Oncol Clin N Am. 2018; 32:729-43.
8. Galaverna F, Ruggeri A, Locatelli F. Myelodysplastic syndromes in children. Curr Opin Oncol. 2018; 30(6):402-8.
9. Hasegawa D, Chen X, Hirabayashi S, Ishida Y, Watanabe S, Zaike Y, et al. Clinical characteristics and treatment outcome in 65 cases with refractory cytopenia of childhood defined according to the WHO 2008 classification. Br J Haematol. 2014; 166(5):758-66.
10. Yoshimi A, Baumann I, Führer M, Bergsträsser E, Göbel U, Sykora KW, et al. Immunosuppressive therapy with anti-thymocyte globulin and cyclosporine A in selected children with hypoplastic refractory cytopenia. Haematologica. 2007; 92(3):397-400.
11. Yoshimi A, van den Heuvel-Eibrink MM, Baumann I, Schwarz S, Simonitsch-Klupp I, de Paepe P, et al. Comparison of horse and rabbit antithymocyte globulin in immunosuppressive therapy for refractory cytopenia of childhood. Haematologica. 2014; 99(4):656-63.

Capítulo 43 — Como Iniciar e Monitorar Terapia Quelante de Ferro na Talassemia

1 D

Nos pacientes com talassemia maior em transfusão crônica deve-se coletar a ferritina sérica após a 10ª transfusão e, se ≥ 1.000 ng/mL, repetir em 30 dias para confirmar tendência de ascensão ou queda da ferritina.[7,8]

2 A

O uso da desferroxamina (DFO) tem muitos anos de prática e seus eventos adversos já são bem documentados. Está disponível pelo Sistema Único de Saúde (SUS) e sua aplicação é subcutânea através de bomba de infusão. A preocupação nas crianças com menos de 3 anos está relacionada com o comprometimento da velocidade de crescimento quando em doses acima de 40 mg/kg/dia. É possível retomar o crescimento se houver redução da dose de DFO. Outra questão a ser avaliada reside nas alterações ósseas que podem ocorrer com as doses mais altas de DFO, como lesões metafisárias ou tipo raquetes ou *genu valgo*, por exemplo. Como essas alterações são irreversíveis, a dose de DFO deve ser bem monitorada e calculada em função do conteúdo corporal de ferro e das possíveis alterações ósseas.[7,8]

3 D

O deferasirox (DFX) é um quelante oral também disponibilizado pelo SUS, cuja dose varia entre 30 e 40 mg/kg/dia com ingesta uma vez ao dia. Como na DFO, pode ser iniciado quando ferritina > 1.000 ng/mL e/ou 10 a 20 transfusões.

O monitoramento do tratamento e os eventos adversos estão descritos nos Quadros 43.1 e 43.2, respectivamente.[7,8]

Quadro 43.1. Monitoramento do tratamento com deferasirox

Creatinina sérica*	Duas medidas antes de iniciar o tratamento Semanal no 1º mês de tratamento Mensal do 2º ao 6º mês de tratamento; depois, a cada 3 meses
Ferritina sérica	Mensal nos primeiros 6 meses, observando sua tendência de queda ou ascensão; depois, a cada 3 meses
Função hepática*	Mensal nos primeiros 6 meses; depois, a cada 3 meses
Hemograma	Mensal

(Continua)

Quadro 43.1. Monitoramento do tratamento com deferasirox *(Continuação)*

Proteinúria*	Mensal nos primeiros 6 meses; depois, a cada 3 meses
Exame auditivo	Anual
Exame oftalmológico	Anual

*Atenção especial deve ser dada a esses controles quando houver baixa carga de ferro corporal, situação em que o deferasirox terá maior toxicidade.
Fonte: Elaborado pela autora.

Quadro 43.2. Eventos adversos do tratamento com deferasirox

Aumento da creatinina sérica	• Em cerca de 40% dos pacientes • Pode ser transitório e mais intenso quando há queda importante da ferritina e do ferro hepático • Não se observou evolução para disfunção renal em mais de 5 anos de uso do deferasirox • Raramente pode evoluir para síndrome da Fanconi, com recuperação após suspensão do deferasirox

	• Conduta:
	  - Em crianças, considera-se quando a creatinina atingir o limite superior da normalidade para a idade por duas visitas consecutivas
	  - Reduzir a dose em 10 mg/kg
	  - Importante avaliar outras causas

Proteinúria	• Em geral, intermitente e não necessita de redução de dose, mas deve ser monitorada mensalmente para análise de tendência evolutiva
Distúrbios gastrintestinais	• 15% a 26% dos pacientes, autolimitado • Náuseas, vômitos, diarreia, dor abdominal

	• Conduta:
	  - Geralmente leve a moderado, não exigindo redução de dose ou interrupção da medicação em pediatria
	  - Pode-se mudar a ingesta do medicamento para o período noturno (2 horas após o jantar)

Alterações hepáticas (transaminases)	• Conduta: - Se aumento maior que 5 vezes o limite superior da normalidade para a idade, a medicação deve ser suspensa e, quando melhorar, retomar com dose menor
Erupções cutâneas (*rash*)	• < 10% dos pacientes • Maculopápulas generalizadas e pruriginosas

	• Conduta:
	  - Lesões leves: sem necessidade de interrupção, pois são autolimitadas
	  - Lesões moderadas a graves: interrupção da medicação. Após resolução do *rash*, reintroduzir deferasirox com dose baixa (5 mg/kg), seguindo-se com aumento da dose semanal e escalonado até atingir a dose terapêutica. Eventualmente, pode-se usar esteroides concomitantemente

Raros	• Hemorragia gastrintestinal, catarata, comprometimento da audição

Fonte: Elaborado pela autora.

4 D

A deferiprona (DFP) é um quelante oral também disponível no SUS, com dose entre 75 a 100 mg/kg/dia a cada 8 horas. Promove importante retirada do ferro do miocárdio e, quando usado como terapia combinada, melhora rapidamente a função cardíaca e a disfunção endócrina.[4,7,8] Seus eventos adversos estão descritos no Quadro 43.3.[9,10]

Quadro 43.3. Eventos adversos do tratamento com deferiprona

Neutropenia e agranulocitose	• A agranulocitose pode ser precedida por neutropenia, com incidência de 0,2-0,43/100 pacientes-ano, mais comumente no 1° ano de terapia
	• Conduta: - Contagem absoluta de neutrófilos semanal durante o tratamento - Se infecção: interromper a deferiprona; se neutrófilos < 500/mm³ e febre, iniciar fator estimulante de crescimento de granulócitos (G-CSF) e antibioticoterapia intravenosa - Se agranulocitose (< 200/mm³): descontinuar a deferiprona permanentemente
Artropatia	• Alterações ósseas tipo displasia acometem articulações de joelhos, cotovelos e tornozelos, muitas vezes com processo inflamatório associado
	• Conduta: - Redução da dose da deferiprona e uso de anti-inflamatório não hormonal
Sintomas gastrintestinais	• Náuseas, vômitos • Ganho ou perda de apetite
	• Conduta: - Tomar deferiprona próximo a refeições
Aumento de transaminases	• Se alteração persistente > 5 vezes o limite superior da normalidade, reduzir ou suspender a dose
Deficiência de zinco	• Conduta: - Reposição do zinco

Fonte: Elaborado pela autora.

5 C

A terapia combinada com DFP e DFX vem sendo utilizada em estudos clínicos. Um deles, randomizado com 96 pacientes comparando DFP e DFX *versus* DFP e DFO, demonstrou que a terapia combinada DFP e DFX teve resposta mais eficaz na remoção do ferro cardíaco (medido pelo T2*), maior aderência e maior satisfação dos pacientes, sem aumento de eventos adversos. Esses resultados mostram que pacientes com grave sobrecarga de ferro podem utilizar essa terapia com sucesso e sem aumento dos eventos adversos.[11]

Vale ressaltar a estratégia de associar um medicamento que diminua a entrada do ferro nas células miocárdicas pela inibição dos canais de cálcio, otimizando a terapia quelante. A amlodipina tem perfil de segurança já amplamente estudado. Um estudo clínico randomizado, em pacientes de 8 a 49 anos, demonstrou no subgrupo de pacientes com sobrecarga cardíaca de ferro grave que houve redução maior de ferro cardíaco em 12 meses com a adição de amlodipina à terapia quelante de ferro (–0,92 mg/g) *versus* terapia quelante de ferro padrão (–0,28 mg/g) – mais um caminho promissor nesse segmento da terapia quelante em pacientes com grave sobrecarga de ferro.[12]

A terapia quelante impacta na qualidade de vida dos pacientes com talassemia e deve-se buscar qual o melhor regime de quelação para cada paciente naquele determinado momento da vida, pois somente assim é possível melhorar a adesão a um tratamento que demanda um esforço diário do indivíduo com sobrecarga de ferro.

Referências bibliográficas

1. Taher AT, Weatherall DJ, Cappellini MD. Thalassaemia. Lancet. 2018; 391:155-67.
2. Borgna-Pignatti C, Cappellini MD, De Stephano P, Del Vecchio GC, Forni GL, Gamberini MR, et al. Survival and complications in thalassemia. Ann NY Acad Sci. 2005; 1054:40-7.
3. Rachmilewitz EA, Giardina PJ. How I treat thalassemia. Blood. 2011; 118:3479-88.
4. Farmaki K, Tzoumari I, Pappa C, Chouliaras G, Berdoukas V. Normalisation of total body iron load with very intensive combined chelation reverses cardiac and endocrine complications of thalassaemia major. Br J Haematol. 2010; 148(3):466-75.
5. Coates TD, Carson S, Wood JC, Berdoukas V. Management of iron overload in hemoglobinopathies: what is the appropriate target iron level? Ann N Y Acad Sci. 2016; 1368(1):95-106.
6. Coates TD. Iron overload in transfusion-dependent patients. Hematology Am Soc Hematol Educ Program. 2019; 2019(1):337-44.
7. Cappellini MD, Cohen A, Porter J, Taher A, Viprakasit V. Guidelines for the management of transfusion dependent thalassemia. 3. ed. Nicosia, Cyprus: Thalassemia International Federation; 2014.
8. Brasil. Ministério da Saúde. Secretaria de Atenção à Saúde. Departamento de Atenção Especializada e Temática. Orientações para diagnóstico e tratamento das Talassemias Beta. Brasília: Ministério da Saúde; 2016.
9. Veríssimo MP, Loggetto SR, Fabron Junior A, Baldanzi GR, Hamerschlak N, Fernandes JL, et al. Brazilian Thalassemia Association protocol for iron chelation therapy in patients under regular transfusion. Rev Bras Hematol Hemoter. 2013; 35(6):428-34.
10. Botzenhardt S, Felisi M, Bonifazi D, Del Vecchio GC, Putti MC, Kattamis A, et al. Long-term safety of deferiprone treatment in children from the Mediterranean region with beta-thalassemia major: the DEEP-3 multi-center observational safety study. Haematologica. 2018; 103(1):e1-e4.
11. Elalfy MS, Adly AM, Wali Y, Tony S, Samir A, Elhenawy YI. Efficacy and safety of a novel combination of two oral chelators deferasirox/deferiprone over deferoxamine/deferiprone in severely iron overloaded young beta thalassemia major patients. Eur J Haematol. 2015; 95(5):411-20.
12. Fernandes JL, Loggetto SR, Veríssimo MP, Fertrin KY, Baldanzi GR, Fioravante LA, et al. A randomized trial of amlodipine in addition to standard chelation therapy in patients with thalassemia major. Blood. 2016; 128(12):1555-61.

Capítulo 44 — Alterações Protrombóticas da Anemia Falciforme

1 D

Os pacientes com doença falciforme apresentam polimerização da hemoglobina S quando desoxigenadas, o que altera as propriedades físicas e reológicas dos eritrócitos, resultando em hemólise, episódios de vaso-oclusão, dor e inflamação que resultam em disfunção de órgãos e sistemas.[1,2] Tais alterações causam uma ativação do sistema de coagulação e promovem um estado de hipercoagulabilidade de etiologia multifatorial, além de determinarem maior incidência de trombose que a população geral.[3-5]

Os pacientes com doença falciforme têm alteração na expressão de moléculas de adesão eritrocitárias e endoteliais, em especial a fosfatidilserina, causando maior adesividade eritrocitária e lentificação do fluxo capilar, favorecendo a ativação dos fatores de coagulação.[3-7]

A hemólise crônica promove a liberação de hemoglobina livre no plasma e estimula a formação de radicais livres de oxigênio que causam lesão endotelial, aumento de expressão de fator tecidual e expressão alterada das moléculas de adesão. Além disso, ocorre a liberação da arginase 1, que metaboliza a arginina, principal substrato para produção de óxido nítrico. O óxido nítrico tem um papel importante na vasodilatação, na inibição plaquetária e na inflamação; assim, a sua depleção pode predispor à trombose.[1,4-7]

As micropartículas são pequenas vesículas derivadas da fragmentação da membrana celular durante a ativação ou a apoptose. Na doença falciforme, ocorre um aumento de micropartículas fator tecidual positivas derivadas de plaquetas, células endoteliais e monócitos, que também contribuem para o estado hipercoagulável da doença.[5]

Estudos também mostram evidência de aumento da geração de trombina, ativação plaquetária e redução dos anticoagulantes naturais (proteínas C e S) nesses pacientes.[4-7]

2 D

Em crianças, as principais causas de trombose são secundárias a imobilizações, trauma, necessidade de cirurgia, hospitalizações prolongadas, infecções e uso do cateter venoso central, e, na maioria das vezes, há o envolvimento de múltiplos fatores de risco simultâneos.[7-9] As alterações descritas na questão anterior associadas aos fatores de risco tradicionais podem aumentar ainda mais o risco de trombose no paciente com doença falciforme.[4]

A incidência de trombose venosa profunda em crianças com anemia falciforme ainda é indeterminada. Em um estudo retrospectivo multicêntrico que avaliou crianças com doença falciforme por meio de uma base de dados internacional, verificou-se incidência de trombose venosa profunda de 1,7%, sendo a presença do cateter venoso central o principal fator de risco modificável identificado.[8]

3 C

O tratamento para tromboembolismo venoso (TEV) em pacientes com doença falciforme não se diferencia do recomendado para a população geral, pois não há diretrizes específicas para essa população. É recomendado tratamento anticoagulante com heparina não fracionada, heparina de baixo peso molecular ou antagonista de vitamina K para todos os pacientes sintomáticos com diagnóstico de TEV.[9-11]

O ácido acetilsalicílico não é o fármaco de escolha para tratamento de TEV em crianças. A utilização desse medicamento para redução da ativação plaquetária crônica e implicações clínicas ainda é incerta.[6,7,9]

A hidroxiureia não é indicada para tratamento de TEV. O uso desse medicamento parece estar relacionado com a redução dos marcadores de hipercoagulabilidade, porém seu efeito na redução do risco de tromboembolismo venoso ainda é indefinido.[6,7,9]

Na ausência de contraindicações, é recomendado o tratamento anticoagulante para pacientes com TEV sintomático.[9,10]

4 B

O tempo de tratamento de TEV em crianças recomendado pelas diretrizes é de pelo menos 3 meses para tromboses provocadas e de 6 a 12 meses para tromboses idiopáticas.[9-11] Estudos realizados em adultos evidenciaram maior índice de recorrência em pacientes tratados por menos tempo.[10,11]

Em virtude da escassez de estudos em crianças, a anticoagulação prolongada por tempo indeterminado deve ser individualizada, ponderando-se o risco de recorrência do tromboembolismo venoso e o risco de sangramento.[10,11]

Referências bibliográficas

1. Telen MJ, Malik P, Vercellotti GM. Therapeutic strategies for sickle cell disease: towards multi-agent approach. Nat Rev Drug Discov. 2019; 18(2):139-58.
2. Piel FB, Steinberg MH, Rees DC. Sickle cell disease. N Eng J Med. 2017; 376:1561-73.
3. Wun T, Brunson A. Sickle cell disease: an inherited thrombophilia. Hematology Am Soc Hematol Educ Program. 2016; (1):640-7.
4. Naik RP, Streiff MB, Lanzkron S. Sickle cell disease and venous thromboembolism: what the anticoagulation expert need to know. J Thromb Thrombolysis. 2013; 35(3):352-8.
5. Sparkenbaugh E, Pawlinski R. Prothrombotic aspects of sickle cell disease. J Thromb Haemost. 2017; 15:1307-16.
6. Nasimuzzaman PM. Role of coagulation system in pathogenesis of sickle cell disease. Blood Adv. 2019; 3(20):3170-80.
7. Ataga KI, Key NS. Hypercoagulability in sickle cell disease: new approaches to an old problem. Hematology Am Soc Hematol Educ Program. 2007; 91-6.
8. Kumar R, Stanek J, Creary S, Dunn A, O'Brien SH. Prevalence and risk factors for venous thromboembolism in children with sickle cell disease: an administrative database study. Blood Adv. 2018; 2(3):285-91.

9. Shet AS, Wun T. How I diagnose and treat venous thromboembolism in sickle cell disease. Blood. 2018; 132(17):1761-9.
10. Monagle P, Chan, AK, Goldenberg NA, Ichord, RN, Journeycake JM, Nowak-Göttl U, et al. Antithrombotic therapy in neonates and children: antithrombotic therapy and prevention of thrombosis. 9. ed. American College of Chest Physicians Evidence-Based Clinical Practice Guidelines. Chest. 2012;141(2_suppl.):e737S-801S.
11. Monagle P, Cuello CA, Augustine C, Bonduel M, Brandão LR, Capman T, Chan AKC. American Society of Hematology 2018 Guidelines for management of venous thromboembolism: treatment of pediatric venous thromboembolism. Blood Adv. 2018; 2(22):3292-16.

Capítulo 45 — Citopenia, Infecções de Repetição e Linfedema

1 A

Além do cenário já conhecido das síndromes de falências medulares hereditárias que predispõem ao desenvolvimento de síndrome mielodisplásica (SMD) e das mutações germinativas de *RUNX1* e *CEBPA* envolvidas na SMD/leucemia mieloide aguda (LMA) familiar, a importância da predisposição hereditária na etiologia da SMD primária na infância tem se tornado cada vez mais evidente.[1]

Nos últimos anos, a descoberta de que mutações em genes como *GATA2*, *ETV6*, *SRP72*, *SAMD9* e *SAMD9L* podem predispor crianças ao desenvolvimento de SMD/LMA fez com que essas síndromes fossem consideradas uma categoria separada na classificação de neoplasias mieloides da Organização Mundial da Saúde revisada em 2016.[1,2]

2 C

A síndrome de Emberger se refere à associação de linfedema primário com predisposição a LMA/SMD, podendo ter outros achados associados, como a perda auditiva e a presença de verrugas cutâneas. É de transmissão autossômica dominante com penetrância incompleta. Está associada à presença de mutação germinativa em *GATA2*, cuja insuficiência desencadeia os sinais e sintomas da síndrome.[3,4]

3 C

O gene *GATA2*, localizado no cromossomo 3q21, codifica um fator de transcrição fundamental para a hematopoiese normal, atuando também na manutenção do *pool* de *stem-cells*. Variantes patogênicas originadas de alterações germinativas em *GATA2* geram uma gama variada de manifestações clínicas, que podem ser agrupadas em diferentes síndromes: MonoMAC (monocitopenia e infecções por micobactérias), Emberger (linfedema primário e propensão a LMA), deficiência DCML (células dendríticas, monócitos e linfócitos B e NK) e SMD familiar.[5] Em 2011, identificou-se que todas essas alterações autossômicas dominantes descritas ocorriam em decorrência de mutações heterozigotas germinativas em *GATA2*. Portanto, atualmente nos referimos genericamente a todas essas manifestações como deficiência de *GATA2*.[4,6-8]

O desenvolvimento de neoplasias mieloides (SMD/LMA) ocorre em até 75% dos pacientes com deficiência de *GATA2*. A idade de início varia, podendo ocorrer entre 12 e 35 anos, com idade média em torno de 19 anos.[9]

4 C

As mutações germinativas em *GATA2* predispõem a citopenias, quadros infecciosos e risco aumentado de desenvolvimento de neoplasia mieloide,[5] estando bastante relacionadas com a SMD pediátrica. Dados do grupo europeu de SMD na infância (EWOG-MDS), englobando 426 crianças com SMD primária e 82 com SMD secundária, mostraram que a deficiência de *GATA2* ocorreu em 7% de todos os casos de SMD, incidência que aumentava para 15% dos casos de SMD avançada. Tem estreita correlação com a monossomia do 7, sendo detectada em 37% dos pacientes com essa alteração citogenética, e alcança um pico na adolescência (72% dos adolescentes com monossomia do 7 tinham deficiência de *GATA2*). A presença de mutações em *GATA2* não teve impacto prognóstico. Nenhum caso de deficiência de *GATA2* nos casos de SMD secundária foi identificado.[10]

5 A

O transplante de células-tronco hematopoiéticas (TCTH) alogênico é considerado o único tratamento curativo, embora os dados publicados na literatura geralmente incluam pequeno número de pacientes transplantados de forma heterogênea. A terapia pré-TCTH permanece como uma questão controversa. Se, por um lado, seria desejável reduzir a porcentagem de blastos, por outro, o uso de quimioterapia tem sido associado a toxicidade importante. O grupo europeu (EWOG-MDS) sugere que a quimioterapia intensiva não seja utilizada de rotina, porém um ciclo de quimioterapia citorredutora possa ser considerado para crianças com ≥ 20% de blastos na medula óssea, na tentativa de reduzir a recidiva pós-TCTH.[1,2]

Sem o TCTH, a quimioterapia convencional com regimes utilizados para LMA resultou em taxas de sobrevida abaixo de 30%.[1,2]

Mutações germinativas de *GATA2* não conferem mau prognóstico na SMD infantil. No entanto, o alto risco de progressão para doença avançada deve orientar a tomada de decisão quanto ao momento oportuno de realização do TCTH. Sugere-se que esses pacientes sejam encaminhados para o transplante ainda durante a fase hipocelular da doença, antes que complicações graves se manifestem e antes da progressão para SMD avançada.[1]

Referências bibliográficas

1. Locatelli F, Strahm B. How I treat myelodysplastic syndromes of childhood. Blood. 2018; 131(13):1406-14.
2. Galaverna F, Ruggeri A, Locatelli F. Myelodysplastic syndromes in children. Curr Opin Oncol. 2018; 30(6):402-8.

3. Mansour S, Connell F, Steward C, Ostergaard P, Brice G, Smithson S, et al. Emberger syndrome-primary lymphedema with myelodysplasia: report of seven new cases. Am J Med Genet A. 2010; 152A(9):2287-96.
4. Ostergaard P, Simpson MA, Connell FC, Steward CG, Brice G, Woollard WJ, et al. Mutations in GATA2 cause primary lymphedema associated with a predisposition to acute myeloid leukemia (Emberger syndrome). Nat Genet. 2011; 43(10):929-31.
5. McReynolds LJ, Calvo KR, Holland SM. Germline GATA2 mutation and bone marrow failure. Hematol Oncol Clin North Am. 2018; 32(4):713-28.
6. Hahn CN, Chong CE, Carmichael CL, Wilkins EJ, Brautigan PJ, Li XC, et al. Heritable GATA2 mutations associated with familial myelodysplastic syndrome and acute myeloid leukemia. Nat Genet. 2011; 43(10):1012-7.
7. Dickinson RE, Griffin H, Bigley V, Reynard LN, Hussain R, Haniffa M, et al. Exome sequencing identifies GATA-2 mutation as the cause of dendritic cell, monocyte, B and NK lymphoid deficiency. Blood. 2011; 118(10):2656-8.
8. Hsu AP, Sampaio EP, Khan J, Calvo KR, Lemieux JE, Patel SY, et al. Mutations in GATA2 are associated with the autosomal dominant and sporadic monocytopenia and mycobacterial infection (MonoMAC) syndrome. Blood. 2011; 118(10):2653-5.
9. Hirabayashi S, Wlodarski MW, Kozyra E, Niemeyer CM. Heterogeneity of GATA2-related myeloid neoplasms. Int J Hematol. 2017; 106(2):175-82.
10. Wlodarski MW, Hirabayashi S, Pastor V, Starý J, Hasle H, Masetti R, et al. Prevalence, clinical characteristics, and prognosis of GATA2-related myelodysplastic syndromes in children and adolescents. Blood. 2016; 127(11):1387-97.

Capítulo 46 — Transplante de Células-Tronco Hematopoiéticas na Doença Falciforme

O transplante de células-tronco hematopoiéticas (TCTH) para doença falciforme (DF) é considerado o único tratamento curativo, sendo aceito como uma terapia segura e eficaz. Desde o primeiro transplante para DF realizado em 1984, diversos estudos têm apontado resultados positivos, principalmente quando utilizadas células-troncos hematopoiéticas provenientes de doador familiar HLA (*human leukocyte antigen*, antígeno leucocitário humano) compatível.[1] Resultados preliminares demonstraram bons resultados com sobrevida global (SG) entre 91% e 94% e sobrevida livre de evento (SLE) entre 71% e 84%.[1,2] O objetivo principal desses primeiros estudos foi definir os riscos e os benefícios da terapêutica e caracterizar a história natural após TCTH. Com o passar dos anos, um melhor entendimento da doença e seu comportamento durante o transplante permitiram mudanças importantes no manejo desses pacientes. Nesse sentido, a introdução da globulina antitimocítica (ATG) durante o condicionamento reduziu drasticamente a taxa de rejeição do enxerto.[3] Dados publicados pelo grupo francês mostraram uma estimativa de falha de enxertia primária com 3 anos pós-TCTH de 27,8% sem o uso do ATG e de somente 2,9% com o uso de ATG (p = 0,004).[3] Em 2017, Gluckman *et al.* publicaram a experiência de mais de mil transplantes para

DF utilizando doador familiar HLA compatível.[4] Nesse estudo, avaliando pacientes transplantados entre 1986 e 2013 na Europa, nos Estados Unidos, no Brasil e em outros países, os autores relataram uma SG em 5 anos de 92,9% e SLE de 91,4%. Pacientes menores de 16 anos apresentaram SG de 95% e SLE de 93%, demostrando uma superioridade em relação aos pacientes mais velhos (SG e SLE de 81%). Com relação ao momento do transplante, pacientes tratados após 2006 apresentaram uma melhor SLE. Nessa coorte, a incidência cumulativa de doença do enxerto contra hospedeiro (DECH) aguda de graus II a IV foi de 14,8% e de DECH crônica foi de 14,3%. Como esperado, o condicionamento mieloablativo com bussulfano, ciclofosfamida e ATG alcançou os melhores resultados, uma vez que este é comumente empregado em crianças e adultos jovens.[4] A partir da publicação desses dados, o TCTH utilizando medula óssea proveniente de um doador familiar HLA compatível e condicionamento mieloablativo associado a ATG passou a ser considerado o tratamento padrão para pacientes jovens com anemia falciforme candidatos a TCTH. Em adultos, os riscos e as complicações do TCTH em longo prazo têm diminuído gradualmente, de modo que pacientes sintomáticos com doador HLA idêntico também se beneficiam de uma avaliação em um centro transplantador.[5]

2 A

De acordo com a Portaria n. 1.321, de 21 de dezembro de 2015, o TCTH alogênico aparentado de medula óssea ou de sangue de cordão umbilical, do tipo mieloablativo, poderá ser indicado e realizado em pacientes com diagnóstico de DF tipo S, na forma homozigota, S betatalassemia (Sbeta) ou doença HbSC, que estejam em uso de hidroxiureia e/ou transfusão crônica e apresentem pelo menos uma das seguintes condições:

- Alteração neurológica decorrente de acidente vascular cerebral, com alteração neurológica que persista por mais de 24 horas ou alteração de exame de imagem.
- Doença cerebrovascular associada à doença falciforme.
- Duas ou mais crises vaso-oclusivas (inclusive síndrome torácica aguda) graves no último ano.
- Mais de um episódio de priapismo.
- Presença de mais de um anticorpo em pacientes em regime de transfusão crônica.
- Osteonecrose em mais de uma articulação.

É importante destacar que as indicações descritas não são limitadas à idade do paciente. Logo, não há contraindicação associada à idade do paciente.

3 D

É muito importante que todos os pacientes com indicação de TCTH realizem exames laboratoriais e de imagem que atestem condições clínicas adequadas para a realização do transplante, afastando-se a presença de complicações relacionadas à DF.[5] Desse modo, é recomendada a realização dos seguintes exames:

- Hemograma.
- Fenotipagem ou genotipagem eritrocitária.

- Estudo de hemoglobina (eletroforese de hemoglobina).
- Tipagem sanguínea e triagem de anticorpos.
- Provas de hemólise [contagem de reticulócitos, desidrogenase láctica, bilirrubinas], transaminase glutâmico oxalacética, transaminase glutâmico pirúvica, fosfatase alcalina, gama glutamil transferase, bilirrubinas, albumina, ureia, creatinina, sódio, potássio, fósforo, cálcio, ácido úrico, glicemia.
- Sorologia para hepatites B e C, citomegalovírus, vírus Epstein-Barr, toxoplasmose, sífilis, Chagas, vírus da imunodeficiência humana e vírus linfotrópico de células T humanas.
- Contraimunoeletroforese para fungos.
- Tomografia computadorizada para seios da face e de tórax.
- Prova de função pulmonar.
- Ecocardiograma e eletrocardiograma.
- Avaliação pela equipe de reprodução humana para avaliação de preservação da fertilidade.
- Angiorressonância magnética de crânio.
- Avaliação com odontologia e oftalmologia.

Recomenda-se que os pacientes, antes do início do transplante, apresentem hemoglobina S < 30% e, caso tenham úlceras, estas deverão ser tratadas e fechadas antes do início do transplante. Para os pacientes com níveis elevados de ferritina ou ressonância magnética T2* com sobrecarga de ferro, recomenda-se a quelação de ferro antes do TCTH.

Durante a avaliação pré-transplante, é extremamente importante que haja a compreensão por parte do paciente e dos pais sobre o procedimento e seus riscos (toxicidade, infecção, infertilidade, óbito e outros).[6]

4 D

Como visto anteriormente, o TCTH alogênico de um doador familiar HLA idêntico constitui o único tratamento curativo disponível para pacientes com DF, com boa SG e SLE.[4] No entanto, esse tipo de transplante apresenta limitações relacionadas com baixa disponibilidade de doadores compatíveis e com a possibilidade de desenvolvimento de DECH. Na ausência de doadores aparentados compatíveis, novas possibilidades terapêuticas têm sido propostas por diversos grupos de pesquisa nos últimos anos.[5,7] Entre essas opções, destacam-se a terapia gênica (TG), a edição gênica pelo sistema CRISPR-Cas 9 e o transplante com doador haploidêntico.

A TG consiste na possibilidade de alterar a função de alguns genes defeituosos ou ausentes por outros funcionais, assim como promover a mudança do perfil de expressão de um gene de interesse.[8] Os genes terapêuticos, ou transgenes, podem ser transportados para o interior da célula, por meio de diversos processos, entre os quais se destacam os vetores virais. Na DF, a TG baseia-se na possibilidade de transferência de genes terapêuticos *ex vivo* através de vetores lentivirais.[7] A TG tem sido estudada e aperfeiçoada nas últimas três décadas e, atualmente, graças às melhorias progressivas em seu padrão de eficácia e segurança, pode fornecer um tratamento de longo prazo e potencialmente curativo para distintas hemoglobinopatias.[7,8] Em 2017, Ribeil *et al.* publicaram um caso-índice de DF tratado com células-tronco hematopoiéticas geneticamente corrigidas utilizando um vetor lentiviral denominado βA-T87Q globina. Nesse estudo, os autores demonstraram pela primeira vez uma melhora do fenótipo clínico, assim como das características biológicas da DF em um paciente tratado com TG.[9] Desde então, diversos outros grupos têm estudado novas possibilidades de TG, com destaque para o desenvolvimento de novos vetores lentivirais, assim como mecanismos que atuem junto à expressão do gene *BCL11A* (um repressor natural da gamaglobina) promovendo o aumento da produção da hemoglobina fetal.[7]

Em 2020, Frangoul *et al.* publicaram os primeiros relatos em pacientes com hemoglobinopatias tratados com edição gênica. Nesse trabalho os autores, pela utilização do sistema CRISPR-Cas9, conseguiram promover um aumento na hemoglobina fetal dos pacientes com DF por meio da diminuição da atividade da BCL11A. Desse modo, conseguiram obter uma melhora clínica importante com a interrupção das transfusões periódicas e das crises vaso-oclusivas.[10]

Por fim, outra possibilidade terapêutica que tem sido utilizada em vários centros de pesquisa refere-se ao transplante com doador haploidêntico com o uso de ciclofosfamida pós-transplante (Cy-pós). Nesse tipo de transplante, utiliza-se como doador algum membro da família que tenha uma compatibilidade de 50% ou um pouco mais (normalmente pais ou irmãos). Atualmente, o emprego do transplante com doador haploidêntico com Cy-pós tem alcançado bons resultados. Em 2019, Bolaños-Meade *et al.*, utilizando a plataforma com Cy-pós, observaram apenas 6% de rejeição do enxerto e incidência de DECH aguda e crônica de 29% e 18%, respectivamente. Nesse estudo, a SG foi de 100% com uma mediana de seguimento de 705 dias.[11]

Referências bibliográficas

1. Walters MC, Scott J P, Bernaudin F. Bone marrow transplantation for sickle cell disease. N Engl J Med. 1996; 335(6):369-76.
2. Bernaudin F, Souillet G, Vannier JP, Plouvier E, Lemerle S, Michel G, et al. Bone marrow transplantation (BMT) in 14 children with severe sickle cell disease (SCD): the French experience. GEGMO. Bone Marrow Transplant. 1993; 12(Suppl. 1):118-21.
3. Bernaudin F, Socie G, Kuentz M, Chevret S, Duval M, Bertrand Y, et al. Long-term results of related myeloablative stem-cell transplantation to cure sickle cell disease. Blood. 2007; 110(7):2749-56.
4. Gluckman E, Cappelli B, Bernaudin F, Labopin M, Volt F, Carreras J, et al. Sickle cell disease: an international survey of results of HLA-identical sibling hematopoietic stem cell transplantation. Blood. 2017; 129(11):1548-56.
5. Stenger EO, Shenoy S, Krishnamurti L. How I treat sickle cell disease with hematopoietic cell transplantation. Blood. 2019; 134(25):2249-60.
6. Simões BP, Pieroni F, Costa T, Barros GN, Darrigo G, Grecco CS, et al. Allogenic bone narrow transplantation in sickle-cell diseases. Rev Assoc Medica Bras (1992). 2016; 62(Suppl. 1):16-22.
7. Magrin E, Miccio A, Cavazzana M. Lentiviral and genome-editing strategies for the treatment of β-hemoglobinopathies. Blood. 2019; 134(15):1203-13.
8. High KA, Roncarolo MG. Gene Therapy. N Engl J Med. 2019;381(5):455-64.
9. Ribeil J-A, Hacein-Bey-Abina S, Payen E, Magnani A, Semeraro M, Magrin E, et al. Gene therapy in a patient with sickle cell disease. N Engl J Med. 2017; 376(9):848-55.

10. Frangoul H, Altshuler D, Cappellini MD, Chen Y-S, Domm J, Eustace BK, et al. CRISPR-Cas9 gene editing for sickle cell disease and β-thalassemia. N Engl J Med. 2021; 384(3):252-60.
11. Bolaños-Meade J, Cooke KR, Gamper CJ, Ali SA, Ambinder RF, Borrello IM, et al. Effect of increased dose of total body irradiation on graft failure associated with HLA-haploidentical transplantation in patients with severe haemoglobinopathies: a prospective clinical trial. Lancet Haematol. 2019; 6(4):e183-93.

Capítulo 47 — Trombose Venosa

1 A

A incidência de trombose de seio venoso é de, aproximadamente, 0,4 a 0,7 a cada 100 mil crianças por ano e cerca de 40% dos casos ocorrem no período neonatal.[1]

O quadro clínico da criança com trombose de seio venoso pode ser inespecífico e os sintomas mais frequentemente relatados consistem em cefaleia, alteração do nível de consciência, déficits focais e convulsões. Em geral, ocorre em crianças com fator de risco para trombose ou comorbidades em cerca de 95% dos casos. Entre os fatores de risco, destacam-se doenças infecciosas de cabeça e pescoço (p. ex., otite média aguda, mastoidite), desidratação, traumas, neoplasias ou cirurgias recentes em sistema nervoso central.[2]

O D-dímero, produto de degradação da fibrina, é considerado positivo se > 500 ng/mL. No entanto, apesar de sensível, é pouco específico, pois pode estar aumentado, por exemplo, na vigência de quadro infeccioso, na inflamação, no período neonatal, no pós-operatório e no trauma.[3]

A ultrassonografia com Doppler é de extrema utilidade para o diagnóstico de trombose por não ser invasiva e apresentar boa avaliação superficial. No entanto, tem limitação para avaliação de vasos intratorácicos ou intracranianos.

Nos casos de suspeita de trombose de seio venoso, o exame de escolha é um método axial contrastado, como a angiorressonância ou a angiotomografia. O diagnóstico é confirmado pela demonstração de falha de enchimento nos vasos cerebrais, com ou sem a presença de infarto venoso.[3,4]

2 D

A anticoagulação terapêutica é indicada na maioria dos casos para tratamento da trombose de seio venoso. No entanto, sua recomendação é baseada em estudos realizados em adultos e com baixo nível de evidência.[5,6]

A escolha do anticoagulante está mais relacionada a questões como facilidade de administração, monitoramento, gravidade/estabilidade do paciente e preferência da família.[7] Os anticoagulantes utilizados em pediatria estão descritos na Tabela 47.1.[5,8]

Tabela 47.1. Anticoagulantes utilizados em pediatria

	HNF	HBPM	AVK
Via de administração	IV	SC	VO
Dose	< 12 meses: 28 UI/kg/h ≥ 12 meses: 20 UI/kg/h Com ou sem dose de ataque	Enoxaparina: ≤ 2 meses: 1,5 mg/kg/dose, 12/12 horas > 2 meses: 1 mg/kg/dose, 12/12 horas Se insuficiência renal com *clearance* de creatinina < 30 mL/min: ajustar a dose para 1 vez/dia	0,1-0,2 mg/kg, máximo 5 mg
Ajuste (alvo terapêutico)	TTPA entre 60 e 85 s OU Anti-Xa entre 0,35 e 0,70 UI/mL	Anti-Xa entre 0,5 e 1,0 UI/mL	RNI entre 2 e 3

AVK: antagonista de vitamina K; HBPM: heparina de baixo peso molecular; HNF: heparina não fracionada; IV: intravenosa; RNI: relação normatizada internacional; s: segundos; SC: subcutânea; TTPA: tempo de tromboplastina parcial ativado; VO: via oral.
Fonte: Elaborada pela autora.

A heparina não fracionada (HNF) pode ser usada durante a internação ou nos primeiros dias de tratamento, visto ser um fármaco de meia-vida curta que pode ser suspenso com segurança e com rápida reversão do efeito em casos de sangramento ou procedimentos invasivos.[5,8] A heparina de baixo peso molecular (HBPM) tem sido amplamente utilizada em virtude de farmacocinética e dose/resposta mais previsíveis, meia-vida mais longa e necessidade de monitoramento menos frequente através da atividade do anti-Xa. A enoxaparina é a HBPM mais utilizada.[5,8] Os antagonistas de vitamina K (AVK) têm como principal vantagem a administração oral, porém apresentam algumas limitações. Não há formulação adequada para faixa etária pediátrica, há necessidade de monitoramento e coleta de amostras de sangue frequentes para ajustes de dose em virtude do alvo terapêutico estreito (RNI 2-3), tem meia-vida longa e lento início de ação. Além disso, apresentam diversas interações medicamentosas e dietéticas, não sendo a primeira medicação de escolha, principalmente em neonatos, lactentes e crianças menores.[5,8]

Não há dados que sugiram a realização de cirurgia ou implante de *stent* em crianças. Assim como a trombólise, podem ser considerados nos casos muito graves e ameaçadores à vida que não estejam respondendo à anticoagulação sistêmica.[5,7]

300 | HEMATOLOGIA E HEMOTERAPIA PEDIÁTRICA

3 B

O achado de sangramento intracraniano em pacientes com trombose de seio venoso não é infrequente. É secundário à hipertensão venosa do seio trombosado. Esse sangramento não contraindica anticoagulação – pelo contrário, a anticoagulação tende a melhorar a pressão e a diminuir a progressão do sangramento. No entanto, para anticoagular com segurança esse paciente, é prudente ter parâmetros laboratoriais adequados e, se possível, monitorar com exame de imagem de controle 3 a 5 dias após o início do tratamento.[5-9]

4 D

Para trombose de seio venoso na faixa etária pediátrica, a recomendação é tratar inicialmente por 3 meses e reavaliar o exame de imagem. Se trombose mantida ou parcialmente recanalizada, sugere-se estender o tratamento por mais 3 meses, completando 6 meses no total.[5,7] Já no período neonatal, a diretriz publicada por Monagle *et al.*, na revista *CHEST*, em 2012, considera a duração de tratamento entre 6 semanas e 3 meses para trombose de seio venoso.[5]

É importante ponderar tanto a resolução do trombo quanto os sintomas da trombose de seio venoso antes de suspender o tratamento.[7]

Se o fator de risco desencadeante estiver resolvido, pode-se descontinuar a medicação. Caso haja persistência do fator de risco (p. ex., uso de asparaginase, síndrome nefrótica), sugere-se manter a criança em anticoagulação profilática na tentativa de evitar recorrência.[5,9]

Referências bibliográficas

1. Dlamini N, Billinghurst L, Kirkham FJ. Cerebral venous sinus (sinovenous) thrombosis in children. Neurosurg Clin N Am. 2010; 21(3):511-27.
2. Ichord RN, Benedict SL, Chan AK, Kirkham FJ, Nowak-Göttl U; International Paediatric Stroke Study Group. Paediatric cerebral sinovenous thrombosis: findings of the International Paediatric Stroke Study. Arch Dis Child. 2015; 100(2):174-9.
3. Chalmers E, Ganesen V, Liesner R, Maroo S, Nokes T, Saunders T, et al. Guideline on the investigation, management and prevention of venous thrombosis in children. Br J Haematol. 2011; 154(2):196-207.
4. Rizzi M, Barnes C. A diagnostic approach to a child with thrombosis. In: Blanchette VS, Breakey VR, Revel-Vilk S. Sick kids – handbook of pediatric thrombosis and hemostasis. Germany: Karger; 2013. p. 157-75.
5. Monagle P, Chan AKC, Goldenberg NA, Ichord RN, Journeycake JM, Nowak-Göttl U, Vesely SK. Antithrombotic therapy in neonates and children: Antithrombotic Therapy and Prevention of Thrombosis. 9. ed. American College of Chest Physicians Evidence-Based Clinical Practice Guidelines. Chest. 2012 Feb; 141(2 Suppl.):e737S-e801S.
6. Monagle P, Cuello CA, Augustine C, Bondeul M, Brandão LR, Capman T, et al. American Society of Hematology 2018 Guidelines for management of venous thromboembolism: treatment of pediatric venous thromboembolism. Blood Adv. 2018; 2(22):3292-316.

7. Young G. How I treat pediatric venous thromboembolism. Blood. 2017; 130(12):1402-8.
8. Monagle P, Newall F. Management of thrombosis in children and neonates: practical use of antico-agulants in children. Hematology Am Soc Hematol Educ Program. 2018; 2018(1):399-404.
9. Blanchette V, Brandão L, Breakey V, Revel-Vilk S. Sick kids – handbook of pediatric thrombosis and hemostasis. 2. ed. Germany: Karger; 2017. p. 217-35.

Capítulo 48 — Recém-Nascido com Hemofilia

1 C

Trombocitopenia é a causa mais comum de anormalidade hemostática encontrada nos neonatos das unidades de terapia intensiva (UTI). É especialmente mais frequente em prematuros com extremo baixo peso ao nascimento. Plaquetopenia grave é reportada em cerca de 2% dos pacientes admitidos em UTI neonatal.[1]

Algumas particularidades do sistema hemostático do recém-nascido devem ser consideradas, como plaquetas com relativa perda de função, fatores V, VIII, XIII e von Willebrand em níveis elevados, fibrinogênio com atividade reduzida, capacidade diminuída na geração de trombina, menor concentração dos anticoagulantes naturais (antitrombina, proteínas C e S) e menor atividade do sistema fibrinolítico.[1,2]

Embora a maior parte das hemofilias apresente herança genética ligada ao cromossomo X, cerca de 30% de todos os casos são decorrentes de variações genéticas espontâneas. Estudos prospectivos relatam que mais de 50% das pessoas recentemente diagnosticadas com hemofilia grave não têm história familiar da doença.[3]

A Figura 48.2 representa um algoritmo para a investigação do neonato que sangra.[1]

2 B

As manifestações hemorrágicas mais comuns na hemofilia são hemartroses e sangramentos musculares. A frequência e a gravidade do quadro hemorrágico, em geral, são proporcionais ao grau de deficiência dos fatores de coagulação. Assim, classifica-se hemofilia A (deficiência de fator VIII) ou B (deficiência de fator IX), considerando-se a porcentagem do fator de coagulação deficiente em grave (< 1%), moderada (1% a 5%) e leve (5% a 40%).[2,4,5] A contagem plaquetária, o tempo de protrombina (TP) e o tempo de trombina (TT) são normais e o tempo de tromboplastina parcial ativada (TTPA) está prolongado.[1,2,4]

O diagnóstico confirmatório exige a dosagem dos fatores VIII e IX. É necessário, ainda, fazer o diagnóstico diferencial com doença de von Willebrand (DVW), deficiência hereditária de outros fatores de coagulação (principalmente XI, X, VII, V e afibrinogenemia) e disfunções plaquetárias.[1,3,5]

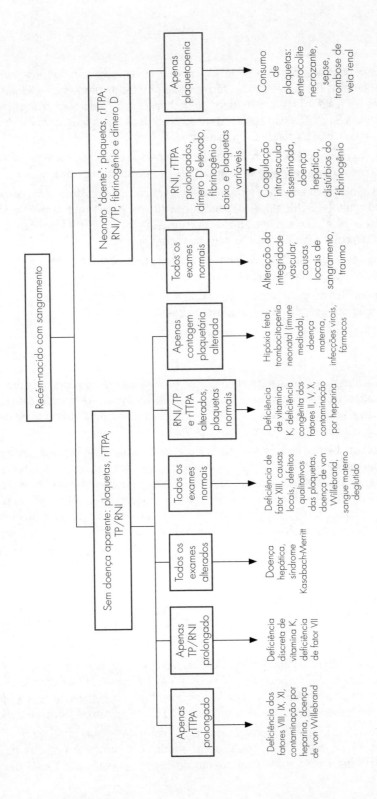

Figura 48.2. Algoritmo para investigação de sangramento no recém-nascido.
RNI: relação normatizada internacional; rTTPA: relação tempo de tromboplastina parcial ativado; TP: tempo de protrombina.
Fonte: Adaptada de Blanchette, 2017.[1]

3 D

Entre 10% e 30% dos pacientes com hemofilia A podem desenvolver inibidor, enquanto 1% a 5% daqueles com hemofilia B são afetados.[4] A técnica mais simples de pesquisar inibidores (teste qualitativo) consiste em realizar TTPA a 50% (teste da mistura, com 50% do plasma do paciente e 50% de plasma normal). Se o TTPA não corrigir, deve-se proceder à quantificação do inibidor para definição do título, o qual orienta conduta e tratamento.[1]

Clinicamente, a presença de inibidores manifesta-se pela falta de resposta ao tratamento habitual ou pelo aumento da frequência e/ou gravidade dos episódios hemorrágicos.[3-5]

Os inibidores são classificados segundo o título de anticorpos circulantes em baixo título (≤ 5 UB/mL) e alto título (> 5 UB/mL). A depender dos títulos, o paciente será tratado com concentrado de fator específico em altas doses ou com agentes de *bypass* (concentrado de complexo protrombínico ativado ou fator VII ativado recombinante).[1,2,4]

Atualmente, o desenvolvimento do inibidor está relacionado com o aumento da morbidade e piora da qualidade de vida do paciente.[1,5]

Os dois componentes do tratamento dos inibidores em hemofilia são o controle do sangramento e a erradicação dos anticorpos por indução de imunotolerância (ITI).[3-5]

4 D

Um dos tratamentos para pessoas com hemofilia A e inibidor é voltado para as hemorragias agudas, utilizando altas doses de fator específico ou agentes de *bypass*, de acordo com o título do inibidor. O outro consiste na terapia de indução de imunotolerância, um tratamento de dessensibilização pela infusão intravenosa frequente do fator VIII.

Para pacientes com hemofilia, a Federação Mundial de Hemofilia não expressa preferência por produtos recombinantes em relação aos concentrados derivados do plasma. A escolha deve levar em consideração a viabilidade local, o custo e a preferência do paciente.[3] Vale ressaltar que, segundo resolução da Agência Nacional de Vigilância Sanitária (Anvisa) em 2002, plasma fresco congelado e crioprecipitado são proibidos no tratamento de pacientes com hemofilia ou DVW, exceto em situações de ausência ou inexistência de concentrados.[4]

A terapia de reposição nas hemofilias depende do quadro clínico e baseia-se nas seguintes fórmulas:[1,2,4]

Hemofilia A: Unidades Internacionais (UI) de fator VIII = peso (kg) $\times \Delta/2$
Hemofilia B: Unidades Internacionais (UI) de fator IX = peso (kg) $\times \Delta$
Onde Δ = % de fator a ser elevado − % de fator basal

O tratamento adjuvante no controle de episódios hemorrágicos agudos inclui medidas locais, acetato de desmopressina (DDAVP) e ácido tranexâmico. No entanto, deve-se ficar atento às contraindicações específicas de cada medicação. O uso do antifibrinolítico, por exemplo, é contraindicado em casos de hematúria devido ao risco de formação de coágulo e obstrução do sistema urinário.[1,3,4]

Como considerações finais, vale reforçar que a ITI não trata episódios hemorrágicos se houver altos títulos de inibidor.[5] Assim, nos quadros agudos e conforme a resposta de cada indivíduo, o episódio deve ser tratado com agente de *bypass*. A realização de ITI deve ser considerada para todos os casos com inibidores em altos títulos. A viabilização desse tratamento em todos os centros de hemofilia constitui um desafio nacional.[4]

Referências bibliográficas

1. Blanchette VS, Brandão LR, Breakey VR, Revel-Vilk S (eds.). Sick kids – handbook of pediatric thrombosis and hemostasis. 2. ed. Basel: Krager; 2017. p. 26-155.
2. Carneiro JDA. Pediatria: hematologia pediátrica. 2. ed. Barueri: Manole; 2013. p. 111-51.
3. Srivastava A, Santagostino E, Dougall A, Kitchen S, Sutherland M, Pipe SW, et al. WFH Guidelines for the management of hemophilia. 3. ed. Haemophilia. 2020; 26(Suppl. 6):1-158.
4. Brasil. Ministério da Saúde, Secretaria de Atenção à Saúde. Departamento de Atenção Especializada e Temática. Manual de Hemofilia. 2. ed. Brasília: Ministério da Saúde; 2015.
5. Blanchette VS, Key NS, Ljung LR, Manco-Johnson MJ, van den Berg HM, Srivastava A, et al. Definitions in hemophilia: communication from the SSC of the ISTH. J Thromb Haemost. 2014; 12(11):1935-9.

Capítulo 49 — Doença Falciforme e Febre

1 D

Os quadros febris/infecciosos representam a principal causa de mortalidade em crianças com doença falciforme. Em estudo brasileiro de 2015, foi descrita a mortalidade de pacientes com doença falciforme da triagem neonatal do estado de Minas Gerais, no período de 1998 a 2012. Das mortes, 56,5% ocorreram até os 2 anos de vida, sendo a infecção (sepses, pneumonia/síndrome torácica aguda, gastrenterite) a principal causa, diagnosticada em 45% dos pacientes.[1] Em muitos casos, a etiologia da febre não é evidente, mas, como esses indivíduos têm um risco muito aumentado de infecção bacteriana grave, é fundamental que a febre por si só seja considerada uma situação de emergência.[2] A coleta de hemocultura e a administração de antibiótico parenteral empírico são recomendadas nesses pacientes, mesmo quando da documentação de uma infecção viral, devido ao risco de infecção bacteriana secundária.[3]

A resposta correta é a alternativa D. A recomendação é que seja instituído tratamento parenteral empírico com antibióticos que forneçam cobertura para *Streptococcus pneumoniae* e organismos entéricos Gram-negativos em crianças com doença falciforme com temperatura ≥ 38,5°C.[2] A febre e as infecções são mais comuns em pacientes com doença falciforme menores de 5 anos.[4]

2 A

Entre os critérios de gravidade que indicam internação para crianças com doença falciforme e febre, está a idade menor que 2 anos, como na paciente do caso clínico. Outros critérios de gravidade para internação consistem em história de infecção invasiva anterior (bacteremia), febre > 40°C, contagem de leucócitos > 30.000/mm³ ou < 5.000/mm³, queda de hemoglobina maior que 2,0 g/dL do basal do paciente ou Hb < 5,0 g/dL e pacientes com instabilidade hemodinâmica e aparência de infecção grave. A escolha do antibiótico baseia-se na epidemiologia e nos padrões de sensibilidade dos patógenos, com maior probabilidade de causar infecção. Em geral, a recomendação é de uso da cefalosporina de terceira geração (ceftriaxona). Em pacientes alérgicos a cefalosporinas, pode ser usada a clindamicina. Os pacientes com doença falciforme e febre devem ser avaliados, iniciando-se antibiótico precocemente, se possível em torno de 4 horas após o início da febre.[3]

3 C

Aos 2 a 3 meses de idade, o lactente com anemia falciforme já começa a apresentar comprometimento da função esplênica,[2] quando, então, a profilaxia antibiótica deve ser iniciada, conforme recomendado pelo Protocolo Clínico e Diretrizes Terapêuticas (PCDT) do Ministério da Saúde do Brasil para doença falciforme aprovado em 2018 (Quadro 49.1).[5] A profilaxia deve ser continuada após os 5 anos de idade em crianças que tiveram infecção pneumocócica grave anterior e deve ser verificada se a criança completou a vacinação pneumocócica recomendada.[2]

A resposta C é a alternativa correta. A imunização, junto à profilaxia antibiótica e a outras medidas como a triagem neonatal melhoraram muito o prognóstico das crianças com anemia falciforme.[6]

Com relação à administração da penicilina, a fenoximetilpenicilina (forma da penicilina em suspensão para uso oral) tem como principal característica a resistência à degradação pelo ácido gástrico, o que possibilita seu uso via oral. Quando administrada em jejum, os níveis séricos máximos são alcançados em 30 minutos e a eliminação é quase completa após 6 horas. O PCDT de 2018 recomenda que, na impossibilidade de uso da via oral para profilaxia, seja utilizada a penicilina benzatina via intramuscular e que a via oral seja retomada logo que possível. No caso de alergia a penicilina, utiliza-se a eritromicina via oral, na dose de 20 mg/kg/dia, dividida em duas administrações diárias (Quadro 49.1).[5]

Quadro 49.1. Esquemas de administração para profilaxia antibiótica em crianças com doença falciforme a partir de 2-3 meses de vida

Antibiótico profilático	Via de administração	Dose conforme a idade ou o peso
Fenoximetilpenicilina potássica (Penicilina V) (preferência)	Via oral diariamente	• Até 3 anos: 125 mg (equivalente a 200.000 UI ou 2,5 mL) a cada 12 horas (250 mg/dia) • Entre 3 e 5 anos: 250 mg (equivalente a 400.000 UI ou 5 mL) a cada 12 horas (500 mg/dia)
Penicilina benzilpenicilina benzatina (penicilina G)	Via intramuscular a cada 21 dias	• Menores de 1 ano: 25.000 a 50.000 UI/kg/dose • Até 25 kg: 600.000 UI • Acima de 25 kg: 1.200.000 UI
Estolato de eritromicina (se alergia a penicilina)	Via oral diariamente	• 20 mg/kg/dia, dividida em 12/12 horas

Fonte: Ministério da Saúde, 2018.[5]

4 B

O baço funciona como um filtro fagocítico, além de produzir anticorpos. Assim, ele tem papel fundamental no aumento da suscetibilidade a infecções bacterianas que ocorre na doença falciforme, uma vez que esses indivíduos têm hipo ou asplenismo funcional. A circulação sanguínea lenta pelo baço, a alta taxa de extração de oxigênio e a acidose local causam desoxigenação da hemoglobina S, promovendo a falcização, congestão e ingurgitamento dos sinusoides esplênicos com as células falciformes. Os macrófagos podem ficar bloqueados, prejudicando a fagocitose. Esses efeitos produzem um estado hipoesplênico, inicialmente reversível, porém, em longo prazo, os episódios de falcização repetidos e os danos isquêmicos promovem múltiplos infartos no baço que, incapaz de se regenerar, torna-se cicatrizado e atrofiado, culminando na autoesplenectomia.[7] Estudos mostraram também uma atividade funcional reduzida da via alternativa do complemento, com opsonização prejudicada. A deficiência de micronutrientes, como o zinco, importante para a função imunológica, tem sido sugerida como fator contribuinte para a infecção. Outros fatores ainda podem favorecer a infecção por microrganismos específicos, como a *Salmonella* sp, na qual a vaso-oclusão recorrente com infarto intestinal, a necrose e o aumento da permeabilidade da mucosa favorecem a invasão e a infecção por essa bactéria, que causa principalmente osteomielite.[6,7]

A perda da função esplênica se inicia antes dos 12 meses de idade em 86% dos pacientes, enquanto a perda irreversível do órgão (autoesplenectomia) é variável.[8] Avaliação ultrassonográfica do baço de 112 pacientes com doença falciforme entre 0 e 21 anos mostrou que 37,5% deles apresentavam autoesplenectomia, sendo 5% com idade entre 0 e 5 anos.[9]

Referências bibliográficas

1. Sabarense AP, Lima GO, Silva LML, Viana MB. Characterization of mortality in children with sickle cell disease diagnosed through the Newborn Screening Program. J Ped. 2015; 1(3);242-7.
2. Yawn BP, Buchanan GR, Afenyi-Annan AN, Ballas SK, Hassel KLI, James AH, et al. Management of sickle cell disease: summary of the 2014 evidence-based report by expert panel members. JAMA. 2014; 312(10):1033-48.
3. Rogers ZR. Management of fever in sickle cell disease. UpToDate. Disponível em: https://www.uptodate.com/contents/management-of-fever-in-sickle-cell-disease. Acesso em: 23 mar. 2021.
4. Zago MA, Pinto ACS. Fisiopatologia das doenças falciformes: da mutação genética à insuficiência de múltiplos órgãos. Rev Bras Hemat Hemoter. 2007; 29(3):207-14.
5. Brasil. Ministério da Saúde. Portaria Conjunta n. 05, de 19 de fevereiro de 2018. Protocolo Clínico e Diretrizes Terapêuticas Doença Falciforme. Disponível em: https://antigo.saude.gov.br/images/pdf/2018/fevereiro/22/Portaria-Conjunta-PCDT-Doenca-Falciforme.fev.2018.pdf. Acesso em: 24 mar. 2021.
6. Sobota A, Sabharwal V, Fonebi G, Steinberg M. How we prevent and manage infection in sickle cell disease. Br J Haematol. 2015; 170(6):757-67.
7. Booth C, Inusa B, Obaro SK. Infection in sickle cell disease: a review. Int J Infect Dis. 2010; 14(1):e2-e12.
8. Brousse V, Buffet P, Rees D. The spleen and sickle cell disease: the sick(led) spleen. Br J Haematol. 2014; 166(2):165-76.
9. Gale HI, Bobbitt CA, Setty BN, Sprinz PG, Doros G, Williams DD, et al. Expected sonographic appearance of the spleen in children and young adults with sickle cell disease: an update. J Ultrasound Med. 2016; 35(8):1735-45.

Capítulo 50 — Anemia Hemolítica Hereditária de Difícil Diagnóstico

1 C

O quadro clínico e o hemograma sugerem que se trata de doença falciforme, restando, pela interpretação correta dos dados relativos às frações da hemoglobina, chegar ao diagnóstico mais provável. A focalização isoelétrica (IEF) do nascimento sugere o diagnóstico de anemia falciforme, mas a cromatografia de troca catiônica de alto desempenho (HPLC, *high performance liquid chromatography*) mostra uma segunda fração de hemoglobina (Hb) na região de HbE/A$_2$, em concentrações quase iguais (8,2% e 8,9%). Essa proporção é mantida nos exames de HPLC com 1 ano e com 2 anos e meio. Traço falciforme (opção B) não pode ser, pois não se constata a presença de HbA nem o quadro clínico é condizente. Também não pode ser a opção D, pois a concentração de hemoglobina fetal seria mais alta, não haveria outra fração na "janela" de HbE/A$_2$ e o quadro clínico também não é condizente. A co-herança de HbS em homozigose com variante de cadeia alfa acarretaria o exame do "teste do pezinho" uma fração de hemoglobina cuja mobilidade na IEF ou tempo de retenção na HPLC seria diferente de uma HbS habitual, pois haveria o dímero gama^{variante}/S, e não apenas alfa^A/S. Além disso, essa variante precisaria ter sua concentração diminuída nas HPLC posteriores, pois o nível de produção de Hb fetal tem queda progressiva no 1º ano de vida. Só resta, portanto, a opção C, pois ambos os alelos da betaglobina estariam com mutações, resultando em duas frações de Hb – a HbS e uma Hb variante –, cuja migração na IEF ou é igual ou é muito semelhante à da HbS, mas cujo tempo de retenção na HPLC é mais longo que o da HbS, situando-se na janela de E/A$_2$.

2 D

A eletroforese em meio alcalino pode mostrar que a HbX (aquela que nos é desconhecida) tem outra posição que não se superpõe ao da HbS, mas isso não permite sua identificação. A IEF e a HPLC dos pais tão somente mostrarão que um deles deve ser A/S e o outro A/Var, nas mesmas posições já reveladas pelos exames da criança. O esfregaço do sangue periférico e medular nada acrescentará ao quadro laboratorial, além da constatação de uma anemia hemolítica e de prováveis drepanócitos. O sequenciamento do gene beta (*HBB*), que propiciou o diagnóstico da mutação causadora da hemoglobina variante, está ilustrado na Figura 50.3, caracterizando a Hb Maputo.[1-3]

3 D

A maioria das hemoglobinas variantes co-herdadas com a HbS não ocasiona doença falciforme. Comportam-se como "traço falciforme".

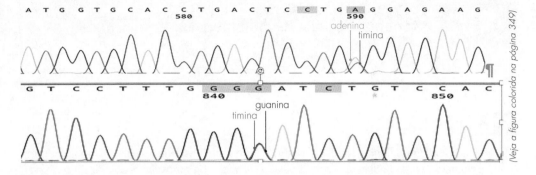

Figura 50.3. *Sequenciamento do gene HBB. Na parte superior, posição 590, notar a presença da base timina em um dos alelos e adenina, configurando a mutação no códon 6 GAG>GTG (Glu>Val) que dá origem à HbS. Na parte inferior, posição 842, notar timina e guanina, configurando a mutação no códon 47 GAT>TAT (Asp>Tyr), que define a Hb Maputo.*
Fonte: Acervo do autor.

Os índices hematimétricos no exame aos 2 anos e 6 meses não sugerem deficiência de ferro.

A criança não tinha nem 1 ano de idade quando houve sequestro esplênico agudo e o regime de transfusão crônica é a melhor opção.

Quanto à opção correta (D), nenhuma das hemoglobinas citadas têm características semelhantes à da Hb Maputo.[3] A Hb Maputo, descrita pela primeira vez em 1983,[1] não causa falcização das hemácias.[2-3]

A crise aplástica aguda não depende do nível da HbS. O pneumococo continua geralmente sensível à penicilina, mesmo após a esplenectomia. O nível de hemólise pode diminuir um pouco depois da esplenectomia na doença falciforme, mas a indicação para uso de folato não se altera.

Referências bibliográficas

1. Marinucci M, Boissel JP, Massa A, Wajcman H, Tentori L, Labie D. Hemoglobin Maputo: a new beta--chain variant (alpha 2 beta 2 47 (CD6) Asp replaced by Tyr) in combination with hemoglobin S, identified by high performance liquid chromatography (HPLC). Hemoglobin. 1983; 7(5):423-33.
2. Silva MR, Sendin SM, Araujo IC, Pimentel FS, Viana MB. Clinical and molecular characterization of hemoglobin Maputo [beta 47 (CD6) Asp > Tyr HBB: c.142G > T] and G-Ferrara [beta 57 (E1) Asn > Lys HBB: c.174C > A] in a newborn screening in Brazil. Int J Lab Hematol. 2013; 35(6):e1-4.
3. A Database of Human Hemoglobin Variants and Thalassemias. Disponível em: http://globin.bx.psu.edu/cgi-bin/hbvar/query_vars3. Acesso em: 25 jul. 2021.

Capítulo 51 — Citopenia, Febre e Esplenomegalia

A linfo-histiocitose hemofagocítica (LHF), ou síndrome hemofagocítica, é uma síndrome grave e potencialmente fatal caracterizada pela proliferação de macrófagos ativados associada a hemofagocitose generalizada. O quadro clínico é decorrente da resposta imune descontrolada e ineficaz, hiperinflamação importante, proliferação de macrófagos ativados e acúmulo de fagócitos no sistema reticuloendotelial. O diagnóstico é feito de acordo com os critérios do Quadro 51.1. Embora as hipóteses de leucemia, síndrome da imunodeficiência combinada grave e histiocitose de células de Langerhans na forma multissistêmica não possam ser descartadas, a história de consanguinidade, com o aumento da ferritina, de triglicérides e a hipofibrinogenemia, favorecem o diagnóstico de LHF.

Quadro 51.1. Critérios diagnósticos para linfo-histiocitose hemofagocítica

A. Doença familiar/Defeito genético conhecido
OU

B. Cinco dos oito critérios listados a seguir:
1. Febre: duração > 7 dias, picos > 38,5°C
2. Esplenomegalia: > 3 cm do rebordo costal esquerdo
3. Citopenias: bi ou pancitopenia, não associada a medula óssea hipocelular ou displásica
  - Hemoglobina < 9 g/dL (neonatos: < 10 g/dL)
  - Plaquetas < 100.000/mm³
  - Neutrófilos < 1.000/mm³
4. Hipertrigliceridemia e/ou hipofibrinogenemia
5. Ferritina > 500 ng/mL
6. Hemofagocitose na medula óssea ou baço ou linfonodos ou fígado
7. Atividade baixa ou ausente de células *natural killers* (NK)
8. CD25 solúvel elevado (receptor de IL-2 solúvel alfa) > 2.400 UI/mL

Fonte: Henter et al., 2007.

Suportam o diagnóstico de LHF os sintomas neurológicos com pleiocitose moderada e/ou proteína elevada no líquido cefalorraquidiano, aumento de transaminases, bilirrubinas e desidrogenase láctica. A presença de hemofagocitose no aspirado ou na biópsia de medula óssea pode ser útil, mas não é suficiente ou indispensável para o diagnóstico de síndrome hemofagocítica. O diagnóstico e o tratamento nunca devem ser adiados pela ausência de hemofagocitose na medula óssea.

Nesse paciente, o mielograma mostrou hemofagocitose de eritroblastos (Figura 51.1), discreta diminuição de linfócitos T CD3, presença de displasia de série granulocítica e demais populações dentro da normalidade.

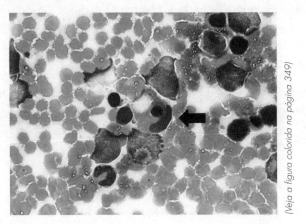

Figura 51.1. Medula óssea no aumento de 100×, figura de fagocitose de eritroblastos.
Fonte: Acervo da autora.

2 C

A LHF é classificada em duas formas: primária e secundária. Em crianças com menos de 1 ano de idade, geralmente observa-se a forma primária que ocorre por defeito genético (mutações em genes responsáveis pela função citotóxica das células NK e linfócitos T citotóxicos). As formas primárias podem ser familial (herança autossômica recessiva) ou ligada a imunodeficiências (síndromes de Griscelli 2, Chediak-Higashi, linfoproliferativa ligada ao X e Di George). Já em crianças maiores de 1 ano de idade, adolescentes e adultos, é mais comum a forma secundária (adquirida, não familial), que pode resultar de infecção (viral, bacteriana, parasitária), doença autoimune (comumente chamada de síndrome de ativação macrofágica) e neoplasias de células T (leucemias, linfomas).

O fato desse paciente ter pais consanguíneos indica alta probabilidade da forma primária/genética autossômica recessiva (familial).

3 A

A LHF é uma doença grave e rapidamente fatal se não tratada adequadamente. Todos os casos devem ser internados para investigação e início precoce do tratamento, que inclui antibioticoterapia de amplo espectro, terapia de suporte, uso de imunoglobulina intravenosa, correção de coagulopatia, hepatopatias e insuficiência renal. O uso de sulfametoxazol-trimetoprima profilático e antifúngicos é recomendável e a internação em unidade de terapia intensiva torna-se necessária na maioria dos casos.

4 B

Os pilares do tratamento da LHF consistem em imunossupressores e medicamentos quimioterápicos e biológicos que visam a reduzir a tempestade de citocinas e eliminar células T ativadas e macrófagos. Uma abordagem de tratamento comumente usada consiste em uma fase de indução de 8 semanas com dexametasona, ciclosporina e etoposideo, com base nos protocolos da Histiocyte Society HLH-1994 e HLH-2004. Pacientes com envolvimento do sistema nervoso central devem receber metotrexato e esteroide intratecal.

O paciente em questão iniciou o tratamento conforme o protocolo HLH 2004, apresentando boa resposta com normalização dos exames laboratoriais após as 8 semanas de terapia inicial. A pesquisa de painel genético revelou mutação do gene *UNC13D* em homozigose, fechando o diagnóstico de LHF familial do tipo 3.

5 B

O transplante de células-tronco hematopoiéticas está indicado nos pacientes com LHF familial, sintomas recorrentes e/ou acometimento do sistema nervoso central. Devido às altas taxas de toxicidade e mortalidade com condicionamento totalmente mieloablativo (provavelmente relacionado com o processo inflamatório subjacente), regimes de intensidade reduzida são geralmente recomendados. Esses últimos estão associados a uma melhor sobrevida, embora possam ser complicados por altas taxas de quimerismo misto e falha do enxerto. Para evitar atrasos no procedimento de transplante, a tipagem de HLA (*human leukocyte antigen*, antígeno leucocitário humano) e a pesquisa de doadores devem ser realizadas precocemente sempre que houver suspeita de LHF primária.

Referências consultadas

- Henter JI, Horne A, Aricó M, Egeler RM, Filipovich AH, Imashuku S, et al. HLH-2004: Diagnostic and therapeutic guidelines for hemophagocytic lymphohistiocytosis. Pediatr Blood Cancer. 2007; 48(2):124-31.
- Canna SW, Marsh RA. Pediatric hemophagocytic lymphohistiocytosis. Blood. 2020; 135(16):1332-43.
- Marsh RA, Jordan MB, Filipovich AH. Reduced-intensity conditioning haematopoietic cell transplantation for haemophagocytic lymphohistiocytosis: an important step forward. Br J Haematol. 2011; 154:556-63.

Capítulo 52 — Transfusão, Tremores, Febre e Dor Lombar

1 C

A reação transfusional mais frequente é a reação febril não hemolítica (RFNH), cuja incidência varia de 0,5% a 38%, dependendo do hemocomponente utilizado e se ele foi modificado ou não. Historicamente, tem-se observado diminuição da sua prevalência devido às medidas de hemovigilância conjuntas em vários países e às constantes melhorias na produção dos hemocomponentes.[3] A RFNH é definida como aumento de temperatura corporal acima de 1°C e superior a 38°C durante ou após a transfusão de sangue, sem outra explicação,[3] como ocorreu com a paciente do caso relatado.

2 D

A paciente apresentava calafrios, tremores, febre de 38,5°C, cefaleia, vômitos e dor lombar, mas não tinha sinais de hemólise, estava sem hipotensão arterial, sem alteração de perfusão tecidual e sinais vitais estáveis. A conduta inicial consistiu em interromper a transfusão e iniciar infusão de soro fisiológico a 0,9% intravenoso lento para manter acesso venoso e administrar antitérmico (dipirona). Não foi realizada meperidina, pois os tremores haviam diminuído.

Inicialmente, é importante considerar e excluir outras causas de reação transfusional, uma vez que a febre por si só pode ser a primeira manifestação de uma reação potencialmente fatal, como a reação hemolítica aguda à transfusão, contaminação bacteriana (sepse) e TRALI (*transfusion-related acute lung injury,* lesão pulmonar aguda relacionada com a transfusão).[3] Portanto, foi realizada investigação laboratorial para afastar essas outras causas de reação transfusional.

3 C

Como a paciente teve uma reação transfusional do mesmo tipo há alguns meses, foi repetido Coombs direto e indireto, além de realizada a coleta de hemocultura da paciente e da bolsa transfundida, urina I, dosagem de bilirrubinas total e frações, de haptoglobina e de desidrogenase láctica. Cerca de 1 hora após a interrupção da bolsa de concentrado de hemácias, todos os sintomas haviam desaparecido, inclusive o mal-estar que a paciente desenvolveu depois da interrupção da transfusão.

4 A

Como medida de prevenção a esse evento adverso, iniciou-se uso de filtro deleucocitário pré-estocagem. A família foi orientada de que esse tipo de evento poderia ser recorrente. Existem vários artigos que sugerem uso de filtração pré-estocagem devido à fisiopatologia da reação relacionada à liberação de citocinas.[3,4] Com relação ao uso de pré-medicação para prevenir RFNH, essa medida não foi confirmada em estudos randomizados nem em revisão sistemática.[5-7]

Em geral, o uso de pré-medicação deve ser avaliado levando-se em consideração seus custos, toxicidades potenciais e o risco potencial de que os antipiréticos possam mascarar uma febre devido a razões mais sérias e, em contrapartida, avaliar o benefício de reduzir significativamente as taxas de RFNH associadas a componentes já leucorreduzidos.[3]

Sabe-se que a RFNH é uma reação adversa relacionada com a transfusão de hemocomponentes, ocorrendo mais frequentemente na transfusão de concentrado de plaquetas, devido à fisiopatologia da reação, que se acredita estar relacionada com a liberação de citocinas inflamatórias no produto a ser transfundido ou com a presença de anticorpos antileucócitos do receptor que reagem contra leucócitos residuais de doadores.[8,9]

O gerenciamento e os resultados da RFNH representam uma carga substancial no atendimento ao hospital e ao paciente. Em um estudo recente de Cohen *et al.*, mais de 40% dos produtos implicados foram transfundidos de forma incompleta, 25% dos pacientes foram submetidos a exames de imagem do tórax, mais de 50% tinham coletado culturas microbianas e cerca 1/3 foram expostos a medicamentos não planejados. Além disso, cerca de 15% dos pacientes precisaram de internação por evento febril pós-transfusão, mostrando ônus para o paciente, família e hospital, até o esclarecimento do diagnóstico da reação transfusional.[10]

Referências bibliográficas

1. Brasil. Ministério da Saúde. Secretaria de Atenção a Saúde. Departamento de Atenção Hospitalar e de Urgência. Guia para o uso de hemocomponentes. Ministério da Saúde, Secretaria de Atenção a Saúde, Departamento de Atenção Especializada. 2. ed. Brasília: Ministério da Saúde; 2014.
2. Brasil. Ministério da Saúde. Agência Nacional de Vigilância Sanitária. Marco Conceitual e Operacional de Hemovigilância: Guia para a Hemovigilância no Brasil. Brasília: Ministério da Saúde; 2015.
3. Goel R, Tobian AAR, Shaz BH. Noninfectious transfusion-associated adverse events and their mitigation strategies. Blood. 2019;1 33(17):1831-9.
4. Heddle N. Pathophysiology of febrile nonhemolytic transfusion reactions. Curr Opin Hematol. 1999; 6(6):420-6.
5. Marti-Carvajal AJ, Sola I, Gonzalez LE, Leon de Gonzalez G, Rodriguez-Malagon N. Pharmacological interventions for the prevention of allergic and febrile non-haemolytic transfusion reactions. Cochrane Database Syst Rev. 2010(6): CD007539.
6. Kennedy LD, Case LD, Hurd DD, Cruz JM, Pomper GJ. A prospective, randomized, double-blind controlled trial of acetaminophen and diphenhydramine pretransfusion medication versus placebo for the prevention of transfusion reactions. Transfusion. 2008; 48(11):2285-91.
7. Wang SE, Lara PN Jr, Lee-Ow A, Reed J, Wang LR, Palmer P, et al. Acetaminophen and diphenhydramine as premedication for platelet transfusions: a prospective randomized double-blind placebo-controlled trial. Am J Hematol. 2002; 70(3):191-4.
8. McFaul SJ, Corley JB, Mester CW, Nath J. Packed blood cells stored in AS-5 become proinflammatory during storage. Transfusion. 2009; 49(7):1451-60.
9. Frazier SK, Higgins J, Bugajski A, Jones AR, Brown MR. Adverse reactions to transfusion of blood products and best practices for prevention. Crit Care Nurs Clin North Am. 2017; 29:271-90.
10. Cohen R, Escorcia A, Tasmin F, Lima A, Lin Y, Lieberman L, et al. Feeling the burn: the significant burden of febrile nonhemolytic transfusion reactions. Transfusion. 2017; 57(7):1674-83.

Capítulo 53 — Anemia por Distúrbio de Membrana

A piropoiquilocitose hereditária se caracteriza por anemia hemolítica grave, reconhecida pela presença de poiquilocitose e hemácias fragmentadas em esfregaço de sangue periférico. Descrita originalmente em 1975, recebeu esse nome devido às alterações morfológicas das hemácias semelhantes às observadas no sangue de pacientes com graves queimaduras.[1] A doença é causada por defeitos qualitativos nas proteínas de membrana alfa e beta espectrina e proteína 4.1, em razão de mutações nos genes respectivos, *SPTA1* e *SPTB* e *EPB41*. Essas mutações afetam a estabilidade mecânica do citoesqueleto da membrana das hemácias, com perda de área de superfície, enfraquecimento da membrana e fragmentação celular.[2-5] Estudos genéticos e moleculares demonstraram que a piropoiquilocitose apresenta estreita relação com a eliptocitose hereditária. A eliptocitose é provocada por mutação monoalélica de um dos genes que codificam as espectrinas alfa e beta ou a proteína 4.1 e, usualmente, determina uma doença oligossintomática.[6] Já foi demonstrado que pelo menos 1/3 dos pais de pacientes com piropoiquilocitose tem eliptocitose.[3] A maior parte dos casos de piropoiquilocitose resulta de transmissão por herança autossômica recessiva de variantes bialélicas em homozigose ou heterozigose composta.[2,7] A forma mais comum envolve uma mutação patogênica em um dos alelos de *SPTA1* e um polimorfismo no segundo alelo: a variante alfa[LELY] (Low-Expression LYon na espectrina alfa), que pode ocorrer em 20% a 30% da população, dependendo da etnia, e que, isoladamente, não causa manifestação clínica.[2]

A apresentação clínica inclui anemia hemolítica desde o período neonatal e esfregaço de sangue periférico típico, com necessidade variável de transfusões de concentrado de hemácias durante a infância.[6]

A incompatibilidade ABO manifesta-se como anemia hemolítica e hiperbilirrubinemia no período neonatal. A tipagem sanguínea define o diagnóstico. A anemia hemolítica autoimune pode transcorrer com Coombs direto negativo, mas a micropoiquilocitose, a esplenomegalia e a história familiar direcionam para anemia hemolítica congênita. O quadro clínico mais frequente na deficiência de glicose 6-fosfato desidrogenase é o de ausência de alterações clínicas e laboratoriais nos períodos entre as crises de hemólise.

2 D

O diagnóstico da piropoiquilocitose baseia-se no histórico de anemia microcítica com poiquilocitose desde o período neonatal, associado a sinais clínicos e laboratoriais de hemólise, como palidez, icterícia com hiperbilirrubinemia indireta, esplenomegalia, reticulocitose e elevação de desidrogenase láctica. Contudo, o aspecto mais emblemático da doença é a análise do esfregaço de sangue periférico, que mostra anisocitose, poiquilocitose, policromatofilia, microesferócitos, picnócitos, eliptócitos e fragmentos de hemácias.[3,6,7]

Muitas vezes, a contagem de plaquetas encontra-se superestimada pelos fragmentos de hemácias, considerados plaquetas gigantes na análise automatizada do hemograma pela citometria de fluxo.[7]

Outros exames mais especializados para o diagnóstico da piropoiquilocitose podem ser úteis, principalmente nas formas graves e persistentes da doença.[2,6,7]

3 D

O tratamento da piropoiquilocitose inclui todas as opções indicadas nas alternativas.[6]

Os familiares devem ser orientados durante as consultas ambulatoriais a observar sinais de situações de urgência (piora da palidez, icterícia, febre, taquidispneia, aumento do volume basal do baço), sendo orientados a procurar imediatamente o serviço de urgência de referência.

A transfusão de concentrado de hemácias, preferencialmente deleucocitada e fenotipada, deve ser realizada durante os episódios agudos de anemia sintomática. A transfusão de hemácias, entretanto, pode causar complicações potencialmente graves, mesmo com o rigor da triagem clínica e laboratorial empregada nos grandes centros. Aloimunização eritrocitária, imunomodulação, acúmulo tecidual de ferro, dificuldade progressiva de acesso venoso e doenças infecciosas transmissíveis pelo sangue são complicações possíveis.

A esplenectomia baseia-se no conceito de que o baço é o maior responsável pelo sequestro e pela remoção da circulação de hemácias anormais. O procedimento pode, portanto, aumentar o tempo de vida das hemácias fragmentadas, amenizando a gravidade da anemia.[6,7] Não deve ser realizada de rotina em todos os casos, mas naqueles que apresentam anemia moderada/grave, com dependência transfusional e repercussão no crescimento, no desenvolvimento e na qualidade de vida. A esplenectomia total pode promover uma melhora hematológica e independência transfusional, porém com exposição dos pacientes ao risco de sepse pós-esplenectomia. Assim, alguns autores utilizaram a esplenectomia parcial, com o objetivo de preservar parte da função imunológica do baço. Apesar de segura, a esplenectomia parcial apresenta eficácia temporária e pode ser considerada para amenizar os sintomas em crianças muito pequenas até que a esplenectomia total possa ser realizada com menor risco de complicações infecciosas, em geral após os 6 anos de idade.[6,8] A vacinação contra germes capsulados e a introdução da profilaxia antipneumocócica podem proporcionar redução da morbimortalidade relacionada com sepse.[6]

Referências bibliográficas

1. Zarkowsky HS, Mohandas N, Speaker CB, Shohet SB. A congenital haemolytic anaemia with thermal sensitivity of the erythrocyte membrane. Br J Haematol. 1975; 29(4):537-43.
2. Niss O, Chonat S, Dagaonkar N, Almansoori MO, Kerr K, Rogers ZR, et al. Genotype-phenotype correlations in hereditary elliptocytosis and hereditary pyropoikilocytosis. Blood Cells Mol Dis. 2016; 61:4-9.
3. Gallagher PG. Abnormalities of the erythrocyte membrane. Pediatr Clin North Am. 2013; 60(6):1349-62.
4. Ittiwut C, Natesirinilkul R, Tongprasert F, Sathitsamitphong L, Choed-Amphai C, Fanhchaksai K, et al. Novel mutations in SPTA1 and SPTB identified by whole exome sequencing in eight Thai families with hereditary pyropoikilocytosis presenting with severe fetal and neonatal anaemia. Br J Haematol. 2019; 185(3):578-82.
5. Iolascon A, Andolfo I, Russo R. Advances in understanding the pathogenesis of red cell membrane disorders. Br J Haematol. 2019; 187(1):13-24.
6. Andolfo I, Russo R, Gambale A, Iolascon A. New insights on hereditary erythrocyte membrane defects. Haematologica. 2016; 101(11):1284-94.
7. Da Costa L, Galimand J, Fenneteau O, Mohandas N. Hereditary spherocytosis, elliptocytosis, and other red cell membrane disorders. Blood Rev. 2013; 27(4):167-78.
8. Pincez T, Guitton C, Landman-Parker J, Brousse V, Gauthier F, Da Costa L, et al. Subtotal and total splenectomy for hereditary pyropoikilocytosis: Benefits and outcomes. Am J Hematol. 2018; 93(10):E340-E2.

Capítulo 54	Dietas Restritivas

1 D

A anemia megaloblástica é causada por deficiência de vitamina B_{12}, também denominada cobalamina (Cbl), e/ou pela deficiência de ácido fólico. A vitamina B_{12} é essencial para o crescimento ponderoestatural e para o desenvolvimento neuropsicomotor. Sintomas como irritabilidade, apatia e hipotonia acompanham o déficit de vitamina B_{12}, além do comprometimento hematológico com citopenia(s). Em lactentes em aleitamento materno exclusivo, a Cbl é dependente da Cbl materna. A anemia megaloblástica de etiologia nutricional compreende a principal causa em lactentes em aleitamento materno exclusivo, cuja mãe e lactante adotam dietas vegetarianas estritas sem acompanhamento nutricional e/ou suplementação quando necessário. A depleção de vitamina B_{12} ocorre nos lactentes de mães com anemia perniciosa e sem tratamento. Os defeitos de absorção, transporte e erros inatos de metabolismo são raros.[1-3] A anemia megaloblástica por erro inato de metabolismo é discutida no Capítulo 24.

2 A

No diagnóstico laboratorial da anemia megaloblástica, não existe um marcador laboratorial patognomônico capaz de auxiliar na diferenciação entre deficiência de Cbl e de ácido fólico. Assim, recomenda-se a utilização de pelo menos dois marcadores para definir a deficiência. Os exames diagnósticos recomendados são as dosagens de vitamina B_{12}, de ácido fólico, homocisteína e ácido metilmalônico (Quadro 54.1). O ácido metilmalônico é o marcador mais sensível e específico para avaliar a vitamina B_{12} em indivíduos com função renal normal.[3-6]

Quadro 54.1. Exames laboratoriais na deficiência de vitamina B_{12} e/ou ácido fólico

Teste	Deficiência de B_{12}	Deficiência de folato
Vitamina B_{12} sérica	Reduzida	Usualmente normal
Folato sérico	Normal ou aumentado	Reduzido
Ácido metilmalônico sérico	Aumentado	Normal
Homocisteína plasmática	Aumentada ++	Aumentada +

Fonte: Adaptado de Braga, 2014.[3]

O mielograma, embora útil para distinguir outras causas de pancitopenia, tem o mesmo padrão tanto na deficiência de vitamina B_{12} quanto na de ácido fólico. Deve-se estar atento às dosagens da Cbl, porque: a) concentração falsamente normal pode ocorrer em pacientes com deficiência congênita de transcobalamina II; b) concentrações falsamente baixas podem ocorrer na deficiência de folato; e c) nos erros inatos do metabolismo as concentrações podem ser normais. A dosagem da vitamina B_{12} ativa (holo-transcobalamina) pode auxiliar como marcador precoce da deficiência da vitamina B_{12}.[3-6]

3 D

A deficiência de vitamina B_{12} constitui urgência terapêutica devido ao risco de sequelas neurológicas. Lactentes e neonatos constituem os grupos de maior risco para essas sequelas. Não existe dose-padrão definida de reposição de vitamina B_{12} em crianças e o tempo de tratamento dependerá da etiologia. Não há evidência de benefício no uso de dose alta isolada e estudos sobre a eficácia de terapia com vitamina B_{12} oral em crianças são escassos.[7] Como a dose de vitamina B_{12} não é bem estabelecida em pediatria, Stabler (2013) sugere em crianças em aleitamento materno com anemia megaloblástica por deficiência nutricional materna a dose de 250 a 1.000 mcg/dia, por 1 semana, e, depois, dose semanal até a recuperação do paciente, além de tratamento da mãe para repor a vitamina B_{12} deficiente.[8]

A manutenção do tratamento depende da causa-base da deficiência de vitamina B_{12}. Na presença de anemia grave, pode ocorrer hipocalemia transitória com o tratamento, devendo-se monitorar o potássio. Ocorre aumento dos reticulócitos em 3 a 5 dias, com reticulocitose entre o 7° e o 10° dia, desde que não exista deficiência de ferro concomitante. Vale ressaltar que, na ausência de deficiência de ferro, é possível observar o aumento da hemoglobina após 1 semana.[9,10]

4 B

Entender como se processa o metabolismo da vitamina B_{12} a partir da alimentação até a via final metabólica é importante para a compreensão do diagnóstico e do tratamento, além da participação do folato nessa via comum. Após a ingestão, no estômago a vitamina B_{12} se liga ao fator-R-ligante; no duodeno, separa-se deste e se liga ao fator intrínseco (FI) produzido pelas células parietais do estômago. Ao chegar ao íleo terminal, a vitamina B_{12} é liberada do FI e absorvida. No sangue, a vitamina B_{12} liga-se às proteínas transportadoras transcobalaminas (TC I, II e III) e haptocorrina (HC), sendo denominada holo-TC ou vitamina B_{12} ativa ligada a TC-II. Após a endocitose, a vitamina B_{12} intracelular participa como coenzima na via metabólica, atuando na conversão da metilmalonil-CoA em succinil coenzima A por meio da adenosil B_{12}, e na metilação da homocisteína em metionina por meio do 5-metiltetrahidrofolato para tetrahidrofolato (metil-THF), mostrando que o folato participa da mesma via bioquímica da vitamina B_{12} (Figura 54.2).[3,9,11]

318 | HEMATOLOGIA E HEMOTERAPIA PEDIÁTRICA

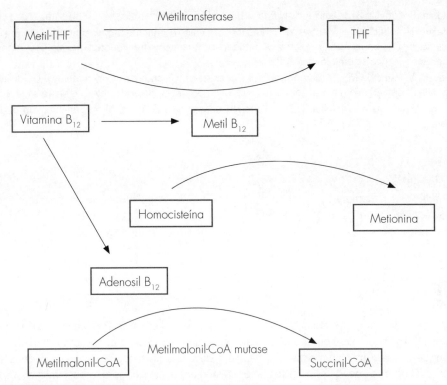

Figura 54.2. *Metabolismo da vitamina B_{12} e do ácido fólico.*
CoA: coenzima A; Metil-THF: metil tetrahidrofolato (forma circulante do ácido fólico).
Fonte: Adaptada de Braga, 2014.[3]

Referências bibliográficas

1. Oltean A, Chincesan I, Baghiu MD, Molnar E, Marginean CO. Megaloblastic anemia in children: case series from a single institution and literature review. J Pediatr. 2018; 67(4):17-181.
2. Contreiras M, Vieira F, Santos C, Guimarães J. Pancitopenia num lactente. Nascer e Crescer. 2011; 20(2):79-81.
3. Braga JAP, Ivankovich DT. Anemia Megaloblástica. In: Loggetto SR, Braga JAP, Tone LG (coords.). Hematologia e hemoterapia pediátrica. São Paulo: Atheneu; 2014. p. 97-106.
4. Merlo HC, Paula SM. Biochemical tests for diagnosis of megaloblastic anemias. Acta Bioquim Clin Latinoam. 2017; 51(3):349-59.
5. Hannibal L, Lysne V, Bjorke-Monsen AL, Behringer S, Grunert SC, Spiekerkoetter U, et al. Biomarkers and algorithms for the diagnosis of vitamin B12 deficiency. Front Mol Biosci. 2016; 3:27.
6. Hariz A, Bhattacharya PT. Megaloblastic Anemia. 2020 Oct 23. In: StatPearls [Internet]. Treasure Island (FL): StatPearls Publishing; 2021.
7. Van Vlaenderen J, Christiaens J, Van Winckel M, De Bruyne R, Vande Velde S, Van Biervliet S. Vitamine B12 deficiency in children: a diagnostic challenge. Acta Gastroenterol Belg. 2021; 84(1):121-4.

8. Stabler SP. Vitamin B12 Deficiency. N Engl J Med. 2013; 368:149-60.
9. Means RT, Fairfield KM, Mentzer WC, Timauer JS, Kunins L. Treatment of vitamin B12 and folate deficiencies. Disponível em: https://www.uptodate.com/contents/treatment-of-vitamin-b12-and-folate-deficiencies. Acesso em: 26 mar. 2021.
10. Devalia V, Hamilton MS, Molloy AM; British Committee for Standards in Haematology. Guidelines for the diagnosis and treatment of cobalamin and folate disorders. Br J Haematol. 2014; 166(4):496-513.
11. Braga JAP, Angel A. Vitamina B12. In: Leite HP, Konstantyner T (eds.). Micronutrientes em pediatria. Barueri: Manole; 2021. p. 104-19.

Capítulo 55 — Priapismo

1 B

No caso descrito, o priapismo é de baixo fluxo, episódio maior. O priapismo é classificado em baixo fluxo (isquêmico) ou alto fluxo (não isquêmico), de acordo com o grau de oxigenação do sangue nos corpos cavernosos. O priapismo de baixo fluxo (baixo grau de oxigenação) é responsável por mais de 95% dos casos de priapismo em pacientes com doença falciforme. É associado a redução ou ausência de fluxo sanguíneo nas artérias penianas em virtude de elevada pressão nos seios venosos dos corpos cavernosos, resultando em dor e rigidez, e assemelha-se a uma síndrome compartimental.[1]

De acordo com a duração, classifica-se em episódio maior, com ≥ 4 horas de duração ou episódio menor. Quanto maior o tempo de ereção, maior o dano tecidual. O tempo de duração do episódio do priapismo ≥ 4 horas está associado a um maior risco de lesão tecidual e, quando acima de 24 horas de duração, podem ocorrer necrose, fibrose e disfunção erétil.[1]

O priapismo de alto fluxo (alto grau de oxigenação), também denominado arterial ou não isquêmico, é raro e ocorre por interrupção do suprimento de sangue arterial para o tecido cavernoso. Está associado a trauma do pênis, aneurisma da circulação arterial peniana ou é iatrogênico (p. ex., lesão por agulha). Não é doloroso e regride espontaneamente na maioria das vezes.[1]

O priapismo recorrente ou do tipo *stuttering* é uma variante do priapismo isquêmico e caracteriza-se por episódios dolorosos breves e recorrentes, transitórios e autolimitados, com duração de minutos a, no máximo, 3 horas, e não relacionado com estímulo sexual.[1]

2 A

O priapismo pode ocorrer em cerca de 35% a 45% dos homens com doença falciforme e manifesta-se em qualquer faixa etária.[1] A idade média de início é na adolescência (12 a 15 anos), com o primeiro episódio antes dos 20 anos em 75% a 90% dos pacientes.[1] Está relacionado com alto índice de impotência sexual, situação de que deriva a importância do tratamento adequado e da orientação dos pacientes e familiares para o reconhecimento dessa condição. Acomete, em geral, os corpos cavernosos e, raramente, os corpos esponjosos.[2]

O priapismo com duração maior que 6 horas, também denominado fulminante, é uma emergência urológica, pois começa a ocorrer dano tecidual. No caso em questão, além da analgesia, deve haver intervenção do urologista para a drenagem dos corpos cavernosos, que tem por objetivo promover a detumescência do pênis e permitir a oxigenação dos corpos cavernosos. Deve ser realizada uma gasometria do sangue drenado para confirmação do priapismo de baixo fluxo (isquêmico), além da aplicação de agonista alfa-adrenérgico, caso não ocorra detumescência do pênis. Estes atuam como vasoconstritores induzindo à contração da musculatura lisa das artérias do corpo cavernoso e forçando o retorno sanguíneo para a circulação venosa.[1,2]

3 B

O uso de hidroxiureia (HU) é indicado para pacientes com um episódio de priapismo grave ou priapismo recorrente, conforme recomendado no Protocolo de Condutas e Diretrizes Terapêuticas do Ministério da Saúde do Brasil.[3] A evidência para uso da HU para a prevenção secundária do priapismo advém de estudos observacionais e sujeitos a críticas. Entretanto, o uso pode ser benéfico para os pacientes, ressaltando que em alguns casos os episódios continuam a ocorrer a despeito do tratamento.[1] Em ensaio clínico de fase II para terapia anti-P-selectina em 198 pacientes com doença falciforme, no qual 2/3 estavam em uso de HU, foi observado que, em relação ao priapismo, não houve diferença significativa entre o grupo de tratamento ativo e o grupo de placebo.[4]

4 C

Não se indica transfusão na fase aguda do priapismo. Porém, se houver associação com acidente vascular cerebral, síndrome torácica aguda ou anemia grave sintomática, a transfusão deve ser realizada.[1] Apesar da falta de evidências, o uso de transfusão de concentrado de hemácias ou transfusão com troca pode ser indicado apenas em casos agudos selecionados, nos quais há refratariedade ao tratamento farmacológico e cirúrgico. O objetivo consiste em reduzir o percentual de hemoglobina S abaixo de 30%, tendo o cuidado de não elevar a hemoglobina total a um nível > 10 g/dL.[1]

Referências bibliográficas

1. Field JJ, Vemulakonda VM, DeBaun MR, Burnett AL. Priapism and erectile dysfunction in sickle cell disease. UpToDate. Disponível em: https://www.uptodate.com/contents/priapism-and-erectile--dysfunction-in-sickle-cell-disease. Acesso em: 27 mar. 2021.
2. Vicari P, Figueiredo MS. Priapismo na doença falciforme. Rev Bras Hematol Hemoter. 2007; 29(3):275-8.
3. Brasil. Ministério da Saúde. Protocolo Clínico e Diretrizes Terapêuticas da Doença Falciforme. Portaria Conjunta nº 05, de 19 de fevereiro de 2018. Disponível em: http://conitec.gov.br/images/Protocolos/PCDT_DoencaFalciforme_2018.pdf. Acesso em: 27 mar. 2021.
4. Ataga KI, Kutlar A, Kanter J, Liles D, Cancado R, Friedrisch J, et al. Crizanlizumab for the prevention of pain crises in sickle cell disease. N Engl J Med. 2017; 376(5):429-39.

Capítulo 56
Recém-Nascido com Síndrome de Down e Leucocitose

1 C

A primeira hipótese a ser investigada em neonatos com síndrome de Down/trissomia constitucional do cromossomo 21 (cT21) e alterações hematológicas, principalmente nas três primeiras semanas de vida, é a síndrome mieloproliferativa transitória da síndrome de Down (SMT-SD), também conhecida pela sigla em inglês TAM (*transient abnormal myelopoiesis*, mielopoiese anormal transitória). Trata-se de uma proliferação clonal com células imaturas megacarioblásticas (FAB M7) circulantes, tendo como biomarcador molecular mutações no gene *GATA1*.[1]

Anormalidades hematológicas transitórias benignas podem também ser observadas em neonatos com síndrome de Down (SD) (*HANDS, hematologic abnormalities in the newborn DS*, anormalidades hematológicas em recém-nascidos com SD). Estudo prospectivo longitudinal para determinar o padrão de referência do hemograma na 1ª semana de vida em neonatos com SD, em relação à população de recém-nascidos normais, mostrou hemoglobina, hematócrito e volume corpuscular médio (VCM > 110 fL em 76% dos casos) mais altos, presença de eritroblastos circulantes, plaquetas entre 71.000 e 150.000/mm³ em 63% dos casos e volume plaquetário médio aumentado (média 11,8 fL, acima do P95%). A contagem de neutrófilos e monócitos é mais alta. A neutrofilia cai rapidamente e atinge platô no 10º dia de vida.[2]

Células com características imaturas são comuns mesmo em neonatos sem SMT-SD. As alterações morfológicas são semelhantes às observadas no feto, o que sugere retardo na transição para hematopoiese adulta na medula óssea na SD. As alterações multilinhagem documentadas na hematopoiese hepática fetal persistem além do 2º trimestre da gestação e na vida pós-natal. A maioria desses achados é transitória, moderada, dura em torno de 1 semana e não se relaciona com mutações no gene *GATA1*.[3]

2 C

A mutação no gene *GATA1* [X p11.23], que codifica o fator transcricional de linhagem eritroide e megacariocítica, ocorre em precursor da hematopoiese hepática, precedido por estado proliferativo induzido pela presença da trissomia constitucional do cromossomo 21. Esses dois eventos moleculares induzem à mieloproliferação traduzida pela leucemia transitória que, na maioria das vezes, evolui para remissão espontânea até o 3º mês de vida. No entanto, cerca de 20% a 30% dos casos podem apresentar leucemia mieloide aguda (LMA-SD) 1 a 3 anos após a remissão da SMT-SD no período neonatal.[4]

Estudo prospectivo de base populacional do *Oxford-Imperial Down Syndrome Cohort Study* (OIDSCS) documentou características clínicas, contagens sanguíneas, exame do esfregaço e a pesquisa de mutação de *GATA1* em grande coorte de base populacional de neonatos com SD. Blastos no sangue periférico foram encontrados em 195/200 (97,5%) pacientes, 8,5% deles com blastos > 10% e com mutação no gene *GATA1* detectada pelas técnicas de sequenciamento direto *Sanger sequencing* (SS, sequenciamento Sanger) e *denaturing high performance liquid chromatography*

(DHPLC, cromatografia líquida desnaturante de alto desempenho). Porém, em 20% dos bebês com < 10% de blastos, mutações no gene *GATA1* foram detectadas somente pela técnica de *next-generation sequencing* (NGS, sequenciamento de próxima geração). Não foi encontrada diferença clínica ou hematológica que distinguisse esses neonatos daqueles com SD sem mutação no gene *GATA1* ou de casos de SMT-SD. Portanto, mutações no gene *GATA1* ocorrem em cerca de 28% dos neonatos com SD, alguns necessitando de técnicas mais sensíveis para a detecção de mutações no gene *GATA1*. Os autores sugerem o termo *"silent TAM"* para os casos que necessitam de técnicas mais sensíveis para detecção de mutações no gene *GATA1*. Evolução para LMA-SD ocorreu em três neonatos com SMT-SD e em um com *"silent TAM"* (4/35, 11,4%). As metodologias acessíveis atualmente para a detecção das mutações no gene *GATA1* são SS, DHPLC e NGS. O diagnóstico de SMT-SD é fechado com a presença de mutações do gene *GATA1*. Para os pacientes negativos pelo SS ou DHPLC, a recomendação atual reside na análise por NGS do éxon 2/3 do gene *GATA1*.[5]

O Grupo Colaborativo Brasileiro do Estudo de Leucemia Aguda dos Lactentes utilizou DHPLC para análise de 130 amostras de 115 crianças com SD, seguida do sequenciamento direto para pesquisa de mutação do gene *GATA1* nos éxons 2 e 3. Vinte mutações foram detectadas no éxon 2 e uma no éxon 3. Em um paciente com 12 dias de vida e leucemia transitória, foi detectada a mutação *GATA1* c.90_91 del AG; entrou em remissão espontânea com 3 meses e mutação não foi detectada aos 6 e 12 meses de idade. Aos 36 meses, com clínica de LMA, a mesma mutação foi detectada.[6] Em outro estudo brasileiro em crianças com SD, a taxa de detecção de mutações no gene *GATA1* no éxon 2 por reação em cadeia da polimerase (PCR) semiquantitativo foi de 2,36%. Um paciente foi diagnosticado com LMA-SD aos 24 meses e a mutação do gene *GATA1* era previamente negativa. Foi utilizada uma técnica de maior sensibilidade com um *primer* específico para a duplicação do gene *GATA1* (*nested PCR*) nas amostras de sangue periférico e de medula óssea que o paciente tinha desde os 3 meses de vida – dessa vez, a mutação foi detectada em todas as amostras, caracterizando ser um *"silent TAM"*.[7]

3 D

O estudo prospectivo do Pediatric Oncology Group (POG – 9481) avaliou a história natural da SMT-SD, encontrando idade média ao diagnóstico de 13 dias (1 a 65 dias), 25% assintomáticos; nos sintomáticos, os achados mais comuns foram hepatoesplenomegalia, derrame (pericárdico, ascite, pleural), sangramento e petéquias. Remissão espontânea ocorreu em 89% dos pacientes, com tempo médio de desaparecimento dos blastos no sangue periférico de 58 dias. Leucemia ocorreu em 19% dos pacientes em um tempo médio de 20 meses. Os óbitos (17% dos casos) foram associados a presença de leucometria alta e alterações de enzimas hepáticas, que resultaram em falência hepática e coagulação intravascular disseminada.[8]

4 D

O grupo alemão ofereceu tratamento com citarabina em baixa dose (0,5 a 1,5 mg/kg) por 3 a 12 dias aos pacientes com fatores de risco para morte precoce, ou seja, leucometria alta (> 50.000 leucócitos/mm³), plaquetopenia < 100.000/mm³, sinais de colestase ou disfunção hepática. A sobrevida livre de eventos em 5 anos para o grupo tratado foi de 52% *versus* 28% para o não tratado (p = 0,02). A análise multivariada demonstrou o impacto prognóstico favorável desse tratamento. Os pacientes com derrame pleural e trombocitopenia < 100.000/mm³ ao diagnóstico de SMT-SD tiveram risco maior de desenvolver LMA-SD.[9] O estudo multicêntrico *Prevention 2007 trial* mostrou que o uso de baixa dose de citarabina reduziu a mortalidade relacionada com SMT-SD, quando comparado ao controle histórico, mas não preveniu a progressão para LMA-SD.[10]

A edição 2016 da Organização Mundial da Saúde incluiu a SMT-SD, a LMA-SD e a síndrome mielodisplásica da SD no item "Classificação das Neoplasias Mieloides com Predisposição Germinativa", sendo as três doenças espectro da mesma entidade biológica, com características morfológica, imunofenotípica e molecular próprias, incluindo a mutação do gene *GATA1*.[11]

Referências bibliográficas

1. Roberts I, Izraeli S. Haematopoietic development and leukaemia in Down syndrome. Br J Haematol. 2014; 167(5):587-99.
2. Choi JK. Hematopoietic disorders in Down syndrome. Int J Clin Exp Pathol. 2008; 1(5):387-95.
3. James R, Johnston T, Lightfoot T, Painter D, Roman E, Kinsey S. Haematological reference ranges for neonates with down syndrome in the UK: A report from the children with down's syndrome study. Blood. 2010; 116(21):79.
4. Wechsler J, Greene M, McDevitt MA, Anastasi J, Karp JE, Le Beau MM, et al. Acquired mutations in GATA1 in the megakaryoblastic leukemia of Down syndrome. Nat Genet. 2002; 32(1):148-52.
5. Roberts I, Alford K, Hall G, Juban G, Richmond H, Norton A, et al. Oxford-Imperial Down Syndrome Cohort Study Group. GATA1-mutant clones are frequent and often unsuspected in babies with Down syndrome: identification of a population at risk of leukemia. Blood. 2013; 122(24):3908-17.
6. Amorim MR, Figueiredo AB, Splendore A, Magalhães IQ, Pombo-de-Oliveira MS, El-Jaick KB, et al. Detection of mutations in GATA1 gene using automated denaturing high-performance liquid chromatography and direct sequencing in children with Down syndrome. Leuk Lymphoma. 2009; 50(5):834-40.
7. Queiroz LB, Lima BD, Mazzeu JF, Camargo R, Córdoba MS, Q Magalhães I, et al. Analysis of GATA1 mutations and leukemogenesis in newborns with Down syndrome. Genet Mol Res. 2013; 12(4):4630-8.
8. Massey GV, Zipursky A, Chang MN, Doyle JJ, Nasim S, Taub JW, et al. A prospective study of the natural history of transient leukemia (TL) in neonates with Down syndrome (DS): Children's Oncology Group (COG) study POG-9481. Blood. 2006; 107(12):4606-13.
9. Klusmann JH, Creutzig U, Zimmermann M, Dworzak M, Jorch N, Langebrake C, et al. Treatment and prognostic impact of transient leukemia in neonates with Down syndrome. Blood. 2008; 111(6):2991-8.
10. Flasinski M, Scheibke K, Zimmermann M, Creutzig U, Reinhardt K, Verwer F, et al. Low-dose cytarabine to prevent myeloid leukemia in children with Down syndrome: TMD Prevention 2007 study. Blood Adv. 2018; 2(13):1532-40.
11. Arber DA, Orazi A, Hasserjian R, Thiele J, Borowitz MJ, Le Beau MM, et al. The 2016 revision to the World Health Organization classification of myeloid neoplasms and acute leukemia. Blood. 2016; 127(20):2391-405.

Capítulo 57 — Neutropenia Febril no Paciente Oncológico

Neutropenia febril (NF) é definida por febre, com temperatura > 38°C (diretriz do NICE – National Institute for Health and Clinical Excellence) em paciente com contagem de neutrófilos ≤ 500/mm³ ou com outros sinais e sintomas de sepse.[1] Portanto, destaca-se que a ausência de febre não descarta a possibilidade de infecção grave no paciente neutropênico, principalmente pós-quimioterapia, com quebra de barreiras mucosa e cutânea. A possibilidade de queda dos neutrófilos nas próximas horas também deverá ser valorizada, de acordo com o tipo e o tempo decorrido da última quimioterapia utilizada nos pacientes com febre.

A NF é uma emergência médica, principalmente em pacientes em tratamento quimioterápico. Os protocolos para manejo da NF, que recomendam o acesso rápido do paciente ao hospital e início precoce de terapia antimicrobiana empírica intravenosa, reduziram drasticamente a mortalidade desses pacientes.[2] Os episódios de NF nem sempre causam complicações e mais de 50% deles não apresentam causa infecciosa definida.

Várias estratificações de risco são adotadas em pacientes com doenças malignas para definição da melhor abordagem diante da confirmação da NF, sendo a mais utilizada na população pediátrica a de Alexander modificada (Quadro 57.1). Os pacientes que se encaixam nos critérios de Alexander modificado são considerados de alto risco para complicações pela NF.[1]

Quadro 57.1. Critérios de risco de Alexander modificado

Fatores de risco que aumentam a gravidade:
Na admissão e 48 horas depois
• Idade < 1 ano
• Condições médicas associadas que necessitam de hospitalização:
- Choque ou choque compensado
- Hemorragia
- Desidratação
- Instabilidade metabólica
- Alteração do estado mental
- Pneumonite
- Mucosite (que não permita o uso da via oral e necessite de analgesia intravenosa)
- Falência respiratória
- Abscesso perirretal ou em outros sítios
- Calafrios
- Irritabilidade/meningismo.
- Falência orgânica
• Comorbidades associadas ao câncer:
- LLA recém-diagnosticada/recidiva há menos de 28 dias
- LLA sem remissão > 28 dias
- Leucemia mieloide aguda
- LLA em lactentes
- Protocolos intensivos de linfoma não Hodgkin de células B
- Transplantados de células-tronco hematopoiéticas
- Quimioterapia de alta dose sequencial com TCTH como resgate
• História:
- Necessidade de internação em terapia intensiva no último episódio de NF
- Não aderência ao tratamento (condições sociais ou do paciente)
- Incapacidade de tolerar antimicrobianos por via oral

(Continua)

Quadro 57.1. Critérios de risco de Alexander modificado *(Continuação)*

Fatores de risco que aumentam a gravidade:
Após 48 horas da primeira avaliação
• Hemocultura positiva • Contagem absoluta de neutrófilos <100 células/mm³ nas primeiras 48 horas • Criança em mau estado geral nas primeiras 48 horas

LLA: leucemia linfoide aguda; NF: neutropenia febril; TCTH: transplante de células-tronco hematopoiéticas.
Fonte: Adaptado de Morgan, 2019.[1]

O exame físico é essencial (repetir diariamente), com o paciente despido (incluir cavidade oral, região anal e genital), e queixas de dor, pela pouca inflamação, devem ser valorizadas, principalmente nas regiões periodontal, faringe, esôfago e perianal. São importantes a inspeção e a palpação do sítio de inserção de cateter central.

Os exames laboratoriais iniciais são hemograma completo (confirmar a neutropenia e avaliar a necessidade transfusional), hemoculturas de dois sítios diferentes (duas periféricas ou uma amostra do cateter e outra periférica), ureia, creatinina, eletrólitos, testes da função hepática, proteína C-reativa, lactato, Gram e cultura de urina em crianças ≤ 5 anos de idade e radiografia de tórax, se houver sintomas respiratórios.[1]

2 D

Iniciar precocemente antimicrobianos de amplo espectro também faz parte do manejo da NF. Deve-se administrar a primeira dose por via intravenosa na primeira hora do atendimento.

Os antimicrobianos de primeira escolha são os betalactâmicos com ação antipseudomonas, como cefepima ou piperacilina/tazobactam ou meropenem, em monoterapia. O esquema adotado deve estar de acordo com a epidemiologia local do hospital, levando-se em consideração o padrão de resistência dos microrganismos. A associação de um segundo antibiótico para cobertura de bastonetes Gram-negativos (BGN) pode ser considerada em pacientes graves. Na suspeita de infecção da corrente sanguínea relacionada com a presença do cateter venoso central, deve-se associar um glicopeptídeo (vancomicina), assim como nos pacientes com instabilidade hemodinâmica. Nos casos de diarreia com suspeita de enterocolite neutropênica (tiflite), associar cobertura para bactérias anaeróbias (metronidazol ou monoterapia com piperacilina/tazobactam ou meropenem). O uso de antifúngicos também pode estar indicado em pacientes de alto risco, como aqueles com mucosite intensa ou pós-transplante de células-tronco hematopoiéticas.[1-3]

3 A

Caso as culturas sigam negativas, não há indicação de modificar o esquema inicial apenas pela persistência da febre nos pacientes estáveis. O esquema deverá ser adequado ao microrganismo isolado em culturas ou escalonado para cobertura de germes multirresistentes nos pacientes que se tornem instáveis.[2,3]

Nos pacientes com boa resposta ao tratamento antimicrobiano empírico e sem crescimento de microrganismos nas culturas, deve ser avaliada a suspensão da dupla cobertura para BGN ou do glicopeptídeo em 24 a 72 horas.[2,3]

Todo paciente estável, com hemoculturas negativas, que se torne afebril por mais de 24 horas e que tenha sinais de recuperação medular, pode descontinuar o esquema antimicrobiano. Paciente com NF de baixo risco para complicações que ficou afebril e com hemoculturas negativas pode suspender o esquema antibiótico após 72 horas, independentemente da recuperação medular, desde que garantido o seu retorno à assistência se necessário.[2,3]

4 C

São considerados de alto risco para infecção fúngica invasiva (IFI) os pacientes com leucemia mieloide aguda, leucemia linfoide aguda de alto risco, recaídas de leucemias agudas, transplantados de medula óssea, aqueles com neutropenia prolongada e usuários de altas doses de corticosteroides. Os biomarcadores para IFI, como galactomanana sérica e beta-D-glucana, assim como testes de reação em cadeia da polimerase para fungos, podem não ajudar a determinar o uso da terapia antifúngica empírica na neutropenia prolongada em pacientes de risco (qualidade de evidência científica baixa a moderada). Exames de imagem, como tomografia computadorizada de tórax e de abdome, podem auxiliar na decisão do início empírico de antifúngicos na NF prolongada em pacientes de alto risco.[4]

Lesões cutâneas devem ser sempre biopsiadas, principalmente nos pacientes com NF prolongada e de alto risco para IFI, para pesquisa direta e cultura para fungos.[4]

O uso de equinocandinas (caspofungina, micafungina e anidulafungina) ou anfotericina B (preferencialmente as formulações lipídicas) deve ser considerado em pacientes de risco com NF prolongada e uso de antimicrobianos de amplo espectro de ação. Atentar-se para interações medicamentosas ao utilizar azólicos (miconazol, cetoconazol, fluconazol, itraconazol, voriconazol) na terapia antifúngica.[4]

Referências bibliográficas

1. Morgan JE. Fifteen minute consultation: Fever in children being treated for cancer. Arch Dis Child Educ Pract Ed. 2019; 104(3):124-8.
2. Lehrnbecher T. Treatment of fever in neutropenia in pediatric oncology patients. Curr Opin Pediatr. 2019; 31(1):35-40.
3. COG Supportive Care Endorsed Guidelines. Disponível em: https://childrensoncologygroup.org/index.php/cog-supportive-care-endorsed-guidelines. Acesso em: 26 mar. 2021.
4. Logan C, Koura D, Taplitz R. Updates in infection risk and management in acute leukemia. Hematology Am Soc Hematol Educ Program. 2020; 2020(1):135-9.

Capítulo 58 — Síndrome de Evans

1 C

A síndrome de Evans é um distúrbio autoimune raro, de incidência imprecisa na infância (estimada em 0,4 casos/100.000 crianças)[1] e definida pela ocorrência concomitante ou sequencial de anemia hemolítica autoimune (AHAI) com anticorpo a quente (Coombs direto positivo) e trombocitopenia imune (PTI), podendo também ter neutropenia autoimune.[1-4] Alguns autores consideram a doença como a destruição de pelo menos duas linhagens de células sanguíneas na ausência de outro diagnóstico.[2,3] Nos exames laboratoriais, apresenta anemia, trombocitopenia, reticulocitose, esfregaço do sangue periférico com poiquilocitose e esferócitos, hiperbilirrubinemia indireta, desidrogenase láctica aumentada e haptoglobina baixa (Figura 58.1).[3]

Cerca de 40% dos pacientes podem apresentar reticulocitopenia pela ação de autoanticorpos contra precursores eritroides na medula óssea. O aspirado de medula óssea não é considerado essencial na propedêutica da síndrome de Evans, à exceção da presença de reticulocitopenia e na suspeita clínica de leucose e mielodisplasia.[1,3,4] Geralmente, evolui com curso crônico, é potencialmente fatal, tem frequentes exacerbações (PTI é recorrente em 60% dos pacientes, enquanto a AHAI, em 30%) e necessidade de terapêutica imunossupressora contínua (dependência) ou por tempo prolongado.[4,5] É importante ressaltar que quando a síndrome de Evans é refratária ao tratamento, ela pode ser secundária a uma doença de base. Portanto, nessa situação, deve-se realizar a pesquisa de doenças de base.[5]

2 D

A síndrome de Evans é considerada primária quando nenhuma doença de base é identificada e, portanto, deve ser um diagnóstico de exclusão.[3,5] Embora a fisiopatologia da doença ainda não esteja esclarecida, a associação com outras doenças imunológicas sugere que a síndrome de Evans ocorre dentro de um contexto imune devido a alterações nas imunidades humoral e celular.[2-5] Entre os distúrbios imunes que podem cursar com a síndrome de Evans, destacam-se a síndrome linfoproliferativa autoimune, o lúpus eritematoso sistêmico, a imunodeficiência comum variável, a deficiência de IgA e a síndrome da imunodeficiência adquirida. A síndrome de Evans também tem sido observada após transplante autólogo/alogênico de medula óssea e na doença de Castleman multissistêmica. Algumas doenças podem mimetizar a síndrome de Evans, como a púrpura trombocitopênica trombótica, a deficiência congênita da ADAMTS-13, a síndrome hemolítico-urêmica, a hemoglobinúria paroxística noturna e a síndrome de Kasabach-Merritt, as quais devem ser afastadas.[1,3-5]

328 | HEMATOLOGIA E HEMOTERAPIA PEDIÁTRICA

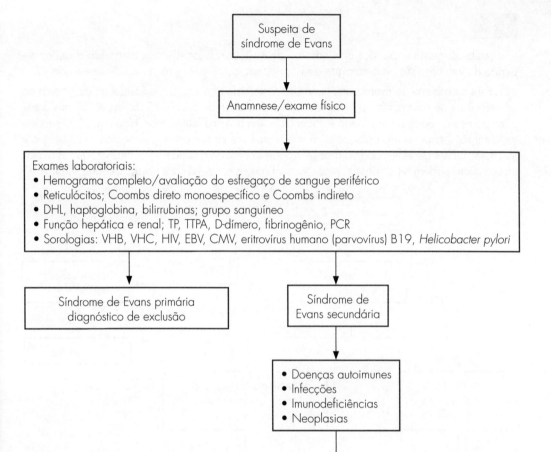

Figura 58.1. *Roteiro diagnóstico da síndrome de Evans.*
Ac: anticorpos; ALPS: autoimmune lymphoproliferative syndrome, síndrome linfoproliferativa autoimune; CMV: citomegalovírus; DHL: desidrogenase láctica; EBV: vírus Epstein-Barr; FAN: fator antinúcleo; HIV: vírus da imunodeficiência humana; Ig: imunoglobulina; PCR: proteína C-reativa; RX: raios X; TP: tempo de protrombina; TTPA: tempo de tromboplastina parcial ativada; USG: ultrassonografia; VHB: vírus da hepatite B; VHC: vírus da hepatite C.
Fonte: Adaptada de Jaime-Pérez, 2018.[3]

3 A

A abordagem terapêutica da síndrome de Evans ainda permanece como um desafio, depende da identificação de patologias de base e tem, como princípio, a imunossuprressão.

Para a síndrome de Evans primária, o corticosteroide tem sido a medicação de escolha como primeira linha de tratamento e, de acordo com a gravidade do quadro clínico inicial (anemia grave e sangramento), pode ser associado à imunoglobulina humana intravenosa (Figura 58.2). O suporte transfusional (hemácias e/ou plaquetas) é reservado para os pacientes graves, pois sabe-se que a transfusão nesses pacientes pode promover o agravamento do quadro clínico, uma vez que as células transfundidas podem ser destruídas pelos autoanticorpos e intensificar a resposta imune anormal.[1,3,5]

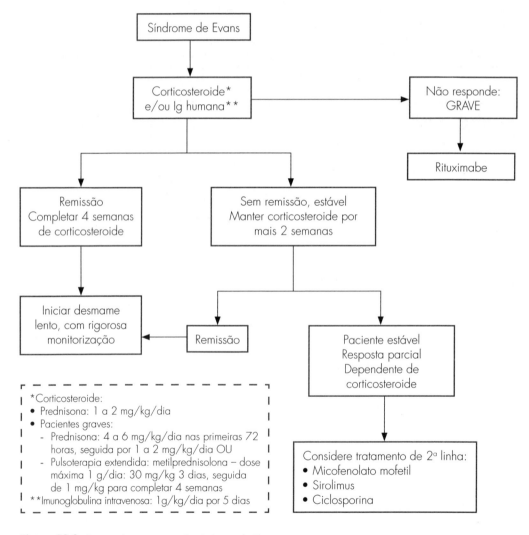

Figura 58.2. *Roteiro do tratamento da síndrome de Evans.*
Fonte: Northon e Roberta, 2006.[5]

Em torno de 80% a 85% dos pacientes respondem à corticoterapia na dose habitual (1 a 2 mg/kg/dia) e, para aqueles pacientes graves, podem ser necessárias doses maiores de corticoterapia.[2,3,5] Para os pacientes dependentes de altas doses de corticosteroide ou que são refratários, deve-se propor o tratamento de segunda linha. A escolha do melhor tratamento de segunda linha deve levar em consideração a gravidade das manifestações clínicas, o impacto na qualidade de vida do paciente e a patologia de base. No caso de pacientes dependentes de corticosteroides e/ou que necessitem de terapêutica de manutenção, pode-se optar por medicamentos imunossupressores com tempo de ação mais lento, como ciclosporina, micofenolato de mofetil e sirolimus. Nas situações de emergência nas quais o efeito terapêutico deve ser imediato, o rituximabe tem se mostrado como medicamento de escolha em uma série de casos, com resposta em torno de 75%.[1-5] Com relação à esplenectomia, esse procedimento tem sido cada vez menos indicado e, geralmente, reservado para os pacientes refratários à terapêutica imunossupressora e a maiores de 6 anos de idade. A taxa de resposta à esplenectomia é baixa e geralmente transitória, com recaída dentro de 1 a 2 meses após a cirurgia, além de risco maior para sepse grave e óbito. No caso de indicação de esplenectomia, realizar a vacinação contra germes encapsulados.[1,3,5]

Referências bibliográficas

1. Miano M. How I manage Evans syndrome and AIHA cases in children. Br J Haematol. 2016;172(4):524-34.
2. Aladjidi N, Fernandes H, Leblanc T, Vareliette A, Rieux-Laucat F, Bertrand Y, et al. Evans syndrome in children: long-term outcome in a prospective French national observational cohort. Front Pediatr. 2015;3(79):1-8.
3. Jaime-Pérez JC, Aguilar-Calderón PE, Salazar-Cavazos L, Goméz-Almaguer D. Evans syndrome: clinical perspectives, biological insights and treatment modalities. J Blood Med. 2018; 9:171-84.
4. Mantadakis E, Farmaki E. Natural history, pathogenesis, and treatment of Evans syndrome in children. J Pediatr Hematol Oncol. 2017; 39(6):413-19.
5. Northon A, Roberta I. Management of Evans syndrome. Br J Haematol. 2006; 132(2):125-37.

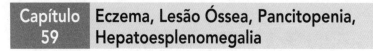

Capítulo 59 — Eczema, Lesão Óssea, Pancitopenia, Hepatoesplenomegalia

1 D

Histiocitoses são um grupo de distúrbios caracterizados pela proliferação e pelo acúmulo de células do sistema mononuclear fagocitário, que inclui monócitos/macrófagos, células dendríticas dérmicas/intersticiais e as células de Langerhans. A histiocitose pode ser localizada ou generalizada, reacional ou neoplásica. As diversas formas de histiocitose foram descritas no passado como doenças distintas, o que deu origem a um número enorme de denominações e epônimos, sendo os mais conhecidos histiocitose X, granuloma eosinofílico, doença de Hand-Schüller-Christian e doença de Letterer-Siwe. Em 1987, a International Histiocyte Society (IHS) classificou as diversas formas de histiocitose e padronizou a nomenclatura. Essa classificação foi revista em 1997 e as diversas patologias foram agrupadas de acordo com a sua célula de origem.[1] Mais recentemente, em 2016 as histiocitoses foram reclassificadas de acordo com a sua característica molecular.[2] Neste texto, será enfatizada a histiocitose de células de Langerhans (HCL), a doença mais comum desse grupo.

O diagnóstico da histiocitose requer biópsia da lesão suspeita. O aspecto anatomopatológico (Figura 59.1) é de presença das células de Langerhans com núcleos marcados por indentações (aspecto de grão de café) em puro infiltrado histiocítico ou em lesões mistas com eosinófilos e histiócitos, fagócitos e células gigantes multinucleadas. O diagnóstico definitivo (Figura 59.2) é realizado pela positividade do anticorpo monoclonal CD1a ou CD207 nas células lesionais ou, quando disponível, grânulos de Birbeck (estruturas típicas da doença à microscopia eletrônica) (Figura 59.3).

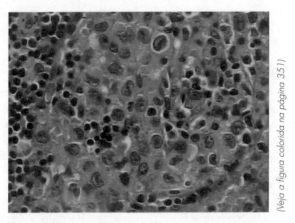

Figura 59.1. *Aspecto anatomopatológico da histiocitose de células de Langerhans.*
Fonte: Imagem cedida pelo Departamento de Patologia da Universidade Federal de São Paulo.

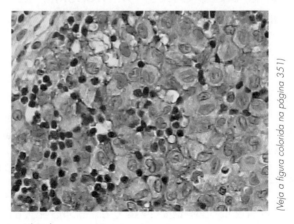

Figura 59.2. *Anticorpo monoclonal.*
Fonte: Imagem cedida pelo Departamento de Patologia da Universidade Federal de São Paulo.

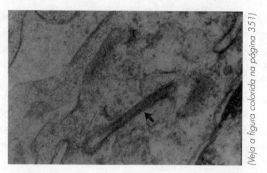

Figura 59.3. *Microscopia eletrônica com grânulos de Birbeck.*
Fonte: Acervo da autora.

A HCL é tipicamente uma doença de crianças, embora possa ocorrer raramente em adultos. A maioria dos casos é diagnosticada entre 1 e 4 anos. A apresentação clínica é extremamente variável e vai desde eczema leve ou lesões ósseas assintomáticas diagnosticadas incidentalmente em exames radiológicos até casos graves com comprometimento acentuado do estado geral, febre, irritabilidade, perda de peso e atraso no desenvolvimento. Em crianças abaixo dos 2 anos, a forma disseminada com hepatoesplenomegalia, adenomegalia generalizada, diabetes insípido, exoftalmia e pancitopenia é mais comum. Escolares e adolescentes apresentam mais frequentemente envolvimento ósseo único ou múltiplo, sem envolvimento visceral.

O esqueleto é envolvido em 80% dos casos e pode ser o único local afetado, especialmente em crianças com idade superior a 5 anos. As lesões ósseas podem ser únicas ou múltiplas, com possibilidade de ocorrer em vários ossos, mais comumente o crânio (Figura 59.4). O envolvimento da pele se dá em 50% dos casos em algum momento da evolução. Geralmente, manifesta-se como uma dermatite seborreica de difícil tratamento que no início não é adequadamente valorizada. Acomete o couro cabeludo e a região das fraldas, podendo espalhar-se para o restante do corpo. O exantema pode ser petequial ou hemorrágico. Em lactentes, a alteração cutânea pode ser a única manifestação da HCL e regredir espontaneamente.

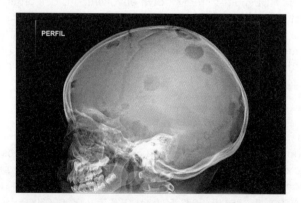

Figura 59.4. *Imagem radiológica do crânio apresentando lesões líticas.*
Fonte: Acervo da autora.

As manifestações hematológicas (anemia, leucopenia ou plaquetopenia) podem ocorrer com ou sem o envolvimento da medula óssea no mielograma ou na biópsia de medula óssea. A HCL hepática pode manifestar-se com hipoalbuminemia, ascite, icterícia, coagulopatia, colestase leve e até mesmo a forma mais grave de colangite esclerosante que resulta em fibrose biliar e falência hepática. O diabetes insípido é a endocrinopatia mais comum na HCL e ocorre mais frequentemente em associação a lesões craniofaciais. Pode surgir antes, simultaneamente ou depois do aparecimento de outras lesões da HCL. Manifestações neurológicas lentas e progressivas, como ataxia, disartria, nistagmo, hiper-reflexia, disfagia ou déficit de pares craniano podem aparecer anos depois do diagnóstico inicial, mesmo se este consistia apenas de lesão óssea.

2 C

Além do exame físico detalhado, todos os pacientes precisam ser avaliados com hemograma completo, coagulograma, ferritina, eletrólitos, proteína total, albumina, alanina aminotransferase, aspartato aminotransferase, bilirrubinas, fosfatase alcalina, gama-GT, ureia, creatinina, densidade e osmolaridade urinária, radiografia de esqueleto, cintilografia óssea e ultrassonografia de abdome. Alguns exames laboratoriais específicos são indicados de acordo com as manifestações da doença, por exemplo, mielograma e biópsia de medula óssea no caso de hemograma anormal. A biópsia hepática é indicada somente nos casos de envolvimento hepático significativo com alterações da função hepática para diferenciar entre colangite esclerosante e histiocitose ativa. A ressonância magnética (RM) é solicitada se houver suspeita de lesões ósseas craniofaciais (RM de crânio e face), lesões vertebrais (RM de coluna), alterações hormonais, visuais ou neurológicas, baixa estatura, diabetes insípido, puberdade precoce ou atrasada (RM de crânio e hipófise) ou suspeita de envolvimento da mastoide (RM de crânio/mastoide). Nas demais lesões ósseas, não é necessária.

3 A

O tratamento da HCL multissistêmica com envolvimento dos órgãos de risco (fígado, baço e hematopoiético) inclui prednisona via oral (40 mg/m^2/dia) e pulsos semanais de vimblastina intravenosa (6 mg/m^2) por 6 semanas.[3-6] No caso de resposta favorável, passa-se para a fase de manutenção com pulsos a cada 3 semanas de prednisona via oral (40 mg/m^2/dia) por 5 dias, vimblastina intravenosa (6 mg/m^2) e 6-mercaptopurina (50 mg/m^2/dia) durante 12 meses.

4 B

São considerados fatores prognósticos para a HCL o número de órgãos envolvidos, sendo que o envolvimento de quatro ou mais órgãos está associado a um pior prognóstico. Outros fatores de pior prognóstico são função do órgão afetada e idade abaixo de 2 anos, com exceção dos neonatos com lesões cutâneas isoladas que tem prognóstico excelente. A resposta do paciente às 6 semanas de quimioterapia inicial é o melhor fator prognóstico em diversos estudos multicêntricos.[3,7,8] Pacientes que têm boa resposta ao tratamento alcançam 88% a 91% de sobrevida em contraste com 17% a 34% dos maus respondedores.

5 A

Pacientes com resposta inadequada à terapia inicial devem transicionar para outro esquema terapêutico.

Referências bibliográficas

1. Favara BE, Feller AC, Pauli M, Jaffe ES, Weiss LM, Arico M, et al. Contemporary classification of histiocytic disorders. The WHO Committee on Histiocytic/Reticulum Cell Proliferations. Reclassification Working Group of the Histiocyte Society. Med Pediatr Oncol. 1997; 29(3):157-66.
2. Emile JF, Abla O, Fraitag S, Horne A, Haroche J, Donadieu J, et al. Histiocyte Society. Revised classification of histiocytoses and neoplasms of the macrophage-dendritic cell lineages. Blood. 2016; 127(22):2672-81
3. Rodriguez-Galindo C, Allen CE. Langerhans cell histiocytosis. Blood 2020 Apr 16; 135(16):1319-31.
4. Minkov M, Grois N, McClain K, Nanduri V, Rodriguez-Galindo C, Simonnitsch-Klupp I, et al. Histiocyte Society – Evaluation and Treatment Guidelines April 2009. Disponível em: http://www.histiocytesociety.org/document.doc?id=290. Acesso em: 24 mar. 2021.
5. Histiocyte Society. Disponível em: https://www.histiocytesociety.org/. Acesso em: 25 mar. 2021.
6. Grana N. Langerhans cell histiocytosis. Cancer Control. 2014; 21(4):328-34.
7. Gadner H, Minkov M, Grois N, Pötschger U, Thiem E, Aricò M, et al. Therapy prolongation improves outcome in multisystem Langerhans cell histiocytosis. Blood. 2013; 121(25):5006-14.
8. Donadieu J, Bernard F, van Noesel M, Barkaoui M, Bardet O, Mura R, et al. Cladribine and cytarabine in refractory multisystem Langerhans cell histiocytosis: results of an international phase 2 study. Blood. 2015; 126(12):1415-23.

Capítulo 60 — Transfusão de Granulócitos

Após a seleção de doadores pelos critérios de peso, calibre/condições do acesso venoso, sorologia negativa prévia recente (sífilis, Chagas, HBsAg, anti-HBc total, anti-HCV, anti-HIV e anti--HTLVI/II) e compatibilidade sanguínea com o receptor, o doador deve ser mobilizado 12 horas antes do procedimento de coleta com fator estimulador de colônias de granulócitos (G-CSF) 300 mcg subcutâneo + dexametasona 8 mg via oral.[12] A sorologia anti-citomegalovírus (anti-CMV) é importante para receptores CMV-negativos.

2

Pacientes oncológicos com bom prognóstico, de preferência em remissão, com menos de 500 neutrófilos/mm³ e infecção fúngica documentada, não responsivo a G-CSF, sem critérios de melhora 48 horas após a introdução de antifúngicos e com previsão de recuperação medular breve.

Além dos riscos residuais inerentes à transfusão de todos os hemocomponentes, os principais órgãos de choque do paciente que recebe transfusão de concentrado de granulócitos são os pulmões, seja por lesão pulmonar aguda relacionada com a transfusão (TRALI), seja por infiltração dos leucócitos transfundidos no parênquima pulmonar. Portanto, dispneia grave, dessaturação e imagens pulmonares até 12 horas após a transfusão podem indicar a suspensão do programa.

Referências bibliográficas

1. Dale DC, Price TH. Granulocyte transfusion therapy: a new era? Curr Opin Hematol. 2009; 16(1):1-2.
2. Bensinger WI, Price TH, Dale DC, Clift R, Lilleby K, Williams B, et al. The effects of daily recombinant human granulocyte colony-stimulating factor administration on normal granulocyte donors undergoing leukapheresis. Blood. 1993; 81:1883-88.
3. Liles WC, Huang JE, Llewellyn C, SenGupta D, Price TH, Dale DC. A comparative trial of granulocyte colony-stimulating factor (G-CSF) and dexamethasone alone and in combination for the mobilization of neutrophils in the peripheral blood of normal human volunteers. Transfusion. 1997; 37:182-7.
4. Aktekin E, Bay A, Yılmaz M. Granulocyte Transfusion Therapy in Childhood. Indian J Hematol Blood Transfus. 2017; 33(3):417-20.
5. Price TH, Boeckh M, Harrison RW, McCullough J, Ness PM, Strauss RG, et al. Efficacy of transfusion with granulocytes from G-CSF/dexamethasone-treated donors in neutropenic patients with infection. Blood. 2015; 126(18):2153-61.
6. Grigull L, Pulver N, Goudeva L, Sykora KW, Linderkamp C, Beilken A, et al. G-CSF mobilised granulocyte transfusions in 32 paediatric patients with neutropenic sepsis. Support Care Cancer. 2006; 14(9):910-6.
7. Gurlek Gokcebay D, Akpinar Tekgunduz S. Granulocyte transfusions in the management of neutropenic fever: A pediatric perspective. Transfus Apher Sci. 2018; 57(1):16-9.
8. Arslan D, Yildizdas D, Horoz OO, Aslan N, Leblebisatan G. Transfusion-associated acute lung injury following donor granulocyte transfusion in two pediatric patients. J Pediatr Intensive Care. 2019; 8(4):251-4.
9. Yoshihara S, Ikemoto J, Fujimori Y. Update on granulocyte transfusions: accumulation of promising data, but still lack of decisive evidence. Curr Opin Hematol. 2016; 23(1):55-60.
10. Kadri SS, Remy KE, Strich JR, Gea-Banacloche J, Leitman SF. Role of granulocyte transfusions in invasive fusariosis: systematic review and single-center experience. Transfusion. 2015; 55(9): 2076-85.
11. Estcourt LJ, Stanworth S, Doree C, Blanco P, Hopewell S, Trivella M, et al. Granulocyte transfusions for preventing infections in people with neutropenia or neutrophil dysfunction. Cochrane Database Syst Rev. 2015; 2015(6):CD005341.
12. Rocha PC. Doadores de granulócitos, plaquetas e sangue total. O real perfil altruístico e seu capital social. (Dissertação de mestrado). São Paulo: Faculdade de Medicina da Universidade de São Paulo; 2013.

Capítulo 61 — Um Caso de Múltiplas Complicações Imuno-Hematológicas

1

A fenotipagem sem transfusões prévias de concentrado de hemácias (CH) aplica-se apenas a pacientes que tenham previsão de receber múltiplas unidades de CH ao longo da vida, como no caso dos pacientes com hemoglobinopatia. A importância recai sobre o fato de que, ao conhecer o fenótipo estendido dos pacientes, diversas estratégias transfusionais podem ser adotadas em médio e longo prazos. A principal delas consiste na seleção de unidades fenótipo-compatíveis de forma profilática, para impedir a formação de anticorpos irregulares. A cada novo anticorpo formado, o horizonte transfusional fica mais estreito para o paciente, diminuindo a oportunidade de ele receber unidades incompatíveis em caso de indisponibilidade das compatíveis. A fenotipagem também é útil na própria identificação de alo ou autoanticorpos: os aloanticorpos são formados apenas em pacientes que não portam antígenos correspondentes. A importância da amostra ser coletada antes da primeira transfusão de CH decorre da limitação do método sorológico, que não distingue eritrócitos *self* de *non-self*. A genotipagem, como usa elementos nucleados, dispensa essa recomendação. Entretanto, a genotipagem constitui um método oneroso e indisponível na maioria dos serviços.

2

Os anticorpos do sistema Lewis são, na maioria dos casos, da classe IgM, cuja atividade em baixa temperatura costuma ser maior que a 37°C. Por isso, são chamados de anticorpos frios e negligenciáveis do ponto de vista transfusional. Quando o título desses anticorpos for muito elevado, a amplitude térmica de seu funcionamento pode aumentar a ponto de provocar hemólise a 37°C, caso no qual passam a ter importância clínica.

3

A melhor conduta em casos de hiper-hemólise é a conservadora. Trata-se de um momento de decisão transfusional muito difícil, que precisa necessariamente passar pelo bom entrosamento entre as equipes de assistência e da agência transfusional. A assinatura do "Termo de responsabilidade" serve para documentar a situação. O compartilhamento das decisões nesses casos deve ser estendido aos familiares. A transfusão pode ser feita no limite dos recursos hemodinâmicos do paciente, monitorado, de forma bem lenta e interrompido em caso de reação/instabilidade. Enquanto a equipe não indica a transfusão, pulsos de corticosteroide ou imunoglobulina podem ser testados. Eritropoietina e substratos também podem ser oferecidos ao paciente para que ele produza seus próprios eritrócitos e fique menos dependente da transfusão. O uso de rituximabe também é recurso extremo, oneroso e em alguns centros, indisponível.

Referências bibliográficas

1. Compernolle V, Chou ST, Tanael S, Savage W, Howard J, Josephson CD, et al. Red blood cell specifications for patients with hemoglobinopathies: a systematic review and guideline. Transfusion. 2018; 58(6):1555-66.
2. Novaretti MCZ. Estudo de grupos sanguíneos em doadores de sangue caucasoides e negroides na cidade de São Paulo (Tese de Doutorado). São Paulo: Departamento de Clínica Médica, Disciplina de Hematologia e Hemoterapia, Faculdade de Medicina da USP; 1995.
3. Daniels G, Poole J, de Silva M, Callaghan T, MacLennan S, Smith N. The clinical significance of blood group antibodies. Transfus Med. 2002; 12(5):287-95.
4. Mollison PL, Engelfriet CP, Contreras M. The Lewis system. In: Blood Transfusion in Clinical Medicine. 9. ed. Oxford: Blackwell Scientific Publications; 1993. p. 175-84.
5. Brasil. Ministério da Saúde. Portaria MS/SAS n. 158, de 4 de fevereiro de 2016. Brasília: Ministério da Saúde; 2016.
6. Fasano RM, Chou ST. Red blood cell antigen genotyping for sickle cell disease, thalassemia, and other transfusion complications. Transfus Med Rev. 2016; 30(4):197-201.
7. Banks M. Shikle J. Hyperhemolysis syndrome in patients with sickle cell disease. Arch Pathol Lab Med. 2018; 142(11):1425-27.

Índice Remissivo

A

Acidente vascular cerebral, 159

Adenomegalia, 48, 220

  afebril, 83, 256

Adesão à terapia quelante de ferro, 14

Adolescente com tosse e dispneia, 12, 175

Alterações protrombóticas da anemia falciforme, 110, 291

Anemia, 66, 237

  de Blackfan-Diamond, 233

  de Fanconi sem doador compatível, 7, 169

  falciforme, 237

    alterações protrombóticas da, 110, 291

  ferropriva não responsiva ao ferro, 68, 239

  grave com 1 mês de vida, 64, 233

  hemolítica

    autoimune, 55, 225

      de difícil controle, 3, 165

    hereditária de difícil diagnóstico, 125, 308

  megaloblástica, 317

  microcítica, 32, 199

  por distúrbio de membrana, 133, 314

Anticoagulação, 9, 172

Antifator Xa, 173

Aplasia de medula óssea adquirida, 96, 271

Atraso do desenvolvimento, 76, 247

C

Cianose, 16, 182

Citopenia, 25, 113, 128, 293, 310

  refratária da infância, 285

Coagulação intravascular disseminada, 204

Crise de dor, 155

D

Deficiência de vitamina K, 228

Dietas restritivas, 135, 317

Dificuldade para deambular, 44, 214

Dispneia, 12, 175

Doença

  de von Willebrand tipo IIB, 204, 270

  falciforme, 155

    dor na, 5, 167

    e febre, 123, 305

    sobrecarga de ferro na, 87, 263

    transplante de células-tronco hematopoiéticas na, 115, 295

Dor

  lombar, 44, 130, 214, 312

  na doença falciforme, 5, 167

E

Eczema, 147, 331

Emagrecimento, 48, 220

Enurese, 66, 237

Esplenomegalia, 128, 310

Exames de laboratório de hemostasia, 23, 191

F

Falência(s) medular(es), 103, 280

  adquirida sem doador compatível, 37, 205

Febre, 48, 128, 130, 220, 310, 312

  doença falciforme e, 123, 305

Ferro oral, 32, 199

G

Gravidez, 159

H

Hemofilia, 120, 302

  A, 228

Hemostasia, 9, 172

  exames de laboratório de, 23, 191

Hepatoesplenomegalia, 74, 147, 244, 331

Hidroxiureia, 155

  adesão à terapia, 158

dose e monitoramento, 157
e acidente vascular cerebral, 159
e úlcera de perna, 159
efeitos da, 156
eventos adversos da, 157
formulações da, 156
gravidez e lactação, 159
mecanismo de ação da, 156
menopausa e reserva ovariana, 160
Hiperesplenismo, 204
Hipostenúria, 237

I

Imunodeficiência, 25
e citopenia, 193
Infecções de repetição, 76, 113, 247, 293

L

Lactação, 159
Lesão óssea, 147, 331
Leucemia mieloide aguda, 98, 273
Leucocitose, 140, 322
Linfedema, 113, 293
Linfo-histiocitose hemofagocítica, 266
Linfoma
de Hodgkin, 256
não Hodgkin, 175

M

Medula óssea hipocelular, 105, 285
Menopausa, 160
Múltiplas complicações
imuno-hematológicas, 152, 337

N

Neutropenia, 76, 247
febril no paciente oncológico, 142, 324

O

Oxigenação por membrana
extracorpórea, 9, 172

P

Pancitopenia, 60, 147, 231, 331
com medula óssea hipocelular, 105, 285
Paracoccidioidomicose, 220
Plaquetopenia, 35
incidental, 94, 269
no recém-nascido, 202
Plaquetose, 52, 221
Pletora, 16, 182
Policitemia, 85, 260
Priapismo, 138, 320
Proteinúria, 66, 237
Púrpura *fulminans*, 213

R

Recém-nascido
cianose, pletora e tremores de extremidades
no, 16, 182
com hemofilia, 120, 302
com síndrome de Down e
leucocitose, 140, 322
plaquetopenia no, 35, 202
que sangra, 58, 228
Refratariedade plaquetária, 39, 208
Regressão neurológica, 60, 231
Reserva ovariana, 160

S

Sangramento cirúrgico e TTPA normal, 101, 277
Sequestro, 204
Síndrome
de Bernard-Soulier, 270
de Down, 140, 322

de Emberger, 293

de Evans, 144, 328

de lise tumoral, 71, 241

de Wiskott-Aldrich, 270

hemofagocítica primária, 90, 266

mielodisplásica, 285

Sobrecarga de ferro na doença
falciforme, 87, 263

Sudorese, 48, 220

T

Talassemia

alfa ou beta, 20

intermediária, 46, 216

terapia quelante de ferro na, 107, 287

transplante de células-tronco
hematopoiéticas na, 29, 196

Tempo

de coagulação ativado, 172

de tromboplastina parcial ativada, 172

Terapia quelante de ferro, 14

na talassemia, 107, 287

Teste de Coombs, 55, 225

Tosse, 12, 175

Transfusão, 130, 312

de granulócitos, 149, 335

em oncologia pediátrica, 81, 253

de células-tronco hematopoiéticas, 284, 294

na aplasia de medula óssea
adquirida, 96, 271

na doença falciforme, 115, 295

na talassemia, 29, 196

Tremores, 130, 312

de extremidades, 16, 182

Trombastenia de Glanzmann, 228

Trombocitopenia

aloimune neonatal, 203

autoimune neonatal, 203

de causa imunológica, 203

imune crônica, 18, 184

neonatal, 202

Tromboelastografia, 173

Trombofilia, 42, 211

Trombose, 204

arterial em crianças, 79, 250

venosa, 117, 299

U

Úlcera de perna, 159

Encarte em Cores

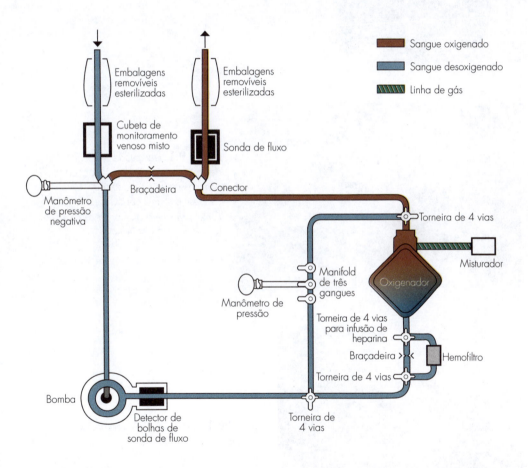

Figura 4.1. Circuito de ECMO do Hospital for Sick Children (SickKids), Toronto, Canadá.
Fonte: Elaborada pelos autores.

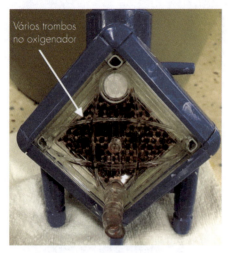

Figura 4.2. Oxigenador com formação de coágulos.
Fonte: Hospital for Sick Children (SickKids)

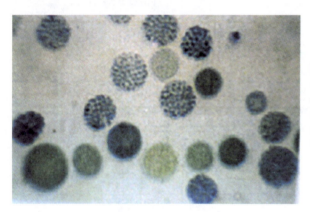

Figura 9.1. *Precipitados intraeritrocitários de HbH em sangue de portador do traço alfatalassemia, incubado a 37°C com azul de cresil brilhante por 60 minutos.*
Fonte: www.hemoglobinopatias.com.br/talassemias/tal-alfa.htm.

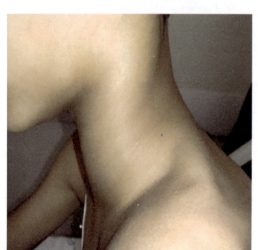

Figura 20.1. *Adenomegalias submandibulares e cervicais anteriores e posteriores.*
Fonte: Acervo da autora.

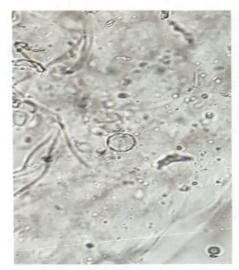

Figura 20.2. Exame a fresco com pesquisa e cultura positivas para leveduras sugestivo de Paracoccidioides sp, em hidróxido de potássio (KOH).
Fonte: Imagem cedida pelo Laboratório Central, Hospital São Paulo/Unifesp.

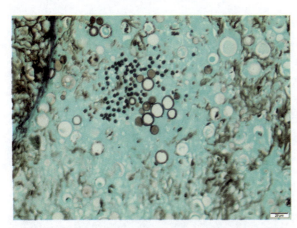

Figura 20.3. Cultivo de Paracoccidioides sp corado pelo Grocott, mostrando células leveduriformes com múltiplos brotamentos que dão o aspecto em "roda de leme".
Fonte: Imagem cedida pelo Departamento de Patologia da Unifesp.

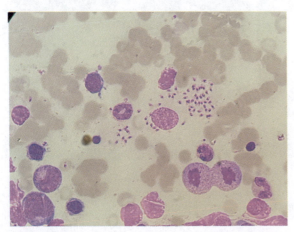

Figura 29.1. Presença de leishmanias no aspirado de medula óssea.
Fonte: Acervo da autora.

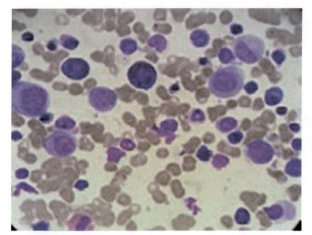

Figura 30.1. *Mielograma: parada de maturação do setor mieloide. Predomínio de formas jovens (mielócitos e promielócitos) e raras formas de segmentados.*
Fonte: Acervo dos autores.

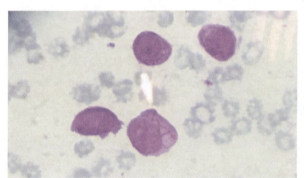

Figura 39.1. *Fotomicrografia da lâmina de medula óssea ao diagnóstico.*
Fonte: Acervo dos autores.

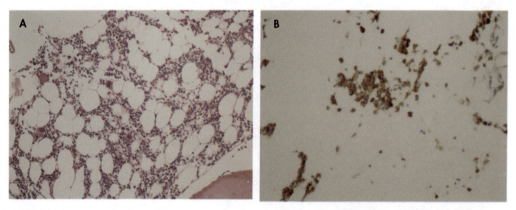

Figura 42.1. *A. Fragmento de biópsia de medula óssea mostrando hipocelularidade. Visualizados ninhos eritroides grandes, com mais de 20 células, figuras de mitose e localização peritrabecular. B. Marcador eritroide CD71. Raros megacariócitos e algumas formas pequenas e hipolobadas.*
Fonte: Acervo dos autores.

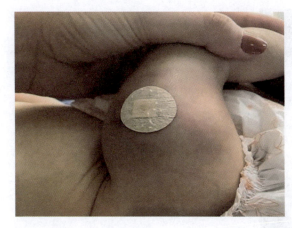

Figura 48.1. Recém-nascido com hematoma após vacina.
Fonte: Acervo dos autores.

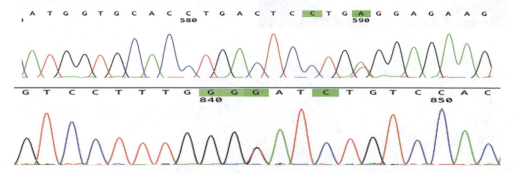

Figura 50.3. Sequenciamento do gene HBB. Na parte superior, posição 590, notar a presença da base timina (em vermelho) em um dos alelos e adenina (em verde), configurando a mutação no códon 6 GAG>GTG (Glu>Val) que dá origem à HbS. Na parte inferior, posição 842, notar timina (em vermelho) e guanina (em preto), configurando a mutação no códon 47 GAT>TAT (Asp>Tyr), que define a Hb Maputo.
Fonte: Acervo do autor.

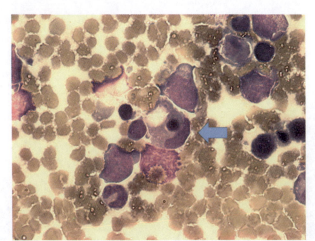

Figura 51.1. Medula óssea no aumento de 100×, figura de fagocitose de eritroblastos.
Fonte: Acervo da autora.

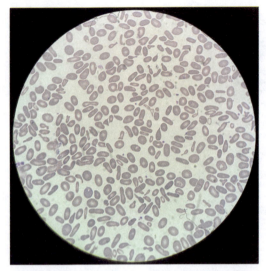

Figura 53.1. *Esfregaço do sangue periférico, com aumento de 1.000 vezes (100 × 10).*
Fonte: Acervo dos autores.

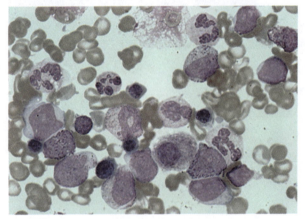

Figura 54.1. *Mielograma: medula óssea hipercelular. Alterações megaloblásticas, neutrófilos hipersegmentados, sem sinais de malignidade, sem critérios para síndrome mielodisplásica.*
Fonte: Acervo da autora.

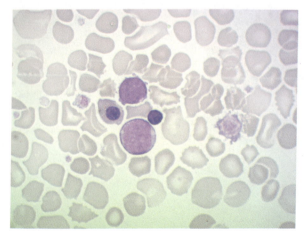

Figura 56.1. *Fotomicrografia da lâmina diagnóstica.*
Fonte: Acervo dos autores.

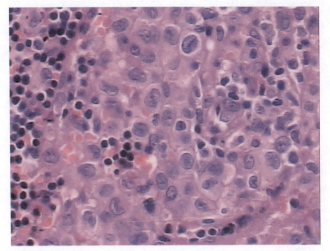

Figura 59.1. *Aspecto anatomopatológico da histiocitose de células de Langerhans.*
Fonte: Imagem cedida pelo Departamento de Patologia da Universidade Federal de São Paulo.

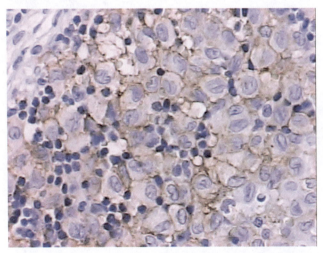

Figura 59.2. *Anticorpo monoclonal.*
Fonte: Imagem cedida pelo Departamento de Patologia da Universidade Federal de São Paulo.

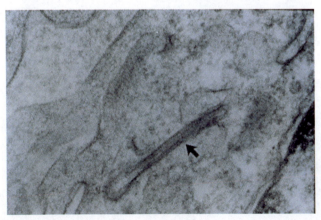

Figura 59.3. *Microscopia eletrônica com grânulos de Birbeck.*
Fonte: Acervo da autora.

Ilustrações do livro *Hematologia Clínica* (1990)
Halley Pacheco de Oliveira

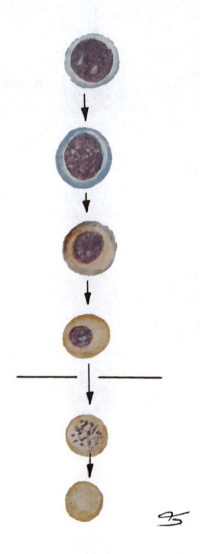

Esquema da eritropoiese normal. Veem-se do alto para baixo: 1) Pró-eritroblasto; 2) Eritroblasto basófilo; 3) Eritroblasto policromático; 4) Eritroblasto ortocromático; 5) Policromático corado por azul brilhante crezil: "reticulócito". A linha horizontal representa a passagem da medula óssea para o sangue periférico de um modo esquemático, pois os reticulócitos coexistem na medula óssea.
Fonte: Oliveira HP. Hematologia Clínica. 3. ed. São Paulo: Livraria Atheneu Editora; 1990.

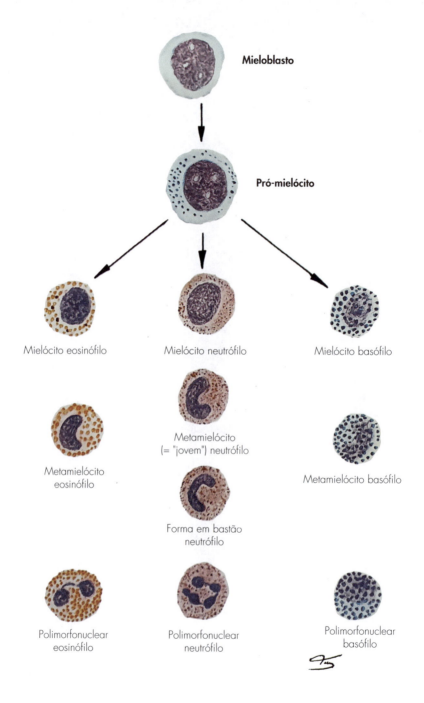

Fonte: Oliveira HP. Hematologia Clínica. 3. ed. São Paulo: Livraria Atheneu Editora; 1990.

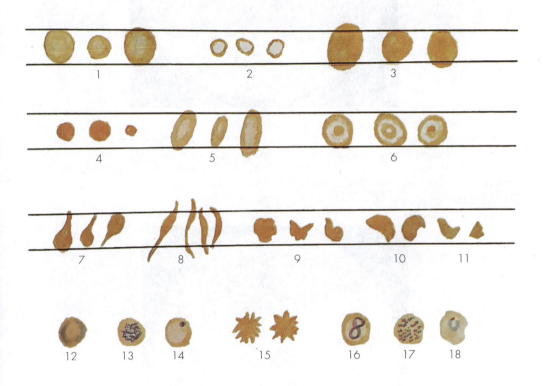

Principais alterações morfológicas eritrocitárias: 1) Eritrócitos normais; 2) Hipocromia e microcitose; 3) Macrocitose; 4) Esferocitose; 5) Ovalocitose; 6) Hemácias em alvo; 7) Hemácias em lágrima; 8) Hemácias em foice; 9) Esquizócitos; 10) Hemácias em capacete; 11) Fragmento de eritrócito; 12) Policromatófilo; 13) Reticulócito (corado por azul brilhante crezil + Giemsa); 14) Corpúsculo de Howell-Jolly; 15) Equinócitos (burr cells); 16) Anel de Cabot; 17) Ponteado basófilo; 18) Plasmodium intraeritrocitário.
Fonte: Oliveira HP. Hematologia Clínica. 3. ed. São Paulo: Livraria Atheneu Editora; 1990.

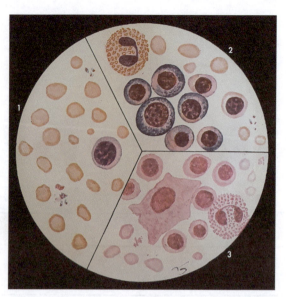

Aspectos citomorfológicos da hipossiderose. 1) Eritrócitos com acentuada anisomicrocitose e hipocromia: comparar o diâmetro das hemácias com o linfócito; 2) Medula óssea de anemia ferropriva: hiperplasia normoblástica; eritroblastos em sua maioria incompletamente hemoglobinizados; 3) Medula óssea corada pela técnica de Peris (reação com ferrocianeto seguida por contracoloração pela safranina). Vê-se uma célula reticular contendo escassos grânulos de ferro (corados em azul = ferrocianeto férrico) envolvida por eritroblastos praticamente sem grânulos de ferro.
Fonte: Oliveira HP. Hematologia Clínica. 3. ed. São Paulo: Livraria Atheneu Editora; 1990.

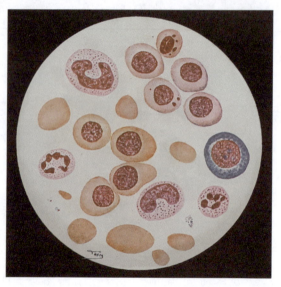

Medula óssea em caso de anemia megaloblástica: notar a hiperplasia eritropoiética, constituída por megaloblastos cujo núcleo apresenta uma cromatina muito mais delicada que a do normoblasto. As mitoses também apresentam desenhos muito delicados. Os metamielócitos são igualmente volumosos. Os eritrócitos são volumosos e hipercorados.
Fonte: Oliveira HP. Hematologia Clínica. 3. ed. São Paulo: Livraria Atheneu Editora; 1990.

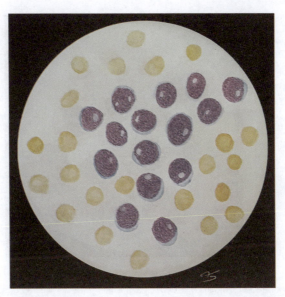

Medula óssea em leucose linfoblástica: presença monótoma de linfoblastos com rede cromatínica não muito delicada, exibindo um nucléolo distinto, raramente dois ou mais, fracamente basófilo. O núcleo é prevalente e o citoplasma escasso e sem grânulos. Ausência de plaquetas no preparado. Hemácias de morfologia normal.
Fonte: Oliveira HP. Hematologia Clínica. 3. ed. São Paulo: Livraria Atheneu Editora; 1990.

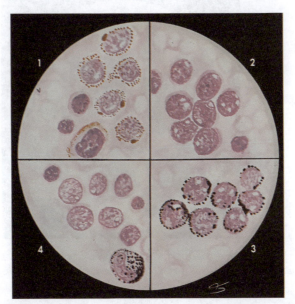

Reação citoquímica PAS e Sudan-Black: 1) Leucemia linfoblástica: medula óssea com reação PAS positiva, vendo--se a distribuição de grânulos finos e blocos; 2) Leucemia mieloblástica: os mieloblastos não apresentam reação PAS positiva; 3) Leucemia mieloblástica: medula óssea com mieloblastos com grânulos corados pelo Sudan-Black; 4) Leucemia linfoblástica: medula óssea corada pelo Sudan-Black: os linfoblastos não apresentam reação positiva; vê-se um metamielócito com grânulos corados pelo Sudan-Black.
Fonte: Oliveira HP. Hematologia Clínica. 3. ed. São Paulo: Livraria Atheneu Editora; 1990.

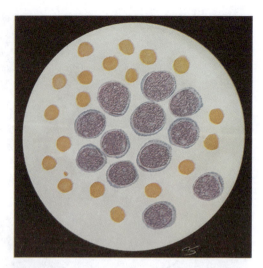

Medula óssea em leucose mieloblástica – presença de mieloblastos dismórficos, caracterizados por núcleo prevalente, com delicada rede cromatínica, exibindo vários nucléolos debilmente basófilos, de contornos nítidos. O citoplasma de algumas células exibe uma fina agulha de coloração purpúrea, o bastonete de Auer. Hemácias normais. Ausência de plaquetas no preparado.
Fonte: Oliveira HP. Hematologia Clínica. 3. ed. São Paulo: Livraria Atheneu Editora; 1990.

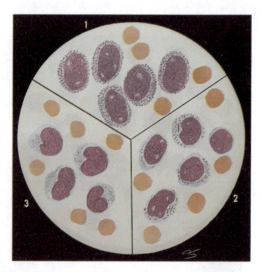

1) Aspecto de medula óssea de leucose promielocítica: células com núcleo prevalente, rede cromatínica de uma certa delicadeza, exibindo nucléolos nítidos; o citoplasma, debilmente basófilo, é repleto de granulações azurófilas; 2) Aspecto de medula óssea de leucose promielocítica monocitoide: neste caso o citoplasma dos pró-mielócitos é mais abundante e exibe uma quantidade menor de granulações azurófilas que na leucose pró-mielocítica típica; por vezes essas células apresentam bastanetes de Auer, como a representada na figura, o que facilita sua identificação como de linhagem mieloide; 3) Leucose monocítica: células com abundante citoplasma, debilmente basófilo, com fina granulação azurófila, por vezes de coloração muito débil; núcleo reniforme exibindo ou não um nucléolo, em geral pouco distinto. É por vezes muito difícil distinguir esta forma da anterior, mesmo com auxílio de métodos citoquímicos. (Coloração May-Grunwald-Giemsa – Hl*100 – oc. 10)
Fonte: Oliveira HP. Hematologia Clínica. 3. ed. São Paulo: Livraria Atheneu Editora; 1990.

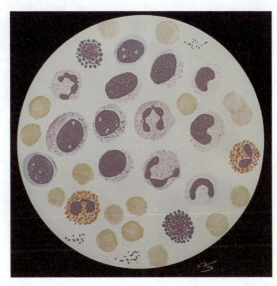

Sangue periférico na leucemia mieloide crônica não tratada. Predomínio de toda série granulocitopoiética neutrófila: mieloblastos, promielócitos, metamielócitos e polimorfonucleares. As células não apresentam em geral maiores dismorfias (no início da enfermidade). Há quase sempre um número elevado de basófilos e hiperplaquetemia. As hemácias não apresentam maiores modificação citomorfológicas.
Fonte: Oliveira HP. Hematologia Clínica. 3. ed. São Paulo: Livraria Atheneu Editora; 1990.

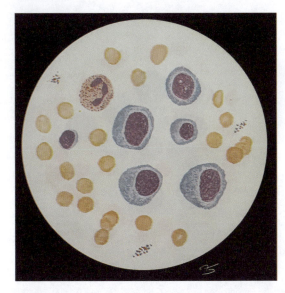

Mononucleose infecciosa – sangue periférico. Presença de mononucleares atípicos, com citoplasma hiperbasófilo e de aspecto esponjoso. Algumas dessas células têm aspecto linfocitoide, outras monocitoide e algumas plasmocitoide. São linfócitos estimulados pelo antígeno viral (imunócitos e imunoblastos, classicamente denominados "células de Downey" ou de modo simples e impróprio "linfócitos atípicos". Também podem ser denominados "virocitos", mas esse nome também é impróprio, pois surgem em condições de outras etiologias. (Coloração May-Grunwald-Giemsa)
Fonte: Oliveira HP. Hematologia Clínica. 3. ed. São Paulo: Livraria Atheneu Editora; 1990.

Este livro foi impresso nas oficinas gráficas da Editora Vozes Ltda.,
Rua Frei Luís, 100 – Petrópolis, RJ.